中医师承学堂
一所没有围墙的大学

仲景学说　原创精品

《伤寒理法析》修订版

张斌伤寒论气化学说通俗讲话

张斌　著

U0364030

中国中医药出版社

·北京·

图书在版编目（CIP）数据

张斌伤寒论气化学说通俗讲话 / 张斌主编 . —北京：中国中医药出版社，
2017.4（2023.4 重印）

（中医师承学堂）

ISBN 978－7－5132－3926－4

Ⅰ.①张⋯　Ⅱ.①张⋯　Ⅲ.①《伤寒论》—研究　②气化（中医）—研
究　Ⅳ.① R222.29　② R226

中国版本图书馆 CIP 数据核字（2016）第 309835 号

中国中医药出版社出版

北京经济技术开发区科创十三街31号院二区8号楼
邮政编码　100176
传真　010-64405721
山东润声印务有限公司印刷
各地新华书店经销

开本 710×1000　1/16　印张 22.5　字数 324 千字
2017 年 4 月第 1 版　2023 年 4 月第 2 次印刷
书号　ISBN 978－7－5132－3926－4

定价　69.00 元
网址　www.cptcm.com

服务热线　010 64405510
购书热线　010 89535836
微信服务号　zgzyycbs

微商城网址　https://kdt. im/LIdUGr
官方微博　http：//e.weibo.com/cptcm

天猫旗舰店网址　https://zgzyycbs. tmall. com

序一　为什么"气化学说"是伤寒学最高理论

张斌教授的《伤寒理法析》一书（经修订后，现更名为《张斌伤寒论气化学说通俗讲话》），曾于1987年出版，这是新中国成立之后，国内第一部以气化学说来全面解析《伤寒论》的专著。

本书出版至今已有27年。经过本次修订出版此书，实为中医学界尤其是伤寒学界的一件大事。

张斌教授出生于1917年，是内蒙古医学院的著名教授，在20世纪60年代就在大学里运用气化学说系统地讲解《伤寒论》，他不赞同当时在全国范围内普遍的以"脏腑经络"来解释《伤寒论》六经的方法。他的做法引起某些权威人士的非议，称其为"一家言"。真理往往掌握在少数人手里。我个人认为：张斌教授堪称当代中医界具有独特理论思维与临床思维的第一人。在我眼里，中医伤寒学界的老前辈之中，至少有两位是真正懂得《伤寒论》气化学说及其重要意义的，一位是张斌教授，一位是刘渡舟教授。刘渡舟教授曾说："气化学说乃是伤寒学最高理论。"刘教授在晚年极为重视《伤寒论》气化学说的研究，也写了很多关于气化学说的文章，见解极为深刻。但遗憾的是，刘教授没有出版过此类全面应用气化学说的理论，如标本中气、标本中气从化、"开、阖、枢"等解析《伤寒论》的著作。所以，张斌教授的《伤寒理法析》，其珍贵性非同一般。在张斌教授及刘渡舟教授之后，伤寒学界中对气化学说的认识停滞至今，谈不到有任何发展或创新。虽然人们也在用刘渡舟教授等所倡导的"经络脏腑气化"解析《伤寒论》六经，但在《伤寒论》的讲义或著作中，并没有关于"气化"的具体认识，"气化"二字成了虚设。这种失去"气化"意义的"经络脏腑气化"，从实质上来说，仍然等同于用"经络脏腑"，从表面上看是赞同气化，实质上仍是不懂气化学说，不明至理。

研究《伤寒论》气化学说的意义极为重大，它涉及提高中医学术水平的方方面面，包括深入系统地认识中医理论，提高辨证论治水平，提高临床疗效。理论是用来指导临床的，有什么样的理论，就会有什么样的临床思维。

先讲一下以"经络脏腑"来认识《伤寒论》六经的理论。这是一种非常简单的理论，也是一种非常简单的辨证方法。比如太阳中风、太阳伤寒等，出现了恶寒或恶风、无汗或汗出、发热、身疼痛等，把这些症状都归入了太阳经。少阳的症状如往来寒热、胸胁苦满、心烦喜呕、口苦咽干、目眩等，则归入少阳经。多么简单啊！久而久之，《伤寒论》的临床辨证方法，就成了按脏腑及几条经络的固定线路归类。如果我说这种认识不对，或许中医界绝大多数的人都会反驳我，怎么不对？难道把太阳经的症状归到少阳经吗？我想说的是，太阳伤寒或中风所出现的症状，不能都归到太阳这条经络上去。因为太阳主表，主的是全身体表，而太阳经络只行于后项、后背。这样就出现了位于后项、后背的太阳经是如何主全身体表的？两者是什么关系？这是研究《伤寒论》六经的第一大难题，更是讲解《伤寒论》的专家不可回避，而且必须要讲解清楚的关键问题。中医界是从明朝的方有执才开始认识到这一问题的，他看到《伤寒论》的六经病证，不仅有经络之症，还有不能用经络及所系脏腑解释的分部症状。所以，方有执提出了六经合部位的看法，他认为"表合太阳膀胱经""肌肉居五合之中，为躯壳之正，内与阳明胃合"等，并申明"六经之经，与经络之经不同，六经者，犹儒家六经之经，犹言部也，部犹今六部之部。手足之分上下，犹宰职之列左右。圣人之道，三纲五常，百行庶政，六经尽之矣。天下之大，事物之众，六部尽之矣。人身之有，百骸之多，六经尽之矣……若以六经之经，断然直作经络之经者，则不尽道，惑误不可胜言"。方有执虽然看到了这个问题，但用六经合部位的认识，并没有解释清楚这些问题。

我个人认为，真正讲清楚这个问题的可能只有张斌教授。他认为，十二经脉合并为六，这六经有六大线路。此外，经中有络，气中有血，六经经气不是仅仅封闭在经络线路中运行，经气既可循线路而行驶，又可出线路而布散，这是经气出入的机转。张斌教授曾形象地比喻这两种经气的运行方式，经气在太阳经络中运行的，如同有线电路；而经气布散于全身之表的，如同无线电波。张斌教授关于经气可出经络线路来布散的观点，在伤寒学界是独特的，其理论根源在《黄帝内经》。《灵枢·脉度》说："气之不得无行也，如水之流，如日月之行不休，故阴脉荣其脏，阳脉荣其腑，如环之无端，莫知其纪，终而复始。其流溢之气，内溉脏腑，外濡腠理。"六经的关键在经气，经气有行于经脉之内的，也有流溢于经脉之外的。那么，太阳为什么会主表？阳明为什么会主里？少阳为什么会主半表半里？这是缘于六经经气的"开、阖、枢"之机，张斌教授极为重视六经经气（六经正气）在体内升降出入的机转，即六经经气"开阖枢"的研究。他认为"开"就是外出，有上升、布散的含义；"阖"就是内入，有下降、收蓄的含义；"枢"则介于升降出入之间，内外环转，上下流行，为开、阖的枢纽。"开""阖""枢"三者之间互相协调、互相配合，从而保证了人体的正常生命活动。比如太阳经气从"开"而布散于体表，所以太阳才能主全身之表；阳明经气从"阖"而内入于里，所以阳明才能主里；而少阳经气从"枢"，既联系表，又联系里，所以少阳才能主半表半里。

需要注意的是，六经气化非常复杂，其中，绝不能忽视经络的统领作用，如果没有了经络，就没有了人体的表里内外的联系，也没有了人体之气与天地之气沟通与传感的途径。经络不是代替全身气化，而是统领全身气化，经络是极为重要的，这一点必须明确。所以，忽视或否定经络，把六经只讲成部位划分，如"地面说"等；或心目中只有经络线路，把病证都归纳在几条线路上，而没有六经经气在三焦的周流布散，这两种极端思想我认为都是有很大缺陷的。

那么，六经经气的"开阖枢"之机又是如何产生的呢？这就涉及对于《伤寒论》气化学说最根本的理论，即六经标本中气的研究。由于六经各有不同的本气和中气，中气作用于本气，就产生了六经经气不同的"开阖枢"动向，并进一步产生出六经的标气。比如说，太阳本寒，为位于下焦的肾与膀胱的寒性水气，经过由少阴输导来的热性中气的温化，使得寒性水气得到热气的帮助而升腾布散，由肾与膀胱经中焦而布达于上焦，主要通过肺气的宣发布散而达于周身体表，水中生阳而化生出太阳的三阳标气。六经各有不同的本气、中气和标气，也就有不同的经气布散方向。

《伤寒论》气化学说，如标本中气、开阖枢等，首先研究的就是人体的生理，在生理的基础上才能谈到病理。也就是说，我们每个正常人的体内每时每刻都有六经的标本中气在运行。人体在正常情况下，六经之气运行通畅，并且与自然界的六气相互联系、贯通，生生不息。在外邪侵袭人体之时，六经之气（正气）就会与外邪相争，产生各种症状。只有深入认识《伤寒论》的气化学说，才能深入认识人体的生理、病理，这是一门深刻至极的学问，所以，刘渡舟教授说："气化学说乃是伤寒学最高理论"，绝非虚言。

常言道"知己知彼，百战不殆"。不容易了解的往往是敌方，而不是己方。但对于《伤寒论》来说，"己"是人体的"正气"，"彼"是外邪，难易程度反过来了，人们一般都能较好地认识六淫邪气，却不能深入认识人体的六经正气。这样就造成了伤寒、温病等外感热病传承乃至寒温统一的众多著作中，普遍存在一个根本问题，就是仅仅了解六淫邪气这个"彼"，而很少了解人体生理、病理这个"己"。如果一部著作，仅仅讲六淫邪气，而不能深刻讲述人体正气如何产生，如何流通运行，不讲正气与邪气是如何相互作用，正邪相争后又如何变化，那么，这部著作的水平就很值得怀疑了。所以，从知己知彼的角度出发，中医界不仅要有懂得外因邪气的著作，更要有能深入细致地研究人体正气的产生、运行的著作。

理论是用来指导临床实践的。在当今的中医界，我有这样的担心：仅仅用"经络脏腑"或不懂气化的"经络脏腑气化"的观点来认识《伤寒论》，这样可能导致以粗浅的方症相对（证候群归类）的方式或单纯用八纲辨证的思维方式去看待《伤寒论》的临床，并用这种思维方式去应对临床，也就造成了临床辨证上的很多局限和思维障碍。

某些人热衷于方症相对，有可能使很多初学中医的人把"方症相对"作为中医学辨证论治的首务，于是乎，对来对去，使得中医学的辨证论治成为机械的呆板的辨证，医者心中没有了活泼泼的人体生理病理，中医学理论对于临床的指导作用也无从体现。于是，又有人说，中医学只有临床，没有理论。这就是存在了很多年的中医学顽疾、怪病。根源在哪里？根源就在仅仅拘泥"经络脏腑"与不懂气化的"经络脏腑气化"之说。

单纯用八纲辨证来指导临床实践，就会形成分阴分阳、分表分里、分寒分热、分虚分实的简单化的以分型分证为单一手段的定式。我认为这种方法与证候群归类没有区别，而且中医界的绝大多数人，甚至包括众多专家学者，可能都没有认识到这一问题的严重性。在十五六年前，北京中医药大学首次特聘长江学者，当时我也报了名，但在初选时就被淘汰了。当时我的主张是不能单纯用八纲辨证作为中医学辨证论治的总纲。为什么我在初选时就被淘汰了呢？因为与会的专家学者们都认为，八纲怎么会错？韩世明这是要否定八纲？由于我是刘渡舟教授的博士生，当时也搞得他很没有面子。后来我去拜访刘教授，他非常和蔼地对我说："世明啊，八纲不能否定。"我说："老师，我不是要否定八纲辨证，只是认为单纯用八纲辨证作为中医学辨证论治的总纲是有缺陷的。《内经》中曾说：'治不法天之纪，不用地之理，则灾害至矣。'地有东南西北中之分，地上的树木、花草都是可分的，八纲的分阴分阳、分表分里、分寒分热、分虚分实，就是侧重于地之理的方法，这是非常重要的，但这只是一个方面。还有天之纪的思维模式，'地气上为云，天气下为雨'，人体气血阴阳的运动变化，又是活的、动态的，有升有降，在上中下三焦的气血阴阳又是相互联系的。所以，还要有一种天之纪的圆通的相互联系的思维模式。常言道，天圆地方，所以，中医学辨证论治的总纲应该是方与圆两者相结合的方圆辨证的思维模式。"刘教授听了以后，深思了四五分钟之久，然后对我说："你说得很对。"所以，我的上述观点是得到刘教授认可的。后来我又拜访过刘教授几次，他见了我都非常高兴，并称我为"大才"。后来听刘教授的女儿讲，刘教授去世前，非常关心我，经常提起我。我也明白他的心意，他并不放心中医学的现状，希望包括我在内的弟子们能为中医学事业的发展做出更大的努力。

这种方与圆相结合的辨证思维模式，在张斌教授的著作中虽然也没有直接提及，但我的这些思想是在跟随张斌教授和刘渡舟教授进行理论研究与临床学习的过程中逐步领悟的，所以，从根本上来说，仍是本于老师们的教诲。张斌教授作为我的硕士生导师，奠定了我的理论基础与思维方式。《伤寒论》气化学说是在深刻认识人体正气即六气阴阳的发生、发展和运行规律的生理之后，再去认识邪正相争的病理的。比如在太阳病理的分析时，在辨证思维上，我们要有对于体内全部六经正气的动态的认识，更要有侧重于体表的太阳正气与邪气相争病变的把握。体内的少阳之气不畅，或少阴之气内弱等，都会或多或少影响太阳正气与邪气相争的病理走向。这样，我们所看到的是动态的活泼泼的人体生理病理，我们可以把临床中所发现的所有症状，包括西医的化验结果、B超、CT等，都拿来进行深入细致的辨证研究。如果中医界的人们只懂得方症相对，套方套症，能达到上面这种认识水平吗？这就是在《伤寒论》气化学说的理论指导下来进行临床的深刻意义。

用更深刻的理论来指导更深刻的中医临床，这是时代所赋予《伤寒论》气化学说的重要历史任务。因此，张斌教授的《伤寒理法析》一书的修订再版自然就成为当今中医界的一件大事。当今的中医界，真正懂得《伤寒论》气化学说的人少之又少，张斌教授只培养了我和雒晓东两位硕士研究生，而刘渡舟教授所培养的博士生当中，也只有我一个是搞《伤寒论》气化理论研究的。让我深感欣慰的是，《张斌教授医论医案集》一书已由中国中医药出版社出版，由此，中医界的广大学者不仅能学习到张斌教授对于气化学说的认识，而且能深入学习他的临床经验与辨证思维方式，这对于中医人才的培养是极为有利的。在此我对于中国中医药出版社所做的这些工作表示衷心的感谢。

张斌教授所著《伤寒理法析》在 1987 年由内蒙古人民出版社出版，当时出版社考虑到懂得《伤寒论》气化学说的人太少，我作为张教授的硕士生，由我来写序较为合适。但由于当时限定了序的字数，再加上我对于气化学说的认识有待进一步提高，所以现在看来原序有诸多不足之处。本次为修订版写序，想讲得更多一些，更深入细致一些。总之，《伤寒论》气化学说是中医界不可多得的瑰宝，而在此基础上，今后中医理论与临床水平的提高，中医学的继承与发展，甚至以博大的中医学的理论与临床，形成对于西医学内容的涵盖，也不是不能设想，只是需要敢想敢做，需要经过中医界人士在气化学说的指导下进行更加刻苦的努力来完成。

中医学是一门非常深奥的科学，这一点，只有深入了解《伤寒论》气化学说的理论与临床之后，才能真正明白。所以，对于那些不能深入了解中医学科学性的言行，我们有必要去在意吗？关键是中医界人士自己要提高对于《伤寒论》气化学说的认识水平，这样，一切都将可能迎刃而解。

韩世明

2016 年 10 月

序二 用气化观点阐释《伤寒论》六经生理病理
（演讲实录）

　　谈到《伤寒论》的六经气化学说，大家首先会想到一个特定的学派，其中比较熟悉的代表人物有张志聪、张令韶、陈修园、黄元御、唐容川。但是很可惜，"气化学说"这个学派继承人不多，在当代中国、日本、韩国，《伤寒论》气化学派传承处于断层状态。我的硕士导师——内蒙古医学院张斌教授长年致力于气化学说的研究，他出了一本《伤寒论》气化学说的专著，名为《伤寒理法析》。此外，当代有关气化学说的专著几乎没有。近日我上了一下维普网，用"气化"和"六经气化"作为关键词搜索了一下，从1989年到现在只搜到六七篇文章，研读之后，我个人认为：这些文章对气化学说的阐述在深度上有待加深。刘渡舟教授有一本比较浅显的著作——《伤寒论十四讲》，里面有一讲专门谈及《伤寒论》气化学说，但是由于篇幅所限，所谈及的深度有限，论述也并不全面。

今天我要讲的，就是想让大家知道"气化学说"能不能指导临床。

《伤寒论》有很多学派，气化学派是比较独特的一派。谈到《伤寒论》的气化学说，我一定要加上"六经"两个字，因为离开六经就没有办法谈气化学说，标本中气都是在六经之下。每一经都有标气、本气、中气。谈到"开阖枢"也是离不开六经的，每一经都涉及"开阖枢"的问题，没有六经就没有"开阖枢"的概念。所以要谈《伤寒论》的气化学说，必须要有六经作为基础。不过，直至今日对六经的争议还有很多。

气是中国古代哲学的概念。在哲学、宇宙这个层面，借用刘禹锡的一句话"通天地，亘古今，无非一气"。就是说气是宇宙中古往今来的基本物质。所有运动变化，无论有形无形，都是气的运动变化。像佛教讲"造化"，什么叫造化？从无到有就是造，从有到无就是化。"无"不是完全没有的状态，它是气的一个状态。气聚在一起就成了有形之物。引申到人体就有全息论的观点，人体结构和宇宙是一样的。气是构成人体和维持人体生命活动的一切物质，这是中医学说里面气的概念。在六经气化学说里面，这个气主要指的是"经气"。经气的概念在《黄帝内经》里面已经赋予。对六经的理解有很多学说，比如是指六个阶段、六个证候群，脏腑的、经络的、功能的概括等。《伤寒论》气化学说的创始人——张志聪先生，在他的《伤寒论集注》的序里面讲到"太阳、阳明、少阳、太阴、少阴、厥阴，乃人身经气也"，六经的核心内容就是经气。《伤寒论》的气化学派都是以"经气学说"为基础的。奠定了经气的基础才能够谈"开阖枢"、标本中气，并指导临床。

气化有广义、狭义之分。气在六经层面指的是经气，化指的是经气的运动变化。在广义层面上，《素问·六微旨大论》云："出入废则神机化灭，升降息则气立孤危。"无不升降，无不出入，宇宙中万事万物无不升降出入。既然它是运动的，那么它的运动形式就是升降出入。《素问·离合真邪论》云："真气者，经气也。"《灵枢·刺节真邪》云："真气者，所受于天，与谷气并而充身者也。"意思是先天父母之精气及大自然的清气与后天水谷之精气相阖构成人体的真气。这里面隐藏着一个不容易理解的地方。经气的构成是三元之气，《难经》云"三焦者，三元之气也"，即先天父母之精气、后天水谷之精气、大自然之清气。经气的运动和大自然的运动是一样的，无不出入，无不升降，其升降出入的主要形式是开阖枢。就像门一样，一个开的状态，一个关的状态，一个枢的状态。这个理论很浅显，它来源于《黄帝内经》，把开阖枢放在气化学说里面主要是用来阐述经气的运转模式。经气向外向上谓之开，经气向下向内谓之阖，内外出入之间为枢转过程谓之枢。为什么服了小柴胡汤就"上焦得通，津液得下，胃气因和，身濈然汗出而解"？因为它能解决气化通路的问题。

气化学说另一个核心内容是标本中气。每一经里面有本气、标气、中气。本气代表本经的主要问题、关键的气化特性，比如说"厥阴之上，风气治之"，是对肝的疏泄功能和心包的转输血液功能的概括；标气代表相对次要情况；中气在表里两经之间起谐和作用。从化问题谈的是疾病在演变过程中的表现，它可能从标，也可能从本，也可能从中气。比如说厥阴容易从中而化；太阳、少阴既容易从标而化，也容易从本而化。"厥阴之上，风气治之"，从化不及则出现经气闭塞，从化太过则出现中风、厥逆。李可老中医的破格救心汤里面有来复汤，就是防肝气疏散太过。"太阴之上，湿气治之"是脾主运化的功能概括。总的来说，要对《伤寒论》的气化学说有所理解，其中最重要的是经气。经气来源于先天、后天、大自然清气，绝不是虚无缥缈的东西。

张仲景算不算气化学派的奠基人呢？我的师兄韩世明认为，张仲景是懂气化的，写《伤寒论》的时候就有气化的理念在里面，但后世的人水平不够高，无法理解仲景之意。我个人觉得张仲景可能不懂气化，因为没有相关证据能证明张仲景用过标本中气、开阖枢、从化来阐释六经的功能。气化学说和运气学说不是一回事，气化学说运用运气学说的标本中气、开阖枢及其从化的内容来阐述六经的生理病理。运气学说的目标主要在自然，气化学说的目标主要在人。之所以称张志聪先生是气化学说的奠基人，是因为他的著作《伤寒论集注》《素问集注》《灵枢集注》都有用标本中气、开阖枢来阐述人体六经生理病理的内容。在他的《伤寒论集注》的序里面讲："太阳、阳明、少阳、太阴、少阴、厥阴，乃人身经气也。"张令韶所著《伤寒论直解》也明确谈到气化，在太阳篇讲到太阳"有经之为病，有气之为病"。二张是同学，可谓是气化学说的开山鼻祖。张卿子是钱塘二张的老师，他有一本《张卿子伤寒论》，但没有谈到气化内容。黄元御基本上秉承了二张的学说，进一步用标本中气、从化、开阖枢来解释人体生理病理。陈修园继承了张志聪、张令韶、黄元御的学术思想，是气化学说的中坚人物。他直接讲："不明标本中气，不可以读《伤寒论》。"唐容川继承陈修园的思想，他的《伤寒论浅注补正》对气化学说的理解颇为到位。唐容川在气化学说方面的贡献比张志聪、陈修园还大。唐容川还著有一本《六经方证中西通解》，在全国出版不到几百本，他把所有方剂都统在六经或十二经之下。再有对气化学说有所研究的就是当代的刘渡舟先生，但我认为他的著作只涉及一部分气化学说，只是讲到标本中气，没有谈开阖枢、经气的问题。我的导师张斌，他从事气化研究几十年，写成一本气化专著《伤寒理法析》（经修订后，更名为《张斌伤寒论气化学说通俗讲话》），值得一读。

气化学说的本质是什么？在张志聪之前，也有一些人谈到，比如说刘完素在《伤寒直格》里面谈到标本用药，但没有对六经气化做比较细致的阐述。我本人作为经方学派的一员，不赞同大家把方证作为奠基，而是要把六经作为奠基，以六经统经方，以经方统时方。方证学派一定要在六经的统帅下进行。张志聪认为六经气化学说的本质是天人相应，人与自然相统一。天是主要的，人是次要的。"人定胜天"的思想在中医学说里面、在道家里面是不成立的。"人法地，地法天，天法道，道法自然"，最高的层次是自然。恩格斯在《自然辩证法》里面也讲到类似的话，他说我们对自然界的每一次"征服"，自然界都"回馈"了我们，自然界都给了我们严重的惩罚。气化学说的思想是人为天地之子的思想，要人去适应大自然。春天要干什么？夏天要干什么？早上要干什么？晚上要干什么？人都要适应，不能逆着来。不能晚上工作，白天去睡觉。不能冬天干夏天的事，夏天干冬天的事。"春夏养阳，秋冬养阴"，意思是春天阳气升发，要顺应其升发之性，秋冬阳气要收藏，而不是说秋冬用养阴药。我们人的生命要顺应大自然阳气的变化规律。"平旦阳气生，日中而阳气隆，日西而阳气已虚，气门乃闭"，"早卧晚起，必待日光"。《内经》云："必先岁气，无伐天和。"要达到天和，就必须学会适应和遵循自然规律。为什么要把人与自然相统一？张志聪是这样想的，要把气化学说和人体的生理病理联系起来，就要有一个同构结构。天有六气，风、寒、暑、湿、燥、火，人也要有六气。我们的六经本气就是六气。"少阳之上，火气治之；阳明之上，燥气治之；太阳之上，寒气治之；厥阴之上，风气治之；少阴之上，热气治之；太阴之上，湿气治之"，说明自然界的六气在人体也有，气气相因，人和天地相通应。在六经里面，经气运行是从厥阴开始的，厥阴→少阴→太阴→少阳→阳明→太阳，是这样一个运转顺序。到病了以后才是太阳→阳明→少阳→太阴→少阴→厥阴的顺序。张志聪建立气化学说的宗旨是人与自然相统一。

在脏腑经络实质的问题上，我们走了很多弯路，甚至到现在我们可能仍在走弯路。中医的脏腑是一个功能结构，虽然有粗略的解剖学概念，但更注重功能。例如心主血脉，心主神明。不能拿中医的结构与西医的结构去对比，不是说肺上长了个肿瘤我们就去治肺。我们说脏腑是功能结构，要看它的功能表现，要看它的象，所以叫藏象学说。有些医生使用一些中药是看它能不能降血压、降血脂，我是不赞同的。我们要用中医的理论、中医的思维去指导我们的临床。中医的结构本身就是一个气化结构，就像开水，这边不断地烧，那边不断地沸腾冒泡。中医结构就是功能结构，一旦生命停止了这个结构就不存在了，就不存在脏腑经络了。唐容川曾说，"中医长于气化，西医泥于形迹"。所谓气化就是注重表象，注重变化，注重功能调整和治疗。中医的脏腑结构就是气化结构，是运动状态的，以功能为主的，是有序的，是能量与物质代谢的过程。我们要理解"太阴之为病，腹满而吐，食不下，自利益甚，时腹自痛"，就是因为脾的运化功能不行了。它不运化就腹满了，积在中焦，胃气上逆就吐了。为什么"脉微细"？因为少阴君火不行了。为什么"但欲寐"？因为少阴君火不能主神明了。没有说"脉微细，但欲寐"是瓣膜有问题了、冠状动脉闭死了。大家如果走到这样一步就很可悲了。所以一定要树立中医的思维！

气化学派对"六经"的认识是怎样的呢？六经是脏腑经络、五体九窍的概括，是对整个生命体的概括。所有的病都是在生理基础上产生的。没有对生理的理解，只是谈证候群，不是一个高明的医生。我们所有病的变化，都是生理的异常。不理解生理就不知本。生理才是本，病理是生理的变异。所以六经是生理的概括，它包括人体所有的生命结构——五脏六腑、经络、五体九窍。十二经为什么分为六个系统？手足两经是相通的，它们的气化相互影响，这就非常容易与自然界相搭配。六经对六气——风寒暑湿燥火，互相感应，互相影响。唐容川讲过一句话："六经出于脏腑，脏腑各有一经脉，游行出入，以布其化……谓六经之上，其主治者，皆其本气也，本气根于脏腑，是本气居经脉之上也。"本气是靠脏腑的功能产生的。所以在六经体系里面，重要的不是经络，而是脏腑。在脏腑经络这个体系上，脏腑是主要的，经络是次要的，六经亦如此。有些专家认为六经就是经络，我认为实际上六经是整个人体生命，其中最核心的内容是脏腑部分，而不是经络部分。太阳经包括小肠和膀胱，阳明经包括胃和大肠，鼻就归属于肺系之下、属太阴经。六经就概括了所有的功能。所以我认为，六经可以统百病。像唐容川、柯韵伯、李可老中医也是这样认为，"六经执万病之牛耳"。

六经的核心内容，首先"经气"是基础，然后是三焦、标本中气、开阖枢。标本中气反映六经的功能特点和变化特性，每一经里面都有本气、有标气、有中气。开阖枢主要说明六经经气的转输规律。世界上所有东西都是在动的，它是怎么动的？动的形式无非是升降出入，在人体上就用开阖枢的理论来阐释。六经的气血多少、阴阳盛衰反映其物质基础和功能作用的相对定量关系。比如说，阳明多气多血，厥阴、太阳多血少气，太阴、少阴多气少血。六经之气的阴阳盛衰问题就是六经的标气问题。刘渡舟教授说过的一句话概括得很精炼，"六经分六气，六气为本；六经分阴阳，阴阳为标"。比如说太阳的标气是三阳，阳明的标气是二阳，少阳的标气是一阳，太阴的标气是三阴，少阴的标气是二阴，厥阴的标气是一阴，这是对六经经气在量上和演化规律上的概括。《素问·至真要大论》："六经之气各有多少，故曰三阴三阳也。"三阴三阳就是说经气多还是少。太阳阳气比较盛，阳明阳气也比较充盛，少阳阳气比较少，三阴阴气比较盛，二阴、一阴逐级减少。脏腑经络和经气相统一就是气化学说的核心。六经相阖表里实际上是三大系统，太阳-少阴、阳明-太阴、少阳-厥阴。这三个系统的概念也已经被张斌老师和韩世明提出。"太阳-少阴"为"元真"系统，"阳明-太阴"为"胃气"系统，"少阳-厥阴"为"相火"系统，这是我在硕士毕业论文中提出来的。陈修园也专门讲过：少阳厥阴无非就是相火，相火出于外就是少阳病，相火郁于内就是厥阴病。对于开阖枢的阐释，张志聪讲："舍枢不能开阖，舍开阖不能转枢。"另外大家还可以看一下张景岳的《类经图翼》，他对气化学说也阐述得非常好。

经气学说是《内经》创造的。《内经》已经给"经气"做了具体的命名。经气也叫真气，它包括先天父母之精气、水谷之精气和大自然清气。我还有一个理解，它还包括气血津液。不要以为留在脉管里面的才是经气。"脉内之经气从井荥而出于脉外，脉外之经气从气街而入于脉中"。这样，经络系统和三焦系统就贯通起来了。经络的经气通过经络末端的井荥出于脉外，脉外之经气通过气街回流。气街、井荥理论也是《内经》里面的。《灵枢·卫气》："胸气有街，腹气有街，头气有街，胫气有街。"经气最基本的内容就是气血精津液。

三焦对气化学说很重要，我们真正理解三焦的并不多。三焦，其大无外，其小无内，一腔之大府也。人体每一个细胞、每一个角落，通过三焦都能够达到，它是人体的气化场所和气化通路。三焦内所走的不但是经气的精华内容，也有一部分杂质、代谢产物。就像血脉里面，不但走氧气、营养物质，也走代谢产物，毒素、二氧化碳也要从血脉排出来。如何描述三焦？唐容川云："三焦者，人身之膜隔也"。三焦是五脏六腑经气转输、上下通降、内外出入的一身气化之枢纽，通主全身气化。我认为三焦就是组织间隙。我们的经气、三元之气、氧气、大自然清气、水谷精微之气、先天父母之精气、气血精津液都是在三焦里面运行来完成它们的代谢过程。少阳为枢指的就是三焦系统，所以柴胡可以解决大的问题。像李可老中医用张仲景的柴胡剂，多则用半斤，即250克，我只见过他用那么大量，然后以水一斗二升，煮取六升，去滓，再煎取三升，分三次服。要三焦通畅，最好是用柴胡。通过三焦，经气才能运行，代谢产物才能够排出。张景岳云："上焦不治则水泛高原，中焦不治则水留中脘，下焦不治则水乱二便。"水液代谢也要依赖三焦通畅。但是三焦功能不能单靠少阳推动，也要靠脏腑功能去推动。三焦在人身里面是最重要的，是气化的最大场所。开阖枢主要是通过三焦来完成的，而不是通过经络系统。在人体经气运行里面有两个大的系统，最大的系统是三焦系统，另外一个就是十二经络、奇经八脉系统。三焦系统更重要一些，它是运行经气的主要系统。三焦出了问题，张仲景认为是少阳出了问题，关键在手少阳。三焦也是一个整体的功能。为什么三焦能够代替整体功能？因为它其大无外，其小无内，可达到脏腑经络的任何组织间隙。"上焦开发，宣五谷味，熏肤，充身，泽毛，若雾露之溉，是谓气"。上焦通过心肺的开发功能推动经气，所以柯韵伯说："营卫病就是心肺病。"《类经附翼·三焦辨》："三焦者，五脏六腑之总司。"说明三焦是联系五脏六腑的通道。三焦不能枢转，最大的问题就是水液停滞，"外则为头汗、无汗，内则为大便不出，胃气不和，上则为口渴，中则胸满结滞，下则为小便不利"。柴胡主要是枢三焦经气，枢手少阳之经气。从少阳枢转，要从太阳而出。李可老中医有一句话，"邪之入路，即是邪之出路"。外感进来的一定要从太阳出去。

标本中气，谈到每个经系统里面，除了本气，还有标气，也有中见。六经里面有三个问题，一个是本气问题，一个是标气问题，一个是中见之气的问题。这三个问题在相互作用，它们决定本经的气化动态。我们首先要知道，本气是最重要的，"少阳之上，火气治之；阳明之上，燥气治之；太阳之上，寒气治之；厥阴之上，风气治之；少阴之上，热气治之；太阴之上，湿气治之"。厥阴，风气治之，就是肝的疏泄功能的表现，疏泄不及则阳气内郁，疏泄太过则出现中风、阳气上逆。"少阴之上，热气治之"，这是君火、命火功能的概括。少阴病最大的问题就是热少了，即君火、命火不行了。君火、命火之间存在着这样的关系，谢利恒在《中国医学大辞典》里面讲过："君火者，元气之所附丽也。"就是说君火是命火的体现，命火是坐在那里坐镇的，真正主持生命活动的是君火，但根基是命火。四逆汤主要解决的是命火的潜纳问题，如果附子用少了就是兴阳。人体的命火要潜纳才可贵。我们说肾无实证，少阴虚证比较多，主要是君火、命火衰弱，用四逆、白通、通脉来解决这方面问题。"脉微细"就是少阴阳气衰微的表现，"但欲寐"就是神气不足的表现。没有精神和没有力气是两码事，没有力气我们叫作乏力，是阳明、太阴的问题，是气血的问题。没有精神是神气的问题，没有神气就是没有阳气，神气是阳气最精华、最灵魂的代表。郑钦安在《中医火神三书》里说："神者，阳之灵也。"没有神气，阳气就不行了。

　　六经本气来源于五脏元真，是经气所化，在六经里面它各有特性，比如说肝疏泄，心包对血液的运转。标气就是次要的特性。"太阳之上，寒气治之"是本气，太阳的标气是三阳，三阳概括了卫阳的功能，它要维持人体卫外的功能，一定要有充足的阳气。所有的邪气侵犯了太阳都会产生怕冷的情况。秦伯未在《中医临证备要》里面讲过："有一分恶寒，即有一分表证。"不管是湿邪、燥邪、温病，到了太阳就会恶寒，如果连恶寒都没有，可能是过了太阳没有表证了。卫阳主要靠上焦心肺功能宣发出去的。所以经常感冒的人要实肺气，卫气要旺盛。"阳明之上，燥气治之"指的是大肠、胃的燥化功能。"少阳之上，火气治之"，它的相火主要通过三焦、胆来完成激发推动功能，但它的根本还是在厥阴，中气对它影响很大。所以风从火化的情况比较多，主要靠阴血维持少阳相火的功能。少阳郁滞大部分都要通过柴胡剂解决，如柴胡、青蒿。"太阴之上，湿气治之"是对脾运化功能的概括，对水液代谢、气血生化的功能的概括。它主水之运化，是气血生化之源。少阳和太阴都是标本同气，所以从本，中气起协调、资助的功能。"厥阴之上，风气治之"主要是心包统治血脉和肝的疏泄功能。疏泄不及则出现郁滞，用柴胡、香附就比较好；如果出现阳气郁逆就要潜镇，用山茱萸、五味子这些收敛之性的药物或者重镇之剂。像郑钦安的潜阳丹和李可老中医的温氏奔豚汤就是温潜法的代表。厥阴对阳气郁逆有两个办法，一个是收敛，一个是潜镇。厥阴为什么用乌梅丸作为主方？因为要收敛欲散之阳气，就像张锡纯的来复汤的意思。李可老中医的破格救心汤为什么要用山茱萸、龙骨、牡蛎、磁石？就是要收敛和潜镇阳气。温氏奔豚汤是潜镇阳气，用牛膝、沉香、四逆。来复汤不但用龙骨、牡蛎，还用了山茱萸，要收敛、潜镇并用。《温病条辨》说温病后期，邪盛正衰，大汗不止、脉散大，就是要用生脉、用五味子去收敛。另外，张仲景用的人参是救阴的，不是救阳之药。

中见之气就是相互表里两经互称为中气，就像兄弟俩要互相帮助。为什么需要帮助？一个是生理上的联系，比如肝和胆、脾和胃，它们同居中焦，靠得比较近；另一个是经脉上互相络属，所以经气可以互相资助。生理上有联系，病理上也会互相影响。李东垣学说认为，从胃到脾和从脾到胃，不管是饮食劳倦也好，都是脾胃同伤。从本就是病理状态向本的方向转化，少阳、太阴从本，少阳从火化比较多；太阴多寒湿病，因为它是标阴；少阳多火热；厥阴从中，因为它得病容易向少阳转化，厥阴、少阳同一相火，厥阴郁滞化火就要从少阳出来了；阳明病，燥从湿化的比较多，阳明、厥阴不从标本，从乎中也。太阳、少阴为什么从本从标？因为它们标本异气，一会儿寒化，一会儿热化。少阴的黄连阿胶汤、真武、四逆；太阳的或者是表寒，或者是表热。从化就是病理容易向某个方向转化。六经最大的问题就是不要把它看成僵死的东西，像万友生先生说："六经就是八纲。"表寒证、表热证、半表半里证……这样一分就有很大问题，把六经僵化，不是从生理上去考虑。以方证去套病是不行的。

为什么从标？为什么从本？为什么标本两从？从本是因为标本是同一性质，例如太阴是本湿标阴，标本均属阴寒水湿，性质比较接近；少阳也是如此。太阳、少阴为什么从本从标？因为它们标本异气，本寒标阳，本热标阴，性质对立。为什么从中气？因为中气对它的影响比较大，所以厥阴从少阳火化多一些，阳明从湿化多一些。

下面讲一下经气的转输规律，经气转输至少有三种方式。学过针灸的都知道，十二经脉有肺→大肠→胃→脾→心→小肠→膀胱→肾→心包→三焦→胆→肝这样的转输规律。像现代医学有个大循环和小循环，中医也有经络的转输规律，但大家用得不多。在这个系统之外，还有十五大络、奇经八脉。任脉从前面把经气汇通，督脉从后面，冲脉从下面，一源三歧，这样就把经脉汇通了，带脉加强了经脉的横向联系，阴维、阳维把经脉联系起来。大家要知道，为什么手太阴肺经要起于中焦？因为中焦是气血生化之源，中焦之气和大自然清气汇通之后贯通到经气里面。这套经络系统的运行方式是少阴所统，少阴为枢，就是统血脉的功能，枢转、推动经络里面的经气运行。另外，肺朝百脉，一方面百脉朝汇于肺，另一方面，肺也可以推动经气运行。第二个系统是开阖枢系统，这个系统是运用门户学说。太阳经气是向上向外的，就像心肺功能向上焦开发来推动经气枢转的。阖是向下向内。枢就是少阳、少阴。在经气运行里面，这两个枢是最重要的，没有这个枢就既不能开又不能阖。这个枢包括阳枢和阴枢，阳枢就是三焦，开阖枢主要是通过三焦运转的；阴枢主要指手少阴心通过经络系统布散血气。还有一个经气转输规律，气化学说里面讲到，第一天在厥阴，第二天在少阴，第三天在太阴，第四天在少阳，第五天在阳明，第六天在太阳，病了以后就经气逆转了，从太阳→阳明→少阳→太阴→少阴→厥阴，张志聪和陈修园都是这样一个思路。经络系统的经气，少阳所枢的经气，少阴所枢的经气，三焦的经气，它们怎么汇合、交汇？就是我刚才所说的，"脉内之经气从井荥而出于脉外，脉外之经气从气街而入于脉中"。三焦的经气到了气街就再进入脉内，这样三焦气化和经络气化就完全统一了，少阳少阴也联系起来了。气街，《灵枢·动输》："四街者，气之径路也。"气街是经气运转的场所和通路，是经气汇集之处。少阳不枢久了也会影响少阴，少阴不枢也会影响少阳。

太阳、太阴为开，少阳、少阴为枢，阳明、厥阴为阖。开阖枢主要讲经气运转的规律，这个规律只是谈三焦，三焦是怎么运转经气的。太阳是营卫布散，太阴是津液气血布散。太阴是为阳明枢转津液；太阳经气，特别是营卫之气是通过上焦开发（肺的宣发功能和心的推动功能）。比如说《灵枢·决气》，决气就是把气一分为五，气血精津液。柯韵伯也说："营卫行于表而实发源于心肺，故太阳病则营卫病，营卫病则心肺病矣。"太阳病实际上是心肺病，宣发功能不行了。营卫是经气的一部分，气血精津液也是经气，营气、卫气、宗气都是经气的一部分。我们反复强调，六经就是一经，三焦就是一焦，六气就是一气，不要把它割裂开来。我们要知道表里出入，上下通降，营卫同归，这样才能够治病。看起来是太阳病，实际上是少阴出了问题。开阖枢，实际上就像是拿门的开和关作为一个说理的工具。

少阳、少阴为枢，少阳为阳枢，以三焦为主输转气液，输转经气，输转水液，也输转废物。所以三焦通畅对生理病理影响都非常大。少阴为阴枢，是我们的血液经脉系统。少阴、少阳应是互相交贯、环转。少阳为枢，你要想太阳开，就要从少阳去推动。所以张仲景说："病十日以上，小柴胡汤主之。"我在跟导师临床的时候有一个病例，这个病三天没好就直接上小柴胡汤，因为它已经不完全在表，从时间上看已有少阳的推动力不足，不能从腠理达太阳、达肌表。少阳为枢，外以助太阳之开，内以助阳明之阖，故《伤寒论》有服小柴胡汤后"上焦得通，津液得下，胃气因和，身濈然汗出而解"，说明小柴胡汤不但能够助太阳，也能助阳明。少阴为枢，主要通过心血运行，主要通过经络系统完成气血精津液的输转。

六经气血多少，阳明是气血生化之源，多气多血；太阳、厥阴多血少气；少阳、少阴、太阴少血多气。六经盛衰情况是少阳标气是一阳，阳明标气是二阳，太阳标气是三阳，厥阴标气是一阴，少阴标气是二阴，太阴标气是三阴。开阖枢、标本中气、阴阳盛衰一定要和生理功能联系。脾主运化，为气血生化之源；心主血脉，主神明；厥阴疏泄藏血。要从功能去探讨五脏。五脏元真化生六经本气，循三焦而出。经气除了那三个来源，经气还要靠五脏推动运转。以五脏元真为本，以五脏为本，以其根本属性化生出六经本气，再由本气生出六经标气。李可老中医在第一届扶阳论坛上讲过："世界上所有的疾病都是本气自病。"他所说的本气基本上指的是人体本身的阳气，不是单纯气化学说的本气，所以李可老中医重扶阳。

在气化里面，有六经生理病理的传变规律。生理上六经经气是循厥阴→少阴→太阴→少阳→阳明→太阳的规律，助旺人体六经标本之气。病了之后就逆传，从太阳→阳明→少阳→太阴→少阴→厥阴，叫病气逆传。张仲景也讲到气旺欲解时。"太阳病欲解时，从巳至未上"，"少阳病欲解时，从寅至辰上"……每一经都有气旺的时候，气旺时容易缓解，比如"太阳之气旺时，邪气被驱，邪行经尽自愈"，各经病证经气旺时容易缓解。另一方面，气旺时正邪交争激烈，症状加重，阳明在日晡时出现潮热加剧，因为日晡时是阳明气旺的时候，正邪交争剧烈。为什么会气旺？是人体的阳气与自然界的阳气变化相互影响的结果。在这个相互影响的过程里面，自然之气对人的影响是主要的，人对自然界的影响是微乎其微的，所以我们主要讨论自然界对人体的影响，比如冬天该做什么，夏天该做什么，中午容不容易好，下午3至9点会不会加重。为什么会产生气旺？就是自然界对人体阳气的影响。

六经传变，三阳多循皮毛、肌腠而传。这里有个矛盾，邪气从皮毛、肌腠、肌肉往里传，按理说应该是从太阳到少阳再到阳明，而六经传变是从太阳、阳明，再到少阳。所以大家一直在争论少阳应该摆在什么位置。但是我们知道六经顺序来自于描述天气演变规律的运气学说，所以没办法改变它矛盾的地方。少阳到底是属于太阳、阳明之间的枢，还是阳气、阴气之间的枢，这些都还是有争议。另外还有直中三阴和表里相传的问题，例如从少阳直到厥阴，从太阳到少阴。在《内经》里面也讲到两感证的问题，从李可老中医的大部分方剂可以看出，在表证方面他认为所有人得了感冒都因为正气不足，所以用麻细梅参汤通治外感，或以麻附细为底，所有的外感证都要助少阴。但这个还是有争议。张景岳云："微虚微实，但顾其实，可以一扫而除。"意思是感冒这样轻浅的病，用桑菊、银翘或麻桂剂就可以解决，不一定非得助少阴。张仲景大多数表证也没有助少阴，用麻桂就解决了。李可老中医有他独特的理解。各个大家都有他自己的特点，但希望大家不要盲从大家，这样才能进步。我一直主张学术争鸣。吾爱吾师，吾更爱真理。学术上要讲道理，不然就会死水一潭。

六经系统涵盖了人体所有生理，所以六经能够阐释包括温病、暑病、燥病、杂病、内外妇儿、眼病、皮肤病的所有病理。既然六经概括了人体所有的生理状态，就能概括病理。能不能够治好是另外一个问题，但一定是能够用六经去辨别。张仲景给我们一个很好的六经理法方药体系，我们要很好地用上去。原来我们认为张仲景是医圣，但现在我们知道张仲景可能只是传方之人，而不是创方之人。张仲景也尝试过用六经统杂病，比如太阳痉病用葛根汤、瓜蒌桂枝汤，太阳暑病用白虎加人参汤，但杂病也有专方专药体系，比如百合病用百合、胸痹用瓜蒌系列方为主。我的思路是治疗杂病用六经的基础方，再加专方专病的方药。

雒晓东

2016 年 10 月

初版序

　　学习祖国医学，《伤寒论》为必读之典籍。宋以来，注者计五六百家，能慧眼识仲景大要者，唯张志聪也。而气化学说，近百年来，则濒于湮灭，因其医理颇深，探讨维艰，加之人多不愿刻求，有逐其毫末者，有空嚼其舌者，有讥为异说者，致使人惑其言而生畏。此正如卞和献璧，世人反以为石，岂不憾哉！

　　《伤寒论》中，除经络脏腑所系症状外，更有不能统之于此的分部症状。各经均表里相连，何以太阳主表，阳明不主之？阳明主里，太阳不主之？各经因何与分部相应？注家往往避重就轻，敷衍后学。张志聪则对此独有发微，认为太阳、阳明、少阳、太阴、少阴、厥阴乃人生经气。太阳经气有行于经脉者，像日之行有常道，还有不主于经脉一线，放散于通体之表位、毫毛腠理者，其分散流行，更受整体气机"开、阖、枢"之影响。张氏之"经气"，甚合实际，正如现代医学中，内分泌素、介质虽小，亲和于相应受体，可发挥整体生理作用；感觉神经丛集于背，末梢却广布于体内，且多在体表肌肤。

　　气化学说之核心乃在人与自然之有机联系，以六经为六大功能单位，表里两经相合为三个系统。

自然界风寒暑湿燥火作用于六经，促进人体生长发育，少阳、厥阴司理由阴升阳，物质化功能；阳明、太阴司理由阳变阴，功能化物质，二者统之于太阳、少阴。此为阴阳互化、反馈调节之大理。但三者各具特性，"标本中气"从化亦不相同。

首明生理，才有病理与治法可言。为何太阳证发热恶寒？阳明证多见燥热、湿热？少阳证常为风火壅郁？注家多未揭晓。更有甚者，单纯以证候群归类，视病者为僵尸，将表里阴阳割裂，未道出人体复杂而有机之联系，如斯岂能把握仲景思路，其奢谈论治，所注之书，莫如不注。

张斌先生治学严谨、皓首穷经，悟医理之深奥，集临床、教学之所得，刻求气化之说，发展甚多，今成此书，实为中医界之幸事。诚然，气化学说极深，张志聪氏以天喻人，实难通晓，连传者陈修园亦经百读，方有所悟，乃云："神明与浃，几不知我即古人，古人即我。"张斌先生所著此书，已使气化学说深入浅出、易于理解，但因现行中医理论涉及气化甚少，若欲登高涉深，尚需花费气力，何况气化学说本身之经络脏腑与功能的有机结合，至今也还未能穷其底理，仍各持己见。值此中医界举足未定、踌躇疑难之时，读张斌先生此著，不啻是饥中得食、雪中送炭，若能举一反三，发扬光大，实不负张先生著书之心意也。

韩世明

1985 年 7 月 13 日

余自幼年学医始，即攻读《伤寒论》，历经初学、行医、授课，凡五十余载。参阅各家注释，《伤寒论》中奥义，颇感深邃，实不易得径而入也。幸得张志聪氏《伤寒论集注》，读后受益不浅，复潜心钻研《黄帝内经》之阴阳五行、天人相应、脏腑经络、六经所主、时空关系、营卫气血、津液精神诸篇，方领悟《伤寒论》义理，知其精义乃六经也。六经精髓，正是六气；六气所统，统于阴阳；阴阳所系，合天与人。如此，六经本质乃人体一气流行、阴阳互根而成三大系统，分之则为六大功能单位。其经气内源脏腑，外出经络，化生能量，遍布全身，各有所主。标本与中，又有内向、外向、环转流行，即出入升降，所谓开、阖、枢之机转也，以此维护体内各部之动态平衡。能量所出，亦与天地六气阴阳相应，方能维持人体正常代谢与生命活动，此即六经气化理论之核心。张仲景《伤寒论》自序云："乃勤求古训，博采众方，撰用《素问》《九卷》《八十一难》《阴阳大论》《胎胪药录》，并平脉辨证，为《伤寒杂病论》，合十六卷。"又谓："夫天布五行，以运万类，人禀五常，以有五脏，经络府俞，阴阳会通，玄冥幽微，变化难极。"余识此书义理，重在阴阳大论。据此精义，著成拙作，阐明气化学说，并验之于临床，以飨读者，且求教于高明。若能以此为祖国医学气化理论之发展尽微薄之力，当为万幸。

拙作曾承李知愚同志润色，谨表谢忱。

张　斌

1985 年 6 月 30 日

目　录

上编　理法概说 ━━━━━━━━━━━━━━━

中 编　证治类注

下 编　方药解析

理法概说

上编

本编为全书之总论，为阐明基础理论而设。内容为作者多年来在《伤寒论》的教学、研究与临床中既成的见解，归纳为十个问题分别论述。

一、伤寒理法缘起、主要内容与基本精神

《伤寒杂病论》是东汉末年张仲景（张机）所著，包括伤寒和杂病两部分，成书年代约为公元 3 世纪初（200 ~ 210 年）。后经西晋王叔和收集整理，分别编次，又经宋代的林亿等人加以校正，才成为流传至今的《伤寒论》和《金匮要略》二书。

《伤寒杂病论》总结了我国汉代以前的医学成就，其中伤寒方面的内容，结合了当时疫疠流行的社会背景及作者的亲身经历和医疗实践，在《素问·热论》等篇的理论基础上，发展而成。仲景原序云："勤求古训，博采众方，撰用《素问》《九卷》《八十一难》《阴阳大论》《胎胪药录》，并平脉辨证，为《伤寒杂病论》，合十六卷。"由此可知《伤寒论》理法的缘起。

"伤寒"一名来源于《素问·热论》"今夫热病者，皆伤寒之类也"及《难经·五十八难》"伤寒有五：有中风，有伤寒，有湿温，有热病（此当指暑病），有温病"。可见从广义上看，伤寒泛指一切外感疾病而言，因为外感疾病大多有发热的表现，所以也属于广义的"热病"。至于广义的热病或伤寒之中，又有狭义的伤寒，则是专指外感寒邪所引起的病证（非现代医学所称的伤寒），《伤寒论》中就包括这种专一病证的内容。

伤寒理法的主要内容，概括地说，就是以人体六经为纲，结合风、寒、温热等外邪感人之后所引起的脏腑、经络、荣卫、气血等的变化，根据其临床表现的规律和特点，分析其内在的病理机转，并提出相应的治疗原则。从"整体观念"出发，进行"辨证施治"，总不出《内经》《难经》中阴阳、运气、藏象、经络、病能、诊法和治则的范畴。仲景遵古而不泥古，所以《伤寒论》一书的理、法已经超越上述经典的论述，极大地发展了中医学。

当然，由于历史条件所限制，《伤寒论》的内容不可能包括一切疾病，即使是外感疾病也同样。历史不断发展，人类不断进步，新生的疾病与治法也层出不穷。学习和研究《伤寒论》，并不完全在于吸取它的一证一治、一方一药，主要应当放在它的理、法方面，以开阔思路，有所创新。正如仲景在他的原序中所说，他所撰著的《伤寒论》，"虽未能尽愈诸病，庶可以见病知源，若能寻余所集，思过半矣"，学习伤寒理、法的基本精神，也就在此。而《伤寒论》一书，实际可称为中医学的一部方法论。

二、《伤寒论》的病因与病种、辨病与辨证

《伤寒论》自从和《金匮要略》分编以后，成为专讲外感疾病的书。其所载的外感病因和病种方面，远远没有全部包括六淫（风、寒、暑、湿、燥、火）和多种疫疠杂气的为病，主要是讲风、寒二邪所引起的"中风"（伤风）和"伤寒"（狭义的）二证（大流行时，亦当为疫疠）。虽然开头还提出"温病"和"风温"，末尾又附有"霍乱"一病，但关于温病的认识，仍然着眼于"伏气"成温，只言在新感风邪之后，又经误汗，才诱发成为风温者。霍乱一病，则讲了与伤寒互相转化的机制和可能。《伤寒论》中所讲的病因，主要是六淫中的风、寒二邪。而其病种，亦当是中风和伤寒两种。如上所述，只能称为二证。

既然《伤寒论》中的病因和病种很狭窄，那么，为什么论述的条文就有三百九十七（或八）之多，制方又有一百一十三之数呢（实际上遗缺一方）？我们又怎样用《伤寒论》指导自己开阔思路，更好地将其理法思想运用于临床的辨证施治中呢？这个问题将在后边的六经和六气理论中得到解决。

《伤寒论》一书既讲辨证，也讲辨病，而且以辨病统率着辨证。六经为病的纲领证，实际就是辨病，例如六经病变开头，就有"太阳之为病""阳明之为病"等语，而以下则直称为"太阳病""阳明病"等。而每经病变中的"中风""伤寒"等，才是辨证，所以我们就有"太阳病中

风证"或"太阳病伤寒证"等称谓。这种辨病与辨证相结合的方法是科学的，符合唯物辩证的思想法则，因此，上述的病种，实际上只能认为是证种或证型；而其病因，也只能认为是外因，其内因则在于六经生理上的变化。虽说是辨病，但也必须因证识病，即通过一切疾病所反映的证候，来认识疾病。这里也有一定的机理存在，绝不是什么牵强或臆测，更不是中医不知辨病，而只是认识比较粗浅、方法不够先进。当然，说中医长于辨证，这是对的，《伤寒论》就是一个很好的例子。另外，人们通常把《伤寒论》的疾病归类方法称为"六经分证"，然而就其纲领来说，倒不如称为"六经分病"更为恰当。论中（即《伤寒论》中，下同）提出的"并病"与"合病"，即是两经或三经的疾病相并与相合，又是这方面的一个例子。但必须说明，中医的辨病之中，又必须包含着辨证，而且是以辨证为先决条件的，这才能得出结论。即使如此，其辨病仍是以人体生理结构的划分和基本性能的不同反应为根本依据的。

这里再顺便提一下，张仲景在《伤寒论》中，主要只讲风、寒二邪的病因和由此而产生的中风和伤寒两个病证，难道就忽略了六淫之中暑、湿、燥、火，以及疫疠等邪的致病吗？不然。

第一，他在《金匮要略》中就已提出了痉、湿、暍等病证，可能由于当时流行较少而总结得不够系统和详尽。但他也同样把这些病证按六经来划分，均以六经为纲。

第二，在六经为纲的各类病证中，实际就反映出了六淫之气的不同性质及其复杂变化。据此我们即可以举一反三，以识别不同的外邪致病。

第三，古人认为风是百病之长，寒是杀厉之气，故而为病最多，轻易感人，属常见多发病之类。因此张仲景即全面阐述、系统分析，这也是可能的。

其次，关于古人对温病的认识问题，除了时序不和，岁气乖违，火热等邪致病而外，在很大程度上，是建立在"伏气"为病的基础上的，即《素问·生气通天论》和《素问·阴阳应象大论》里所说，"冬伤于寒，春必病温"。《素问·金匮真言论》又说，"藏于精者，春不病温"，反过来也可以说是"冬不藏精，春必病温"或"春多温病"。这里前者是讲致病的外因，后者是讲致病的内因，总的来说是指夏至前广义的一般温病（主要是春温），是由于正虚寒邪内伏而发生，故称为"伏气温病"。至于风温一病的发生，固然有的是由于风热之邪新感所致，但大多认为是寒邪先伏而成温于内（即所谓郁而化热），风邪后感而诱发于外，这就是所谓新感引动伏邪为病，其病因又增加了风的内容。

综上所述，《伤寒论》中虽提及了温病和风温，但仍不出伤寒和中风病因的范畴。因此张仲景对温病和风温，仅在前边太阳病中一提，后边即不再加以论述，实际是统属于中风和伤寒两个病证之中，而作为一种热化了的变证来看待，包含于整个《伤寒论》的六经为病之中。至于伏气温病的问题，则当在另篇讨论，这里就不再多述。

三、伤寒病因中风、寒二邪的性质及变化

我们已知，主要是六淫中的风、寒二种为伤寒病因（外因）。所谓六淫，就是自然界风、寒、暑（热）、湿、燥、火六气的反常，即造成疾病的六种邪气的总称。风、寒二邪，就是六淫之中最多致病的两种邪气，因而也称为"风淫""寒淫"。

六气在自然界中，是不可或缺的六种气候变化，它随着季节的推移，运行于天地之间，互相调剂，互相制约，又互相转化。因此在正常情况下，六气为自然界滋养与调节万物的六种基本物质和功能的表现。比如一年之中，一切生物的春生、夏长、秋收、冬藏，皆赖于六气的运转周布。各年之间的气候特点，也莫不与此有关。古代的历数学家，在长期的观察、研究之后发现，基本上是六十年为一个周期，医学家遂创立了"五运六气"学说（据龙伯坚所著《黄帝内经概论》）。然而这种六气的运转流行不是一成不变的，往往在大的规律之内，经常出现小的变异，即所谓"时有常位，而气无必也"（《素问·至真要大论》），这种变异，就是反常。反常即可造成灾害，而为致病因素的六淫。

六淫一般有两个方面，即太过与不及。太过是本气的亢盛，而不及则是相对之气的反盛。不论如何，其致病之气大多属于亢盛的一方。

"淫"字的含义也就在此，是"亢则害"（《素问·六微旨大论》）之理。因此不论六淫中任何一淫，其基本属性仍是其本气原来的性质太过。据此，我们就不难理解《伤寒论》中风、寒二邪的致病特点。

一般来说，风邪的性质是流动、疏泄，具有通透、排散，消耗水液，走窜不定，较多升浮的特点。因此其性属阳，称为"阳邪"。阳盛则伤阴，伤阴则化燥助火，故易于转化为燥火（燥热）之证。

寒邪的性质是凝滞、收敛，具有闭塞、郁结，伤人阳气，固着不移，较多沉降的特点。因此其性属阴，称为"阴邪"。阴盛则伤阳，伤阳则化湿生水，故易于转化为水湿（寒湿）之证。

这里必须明确指出，以上是仅就风、寒二邪的单一外因而论。若数种病邪相兼感人，其性质就较为复杂了，这要看何者为主，何者为从，以分析其病情。还应当特别强调的是，伤寒理法是以六经为纲，即内因决定外因。因为六经各有其生理上的特性，亦即气化作用的特性，所以，在人体感受外邪之后，其病理变化就要以六经的性质和功能为主导，联系外因，再加以分析，才能得出正确的结论。唯有如此，才不致陷入外因论的机械认识。另外，在研究自然界六气变化的同时，还需要参考地方水土、社会因素等方面，才能认识得比较全面，不为教条的六淫理论所限制。

古人以风、暑（热）、燥、寒，分主于春、夏、秋、冬，以说明四季气候的特点。而把湿列入长夏（夏末秋初三伏季节），似乎也符合这个水湿之令。但对火，却未固定其所主节令，特别是在"五运六气"学说中，把湿、火二气的排列顺序，就分主客各二气位置有所推移和异位。这固然是从干支的角度上，对运气的主客划分各有所重，但就其性质联系实际，仍有进一步探讨的必要。对于湿，古人把它归属于五行之中的土气，称为"湿土"。又有"土旺于四季"之说，分寄于春、夏、秋、冬之中，每季十八天。而土为万物之母，金、水、木、火皆寓于土中。所以作为其气的湿，就有濡养、滋育的作用，可培植万物。因此，它就应周布于四时，为自然界的基本湿度。至于火，在古人六气阴阳的标本理论中，把它分属于少阳，即一阳，或称为"少火"。根据《素问·阴阳应象大论》

里所说的"少火生气"的含义，火就有升发、温煦的作用，可长养万物。因此，它也就应流行于四时，为自然界的基本温度。自然界的一切物质，特别是生物，除了随着季节的转化而各有其生、长、收、藏的规律外，对于最基本的湿度和温度，是任何时候都不可或缺的，否则，它就不能保持其正常的生存发展与变化的条件。由此可见，湿、火二气，是构成一切生命体（也包括非生命体）的两种基本物质与功能。同样，也像其他四气，应该有其旺季：湿盛于长夏，火盛于仲夏。这对分析六经的生理和病理，有一定的意义，不能忽视。

在对风气的认识上，除了其特性之外，也有一个基本的概念，即六气的物质基础与形成原因，都应基于风气的变动不居，这是六淫之成的所有因素中的主要因素之一，古人就有"四时八风"之说。当然，这与地理环境的寒热、燥湿关系甚为密切。

四、《伤寒论》中六经的概念和生理、病理的分析

（一）六经的基本概念

《伤寒论》以六经分病为纲、为辨证施治的基础。因此，六经之为病，也就是《伤寒论》一书的中心内容。首先必须了解什么是六经，才能进行其生理和病理的分析。

"六经"名称，原出《内经》。作为分病的纲领，可见于《素问·热论》。六经就是太阳、阳明、少阳三个阳经和太阴、少阴、厥阴三个阴经的总称。其命名的来源和含义，出自《内经》有关阴阳理论、运气学说和对脏腑经络的认识。其中特别是以十二经络为依据，只有手足之分，而无名称之异。

1. 六经阴阳盛微的分配

在阴阳理论中，把一切事物都用"一分为二"的观点，划分为对立统一的两个方面。凡属运动的、上升的、在外的、刚强的、旺盛的、兴

奋的、光明的、热化的……都称为"阳";凡属静止的、下降的、在内的、柔弱的、衰退的、抑制的、晦暗的、寒化的……都称为"阴"。运用阴阳学说,必须结合具体情况去作具体分析,不能一概而论,故又存在"阳中有阴""阴中有阳""阴阳互根"及"阴阳消长""阴阳转化"等内容,也就产生了"阴阳多少"和"盛微"的不同。六经的三阴、三阳,就是依据上述认识来分析和排列的(见表1)。

表 1 六经阴阳盛微

阳		阴	
太阳	三阳	太阴	三阴
阳明	二阳	少阴	二阴
少阳	一阳	厥阴	一阴

这种由下到上从一到三的排列顺序,反映了由少到多、由小到大的意思。

阳经以少阳为一阳,阳明为二阳,阴经以厥阴为一阴,少阴为二阴,名称和顺序都有所不同,其中问题主要出在阳明和厥阴二经。古人认为,"两阳合明",谓之阳明,"两阴交尽"(见《素问·至真要大论》),谓之厥阴,也是根据阴阳盛微和阴阳转化的道理而言的。阳主进,阳明为二阳,较少阳为盛,仅次于太阳,且居于太少之中,容易化热而蕴蓄积聚,主一身之前,其象明显,故有此称;阴主退,厥阴所以为一阴,是居于太少之末,末为将尽,"厥"可能又有缺的含义,阴尽则阳生,阴缺则阳存,因而就它的可以转化为阳和阴性不足的性质来讲,只能说它为微阴,故有此称。据此,则少阳为一阳,少阴为二阴,自是必然之理了。而太阳和太阴,一为阳之最盛,一为阴之最盛,古人喻为太阳象天,太阴象地,故均列为三,以言其阳和阴之最大最多,因而太阳又称"巨阳",太阴又称"至阴"。

2. 六经分主六气的性质

在运气学说中,是把三阴和三阳的根本性质,分属于寒、热、燥、湿、火、风的六气之下。且其中的阴与阳相互配合，相互作用，并由此产生出标、本、中气各有所从的不同变化，以说明六气阴阳在自然界的各种现象及其运转规律。古人为了对六经的功能加以认识和说明，在"天人相应"的思想指导下，以内外环境统一的观点，用取类比象的方法，把六经的功能属性作了如上的比喻。实际上，这是早在经络学说创立之初，就已采取的一种认识方法（参见表2）。

表2　六经分主六气

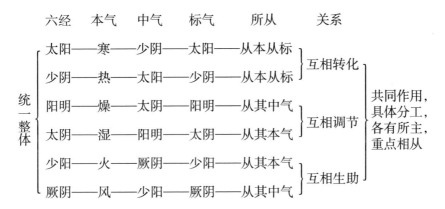

由表2可以看出："本气"即六经所系的六气，是其功能所主的根本性质；"标气"即六经所系的阴阳，是其气化反应的相应表现；"中气"是阴阳相关之经，与该经互相包含、渗透、制约，又互相生助，因而又有"所从"，即随从、依靠、根据之意。六经之间的这些关系，使它们又分成三个系统，具体分工、共同作用，才能完成人体全部生命活动，因而是统一的整体。这种六气阴阳学说，在人体六经的引用、配合和划分，就是一种"气化学说"的具体运用。

在自然界：本气的六气在上即在天而下通于地，标气的阴阳在下即在地而上奉于天，中气则介于天地上下之间，含于本气、标气之内，中气本身也有标本。在人体：既以六经分主六气阴阳，那么本气的六气即产生于脏腑；标气的阴阳则反映于躯体。标、本之间靠经络贯通和转化。中气也是阴经、阳经之间的功能配合，通过经络的络属关系，包含在各经所主的脏腑和躯体之内。

太阳、少阴之所以从本从标，是因为它们本身并通过相互作用，都具有阴阳二性和寒热两化的功能。阳明、厥阴从其中气，少阳、太阴从其本气，是说明阳明的功能主要依靠太阴，使"燥从湿化"，从而助其运化。太阴则主要产生并输送湿气津液，以调剂阳明。厥阴的功能主要是生发少阳，使风从火化，旺盛生机。少阳功能为流行和布散火气，以发挥厥阴的生发之气。当然，这仅是抽象的类比法。

本来，运气学说是用来说明自然界气候的形成与推移变化的理论。之所以能将它引申到人体六经上来，乃是由于人与天地相应之故。人的适应自然、与自然统一协调的能力，也就在于六经。对于六经能适应自然界六气阴阳变化的这种机能，古人就借用运气学说中标、本、中气的性质及其相互关系来说明，为了区别于自然界的外在六气，把体内六经所主的六气，称为"内风、内寒、内热、内燥、内湿、内火"。

对于阴阳，由于原始经络命名的关系，就又附上一个"经"字，即"阴经""阳经""太阳经""少阴经"等。不过人们为了用语简便，就往往直称三阴、三阳、太阳、少阴等，也能明白。至于体内六气阴阳和外界六气阴阳如何相适应，简单来说，即以热应寒，以寒应热，以燥应湿，以湿应燥，以火应风，以风应火，以阴应阳，以阳应阴。但其相应的方式，随着六气标、本、中气的从化关系和阴阳盛微及其所主部位和作用的不同，而有所区别。详细内容，见后六经生理的具体分析中。

自然界的六气阴阳，人们随时都有所感觉，而体内的六气阴阳，就不能觉察。因为人体在正常情况下，六经功能是统一平衡、互相协调的，所以对六气阴阳的自身感觉就不明显。若一旦有病，其六气阴阳则处于反常情况下，就有偏盛偏衰、偏阴偏阳的不同，于是产生相应的表现和不同的感觉。

也许还有人要问，阴阳盛微，各有其数，皆从一到三，而为什么在其互相配合方面，就各有不同，如一阴配一阳，可以理解，但二阴配三阳和三阴配二阳，就不知其故，这是什么道理呢？总的来说，这个道理就在阴阳盛微的本身及其性质方面。因为一阴将尽，就要转化为阳，阳气初生，又必然是一阳，所以少阳厥阴就应互相配合而产生作用。三阴阴盛、三阳阳盛，二者均应重点发挥其阴阳本身的作用，所以各配以阴阳较少的二阳和二阴，以免其阴阳盛气受限或受损，而求得适当协调，这就是太阴合阳明，太阳合少阴之理。

3. 六经与经络脏腑的关系

六经是把人体十二经脉的手足同名之经合并而成。经络内源脏腑，外通躯体，运行气血，维护全身，以滋养、调剂、支配和促进整个机体的生命活动。人体通过经络，使体内器官、组织之间，能够对立统一、平衡协调、互相资助、互相制约，而且通过经络调节，使机体适应环境，求得生存。经络的这种功能与作用，根本在于脏腑，而其表现则在于全身。人们对于脏腑经络的生理机能和病理反应的认识，就构成了六经的全部内容。其理论根据是《内经》和《难经》有关藏象、经络、病能，包括阴阳、运气等学说在内的章节。可以说，六经理论的核心，就是脏腑经络学说，而对脏腑经络功能的认识，又离不开气化学说（见表3）。

表3　六经所系经络脏腑表

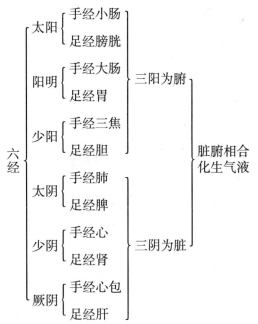

由表 3 可以看出，六经中的每经，正是手足两条同名经脉的相合。可以想见，在十二经脉的命名之初，不但就已采用了六气阴阳的含义，而且还通过脏腑关系，对其同名之经的相互配合、共同作用，有了明确的认识。这为六经的形成提供了理论根据。通过上述阴阳、运气学说的解释，可知六经的功能，也就是脏腑经络的具体功能在人体上的综合反映，对此古人称为"气化"作用。为此，我们对"气化"二字，又有进一步理解的必要。

"气化"一词，是中医学中一个常用术语。其含义就是人体各种生理机能，包括全部的和部分的物质代谢过程。由于这种机能和物质在不断地运行与转化，其过程是以阳气为主导，以阴液为基础，古人就此二者，统一在一个"气"的概念之中，既有微小难见的物质，又有运动变化的功能，所以称为"气化"。通过气化作用，又产生着新的生命活动，以保证人体的正常发展。这是"一气流行，化生万物"的朴素唯物论在医学上的应用。当然，它既有化生，也有化灭，无灭不生，无生不灭，符合一切事物的新陈代谢与发展变化规律。

4. 六经阴阳的表里所主

阳气，重点是讲体力，主要指功能；阴气，重点是讲体液，主要指物质。二者是不可分割的统一体中的两个方面，所以又把它们统属于一个"气"字。分开来，中医虽有"阴气""阳气"之称，就其作用而言，"阴为阳之守"，阴气就当作为物质基础而留守于内；"阳为阴之使"，阳气就当作为功能活动而行使于外。六经阴阳之间的关系，也是如此。阳为腑经，三阳就当主外；阴为脏经，三阴就当主内。这与《素问·五脏别论》所述的五脏藏精气而不泻，六腑传化物而不藏的道理一致。但阳根于阴，阴成于阳，阳中有阴，阴中含阳，不论脏经腑经，又各自具有阴阳两个方面（见表 4）。

表4　六经阴阳的表里所主

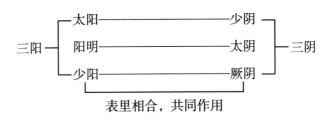

表里相合，共同作用

5.六经气血多少的区别

六经除阴阳盛微外，还有气血多少的区别，这种气血多少，也只是相对而言的。所谓"多血"，其物质基础就较厚；所谓"多气"，其功能作用就较强。然而气血之间，在每经之内，是相互为用、不可偏废的，实际也是阴阳之气对立统一的一种特殊关系。因此，不可孤立、片面和静止地去看待这个问题。其多少之间，随着条件的不同，也是可以互相转化的，不是绝对不变的（见表5）。

表5　六经气血多少常数表

六经分配（包含脏腑经络）	气血多少（属于基本认识）
太阳	多血少气
阳明	多血多气
少阳	少血多气
太阴	少血多气
少阴	少血多气
厥阴	多血少气

血以济气，气以运血，条件具备，可以转化

摘自《素问·血气形志篇》

表中，多血多气一经，即阳明，为"水谷之海"，气血生化之源，故为人体的"后天之本"，生命能量的所从出。多血、少气二经，即太阳和厥阴，是血以济气，具有旺盛其功能的雄厚基础。少血多气三经，即少

阳、太阴和少阴，是气以运血，具有转化其物质的强大机能。详见后生
理部分。

6. 六经经气出入的机转

六经气化功能，在人体发挥其作用的基本运行规律，也就是经气出
入的主要机转问题。古人把这种机转概括为"开""阖""枢"。"开"就
是外出，有上升、布散的含义；"阖"就是内入，有下降、收蓄的含义；
"枢"则介于升降出入之间，内外环转，上下流行，为开、阖之机的枢
纽。此三者之间又互相协调、互相配合，从而保证人体的正常生命活动。

十二经脉合并为六，这六经有六大线路。此外，经中有络，气中有
血，既可循线路而行驶，又可出线路而布散，这就是经气出入的机转
（见表6）。

表6 六经经气出入机转

```
    开            枢            阖
    |            |            |
太  阳 ←——— 少  阳 ———→ 阳  明

太  阴 ←——— 少  阴 ———→ 厥  阴
```

三阴三阳，不得相失

摘自《素问·阴阳离合论》

综上所述，我们可以说：脏腑是六经的基础，经络是六经的依据，
气化是六经的功能。仲景以六经作为分病辨证的纲领并确立理论体系，
有以下三个方面的意义：第一，作为病变区域和部位的划分；第二，作
为病变性质和形态的鉴别；第三，作为病变发展阶段的依据。

（二）六经的生理概括

1. 基本论点

根据上述六经的概念，对六经生理的分析，应从以下五个方面来叙

述，即脏腑经络的具体功能、六经标本的气化作用、经气运转的基本规律，以及阴阳盛微的主要表现和气血多少的相互关系。现分经叙述于下。

2. 具体分析

（1）**太阳** 其腑膀胱，能收藏水液，气化外出，把有用的津液化气上升，可再吸收而滋养机体，把无用的废水排出体外，不使停蓄；其腑小肠，则能受盛水谷，分别清浊，一方面可以制造津液，化生荣卫，供应机体，另一方面可以传送糟粕，下入大肠，使水液和粪便分道而行。小肠和膀胱，一源一流，共同作用。其经手足相接，以输导由小肠和膀胱所产生的津液、荣卫，布散于全身以至体表，并生发出足够的阳气，温养肌肤，保护机体。因此，太阳的经脉最大最长，为六经之冠，与督脉相并，而为一身诸阳之主气。把太阳经腑功能综合到一起，就具备了统荣卫，司气立，主一身之表，包罗和保卫全身的作用。所谓"气立"，就是人体凭借太阳之气，与外界直接接触，并统率体内其他五经之气，与之相适应，进行物质交换和功能转化。所以其气本身就具有升降、启闭的能力。

由于体表外的阳气、卫气和内在的津液、荣气互相依存，互相制约，且阳气、卫气的产生，是由其腑所供给的津液、荣气作为物质基础的，而前者性本温热，后者性本寒凉，热外寒内，所以在六经标本的气化理论上，称太阳为"本寒标阳"。太阳之经内络于少阴心、肾，所以又称为"中见少阴"。且寒凉与温热，津液与阳气，荣气与卫气，均为对立的统一，必须保持其平衡与协调，不可偏盛或偏衰，才能发挥其应有的作用，保持其正常的功能，所以进一步把这种关系，称之为"从本从标"，说明太阳一经，有"寒热两化"的二重性质，是指体温和汗液的调节机能。

根据太阳主表，其经气能够上升外出的性质，所以在其经气运转的规律上，就应为"开"。而且必须有大量的阳热，才能外达于体表，以保卫机体，所以其阳最盛而为"三阳"。盛阳之经，又必须有充足的阴血来奉养、调节，所以也就为"多血"之经了（按清·姚止庵撰《素问经注节解》引新校正，"按《甲乙经·十二经水篇》云：太阳多血多气"，此说似亦近理，存疑待考。然与太阴相对而言，则《素问》原论，更觉切当）。

（2）阳明　其腑胃，能受纳饮食，腐熟水谷，把饮食里的五味精微，先进行初步的分解、吸收，然后送入小肠；其腑大肠，能传导糟粕，变化而出，把糟粕中的水气充分吸收，使成为正常的粪便排出体外。大肠和胃一上一下，完成消化功能的开始与终了。其经手足相接，共同承受其饮食精微，作为营养脏腑、充实肢体的物质基础，并产生出相应的阳热，旺盛机能，维护组织。因此，阳明为人体的"后天之本"，为气血的生化之源。把这些功能综合到一起，就具备了统五味，司出纳，主一身之里的作用。这里所说的"出纳"，即指对饮食精微的吸收与对糟粕的排泄。

由于人体营养物质和热能的来源，主要靠对水谷精微的充分吸收。而这种吸收的性质，就是燥化的性质，能接受渗透，所以在六经标本的气化理论上，称阳明为"本燥标阳"。阳明之经内络于太阴脾、肺，所以又称为"中见太阴"。且胃、肠的吸收、排泄，特别是对由此而产生的水谷精微的转输、布散，使周遍于全身的表里上下，又必须依靠脾的运化和肺的通调，所以进一步把这种关系称之为"不从标本，从其中气"，说明阳明一经的功能，是借助于太阴之经为其主导作用的，正所谓"脾为胃行其津液者也"（《素问·太阴阳明论》），因而即为"燥从湿化"。另外，阳明本燥，燥在五行属金，但其腑之胃又居中焦，其腑之大肠环脐，所以阳明腑的胃肠又当属土而与脾相合，即胃为阳土，脾为阴土。土金相生，就有二者统一之义。

根据阳明主里，其经气能够内入下降的性质，所以在其经气运转的规律上，就应为"阖"。而且必须有足够的阳热，蓄积于里，才能助长其腐熟消化，促进其出纳，所以其阳亦盛，而为"二阳"。因为阳明为"水谷之海"，气血之源，所以也就为"多血多气"之经了。

（3）少阳　其腑胆，能贮藏精汁，疏泄肠胃，使饮食由胃入肠，运行变化，通畅下达；其腑三焦，能枢转气机，疏通水道，使水谷所生的气液，循其道路，正常流通。三焦和胆一起，助脾胃而完成生化与输送作用。其经手足相接，共同运转气液，以外和腠理，上濡空窍，内养脏腑，下济二阴，使表里相通，上下得调，并资生出一定的阳热，游行出入，温煦于其间，推动机体的代谢过程。把这些功能综合到一起，就具备了统气机，司转化，主一身之半表半里而偏表，以沟通全身内外的作用。这里所说的"转化"，就是指对阳气与水液的运转和生化，包括助脾胃而进行消化。

少阳运行气液、疏泄胃肠的功能，都离不开阳热，而且气为阳属火，火能生热。所以六经标本的气化理论，就称少阳为"本火标阳"。但又不能化为壮火，适得温运和平即可，故称"少火"。少阳之经内络于厥阴的肝与心包，所以又称为"中见厥阴"。且阳气与火热本属同性，经腑之间，一气流行，所以进一步把这种关系称之为"从其本气"，说明少阳一经，均由阳性的火气所主持，而产生其全部功能。

根据少阳主于半表半里，其经气能够升降出入、环转流行的性质，所以在其经气运转的规律上，就应为"枢"。而且必须使其火气保持在温运和平的状态下，才不致煎熬水液，造成耗损，适得化气流行即可，《素问·阴阳应象大论》称此为"少火生气"，所以其阳较微而为"一阳"。因为少阳以少火为主体化生阳热，推动气液，运行表里，所以也就为"多气"之经了。

（4）太阴　其脏脾，能运化水谷，以行津液，就是助胃而进行消化，并把由胃吸收来的营养物质和津液输送于全身；其脏肺，能统摄诸气，敷布津液，这就是把由脾转输而来的津液精微，随着其调节气血的运行，布散于全身，内养脏腑，外济皮毛。肺和脾统一作用，其重点都在于全身营养物质和体液的补给与流通。而其经，通过阳明手足相连，共同运转其气液，由里达表，以营养整个机体。把这些功能综合到一起，它就具备了统津液，司输布，与阳明同主于里的作用。所谓"输布"，主要是指运行津液，布气散精而言。全身津液从其来源到分布，均由太阴所统。

由于津液本为水湿之气，其性寒凉，为太阴所统，周遍表里，濡养全身，所以六经标本的气化理论，就称太阴为"本湿标阴"。太阴之经，外络于阳明胃与大肠，所以又称为"中见阳明"。且水湿、阴寒，性本相同，经脏之间，互为一致，所以进一步把这种关系，称为"从其本气"，说明太阴一经，是由阴性的湿气为主体，所以其主要的功能，即对水液的运转与周布的功能。

太阴与阳明同立于里，对由阳明吸收来的津液，由里达表，周布全身，所以其经气运行的规律，就应为"开"。而且太阴既统率着全身的阴性津液，所以它的阴气最盛，就称为"三阴"。因为津液的升腾布散，必须由充足的脾、肺之气来推动，且气水同源，所以太阴也就为"多气"之经了（按：前提清·姚止庵引《甲乙经·十二经水篇》云"太阴多血少气"，此说亦存疑。可能是指脾主统血，肺朝百脉的含义而来。而《伤寒论》中所述太阴为病，则正是气虚湿盛，故依《素问》原论似确）。

（5）**少阴** 其脏肾，能收藏阴精，产生阳气，在阴精的物质基础上，形成人体生命活动的能力，同时又促进着人的健全强壮的体质，因此被称为"先天之本""性命之根"，而此功能与生俱来，直到生命的终结；其脏心，能统领神明，主持血行，在心神的自身作用下，就能够推动血液的运行，同时又旺盛着人的精神活动，以维持人体正常的生理机能，因此被称为"一身之主""神明之府"，此功能与生俱来，直到生命的终结。心和肾又成为对立统一、相反相成的系统，心神的物质基础就在于心血和肾精，肾精的功能作用则在于肾气和心神，古人比喻为一阴一阳、一水一火，因而就有"水火既济""心肾相交""精足神全""气血互用"等说法。其经通过太阳手足相连，共同运行精血、神气，以灌注全身，维护整个机体的生命活动。又作为太阳的根本，而运行荣卫于体表。把这些功能综合到一起，就具备了统阴阳，司神机，主宰全身，维护机体的作用。所谓"神机"，就是人体能够自然产生一切生命活动的机制与功能，包括精神活动，其气出入运转，无微不至。

少阴所统率的精神、气血，即水火、阴阳，都是对立统一，互相依存，又互相制约的。而神气为阳，精血为阴，神气对精血的生成、运行和变化，起主导作用，按阳热阴寒的性质，所以六经标本的气化理论，就称少阴为"本热标阴"。少阴之经，外络于太阳的膀胱、小肠，所以又称为"中见太阳"。且火热与水寒、阳气与阴血，既共处于一个统一体中，就必须保持其平衡与协调，才能发挥其应有的作用，所以也和太阳一样，必须标本两重，进一步把这种关系称为"从本从标"，说明少阴一经，同样具有阴阳相对、"寒热两化"的双重性质。且因心液化汗，由精所生，肾中命火，以成心阳，心液为阴，命火为阳，阳气为本，阴血为标，故其寒热两化，又当是体温和汗液的资生与调节的根本所在。

少阴所主的阴精、阴血，在其阳神、阳气的鼓荡、推动下，运行全身，周流不息，循环往复，有出有入，所以在经气运转的规律上，就应为"枢"。而且少阴是以热为本，以阴为标，人体生命活动是以阳气为主导，以阴血为基础，互为统一，又不应牵制其主导作用，所以其阴虽亦盛却当为"二阴"。少阴既以热为本，以阳气为主导而运行精血，所以也就为"多气"之经了。

（6）**厥阴**　其脏肝，能储存血液，调节血量，促进物质的补充和机能的发展；其脏心包，能统率脉络，收拢营血，可使血液循其常道通畅运行而无所壅滞。心包和肝一起，一蓄一泄，一调一拢，以配合心、肺、脾、胃，完成血液及其所含营养物质的全部调剂及运转功能。其经，即通过少阳手足相连，共同调节全身血脉的需求和余缺。把这些功能综合到一起，它就具备了统血脉，司生发，与少阳同主于半表半里而偏里，使气血并行的作用。这里所说的"生发"，也就是物质的生长、补充和机能的发展、恢复之意，所谓肝主春令，为"罢极之本"（《素问·六节脏象论》），心包应夏，为相火所寄，就是这种含义。

由于厥阴所统率的血脉，本属阴性而涉及全身，且必须使这些血脉能够通畅流行，有蓄有泄，才能起到调节和生发作用，这就是古人所比喻的风气，所以六经标本的气化理论，就称厥阴为"本风标阴"。厥阴之经外络于少阳的胆与三焦，所以又称为"中见少阳"。而且厥阴功能的发挥，必依靠阳热的气化，才能使阴性的血脉，转变为有生机的物质，而少阳与其互相络属，所以进一步又把这种关系称之为"不从标本，从其中气"，说明厥阴一经的功能，是以少阳之气为主导作用的，因厥阴主风，就叫做"风从火化"。这就是厥阴的生发之机，必须随从少火之气，才能产生出温煦助长的应有功能，即由生发到转化的全部代谢过程。

根据厥阴必须是首先储存和收拢血液，有蓄才能有泄，而后进行调节和转化作用的特点，其经气运转的规律，就应为"阖"。而且必须是从阳转化，有阴尽阳生之象，才能完成其生发作用，所以其阴应少而为"一阴"。因为厥阴所统及其作用的产生，全是血脉，所以也就为"多血"之经了。

3. 生理小结

综观以上六经生理的内容，就不难得出以下的几点结论：

第一，六经虽各有不同性质和功能，但必须由一阴一阳互相配合，才能完成，这样就形成了阴阳之间不可分割的三个系统。

第二，在这三个系统之间，三阴三阳固然各有表里关系，但总的来说却又是三阳为表，三阴为里，三阳主外，三阴主内，内外相合，遂成为一气流行的统一整体。

第三，这个统一整体，不但需要六经之间的内在协调，而且需要各以其本经的性质与功能和外界六气取得相适应。也就是在六经的三个系统之内，以寒热互化，燥湿互化，风火互化，通过三阴三阳的经脉，发挥到全身，与外界的寒热、燥湿、风火六气相协调。因此，除了人体内在环境的统一，还构成为内外环境的统一。

把这三点归结到一起，即如表7所示。

表7 六经六气的关系与功能

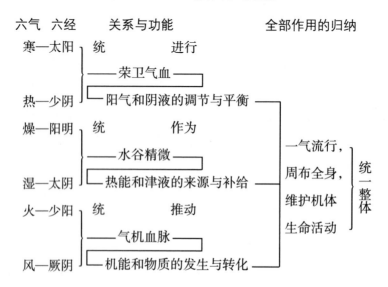

（三）六经的病理述要

1.病理概念

六经病理，就是六经生理的反常。反常有两种现象，即太过与不及，而且也都有规律性。这种规律的产生，与六经的生理功能分不开。就外感来说，邪加于正，则为病，不同的邪加于不同的正，或二者只有一方相同，另一方不同，就表现为各种不同的证。所谓"证"，就是不同病理的具体反映。在伤寒病里，这种不同病理的反映，固然有致病因素在起作用，但更重要的、起决定性作用的，还在于正气方面的生理特点。用《伤寒论》分病识证的方法来看，这正气的方面，就是六经。

六经的特点，各有其功能，又有其基本的总的属性，即三阳为病大多表现为功能亢进，也就是太过的反常，邪实病浅；三阴为病，大多表现为功能衰退，也就是不及的反常，正虚病深。所谓"中阳则溜于经，中阴则溜于腑"（《灵枢·邪气脏腑病形》），就是外感病变发生、发展的基本特点。因此，在病理状态下，阳经受邪，多气盛而抗邪于外，阴经受邪，多气虚而御邪于内；阳经受邪，多从阳而易于化热，阴经受邪，多从阴而易于化寒；阳经受邪，多抗病力强而为邪实，阴经受邪，多抗病力弱而为正虚。也就是三阳为病多为表、热、实证，三阴为病多为里、寒、虚证。不过，这只是相对而言，当然三阳三阴，都可有表里、寒热、虚实，而且在一定的条件下，它们之间是可以向相反的方面转化的。所以，对于六经病理的具体变化，还应当根据六经的生理，作具体的分析。

在具体分析六经病理之前，对六经的发病，即外感病变的发生，尚需做一简要的叙述。前已言过，人体就是凭借六经所产生的体内六气，即六种功能，与自然界六气取得相适应，从而产生出三阳三阴的对立互根及消长、转化。但由于太阳主一身之表而包罗六经，统荣卫，司气立，直接与外界气候相接触，起到卫外的作用，所以六淫邪气的侵入，必然首先入于太阳，使太阳受病。或为邪气太盛，或为太阳经气的一时疏懈，如劳累过度，汗出过多，天气骤变，起居不慎，都足以使邪犯太阳而成病，即为表证。若进一步发展，就要根据六经的内在变化，以及外邪的性质和在表时期的各种情况，而分经见证了。然而也有初起不见太阳表证，发病就表现出其他各经证候的，这是因为太阳的表气先已大伤而衰甚，失去卫外的功能，或外邪恃强而暴中于人，使太阳经气猝不及防，所以不能与外邪抗争，使邪气直入他经，而致成他经的病证。但这也必然有他经的内因，成为太阳之虚，或成为诱邪之机。"邪之所凑，其气必虚"（《素问·评热病论》）即是此意。此所谓"虚"，不仅指功能衰退，也有反常的含义。由此可知，凡一切疾病，其证候的产生，就是正邪相争的表现，因而见何经之证，即确定为何经受病，这是伤寒辨证的要领。但绝大多数，在开始发病时，是以太阳受邪为主，并作为太阳传变的初期关键。

还有，在六经的病理变化上，由于三阳、三阴之间的内在关系，所以实则太阳，虚则少阴；实则阳明，虚则太阴；实则少阳，虚则厥阴，这又是必然的联系。病位各以其所主的表、里、半表半里，以及在经、在腑、在脏为区别。一般阳病轻者在经，重者入腑；阴病除经腑受邪外，则重点在脏。性质是以寒热两气为主，结合燥湿、火风，为其基本内容。把这些归纳起来，就构成为三阳、三阴的不同病变，而用以进行辨证。

2. 具体分析

（1）**太阳** 其气为寒，其经属阳，统摄荣卫，功能主表。太阳病则一般应表现出脉浮（病在体表，正气外应），头项强痛（经气受阻，功能障碍），而恶寒发热并作（太阳标本气化反应），成为荣卫不和，气津两滞的"表证"。且由于太阳已伤，其标本气化的反应，也往往不能完全统一与平衡，所以或先从本化寒而见恶寒重，发热轻，以及尚未发热的"表寒证"；或先从标化热而见发热重，恶寒轻，以及恶寒已罢的"表热证"。但作为太阳的根本性质，其标阳之气是由本寒所化生而出，所以其恶寒应当是基本的，大多随脉浮首先表现出来。进而又根据少阴之气的盛衰，决定其病证的发展与变化。但不论如何，总之是因太阳经气从外出和上升的功能受到干扰或障碍所致。

结合外因，中风则风性疏泄，卫阳被泄，即多见有汗，脉象浮缓，而为"表虚"；伤寒则寒性凝敛，卫阳被郁，即多见无汗、脉象浮紧，而为"表实"（此表虚、表实，是专指有汗、无汗言，非一般的虚证和实证。当然，也包含有气津损耗程度的不同）。若为温病，则热性蒸烁，卫阳受灼，营阴内耗，气津两伤即发热过甚且急，而恶寒短暂即罢（开始可有轻度恶寒，随即但见发热）。脉象则阴阳俱见浮盛。这些也都是以太阳的基本性能为内在根据的。

另外，由于太阳阳气最盛，抗病机能最强，所以有病之后，亦易于化热，成为"热证"。还因太阳为多血之经，所以病从热化后，邪不外解，热迫荣血，又往往会引起衄血（太阳经脉与阳明经脉在鼻腔中相连）。而太阳之气，除循经布散外，亦出入于胸中（与心荣、肺卫直接相关）。若邪气从表内逆，更可见胸中、心下等部位的病变。

以上所述，是太阳"经证"的主要病理。由于太阳主表，所以这也是太阳病的主要证候。若表邪不解，循经下入，则又可出现太阳"腑证"。邪入于腑，使腑气受伤，津液不化，就要小便不利而为"蓄水"；使腑血受阻，瘀结不通，就要少腹鞭满而为"蓄血"。这就是太阳腑病的两个基本证候。

总之，太阳有病，就应为"表证"。无论"表寒""表热""表虚""表实"，均属于外感病的初期发生阶段。且邪实正盛，热化者多，故又当为"表热实证"。

（2）**阳明** 其气为燥，其经属阳，统摄五味，功能主里。阳明病则一般应表现出身热、汗自出、不恶寒、反恶热（燥热内盛，蒸腾外越，病不在表，全为里热）和不更衣（大便不行）、内实（腹满胀痛）、大便难（艰涩难出）等，总为"胃家实"证（燥热伤津，糟粕停积）。成为五味不转，腑气不通的"里证"。也有少数病证，阳明本气不足，反从太阴湿化，湿热相合，停滞肠胃，使胆气不得疏泄，而发为黄疸即"阳黄"之证的。但作为阳明的基本性质来说，无论燥化、湿化，主要皆应为"里热"，故其身热、恶热，亦当是基本的和主要的外证表现。不过也有极少数里寒外热的情况，食谷欲呕或饮水则哕，而身热不甚，这是因为平素胃阳较虚，气失和降，寒邪上逆而成。但不论如何，阳明有病，要随着太阴之气的盛衰而发展和变化。总之是因阳明经气从阖内入和下降的功能，受到干扰或障碍所致。

结合外因，中风则因风为阳邪，故使胃气反盛而能食；中寒则因寒为阴邪，故使胃气受抑而不能食。甚至可见胃阳素虚，寒邪内逆，气失和降而食谷欲呕或饮水则哕的变证。但大多皆为燥热阖化、伤津内实之证，特别是原发中风或伤寒表解汗出之后容易致此。若阳明伤寒（中寒）而出现无汗、小便不利，则为瘀热在里（即湿热蕴蓄），又成为上述黄疸的前趋之证。这些也都是以阳明的基本性能为内在根据的。

另外，由于阳明阳气亦盛，抗病机能亦强，所以不但容易化热，而且其热在里，不得放散，就要蓄积转增，而为高热；汗出反而津液受伤，使燥热更甚。因此阳明病，就多为亢盛的"热证"。以上各证，均在气分，若入血分也有胃腑久瘀或热与血合的"蓄血"与"便脓血"之证。由于属里热特甚的胃家实证，故其脉始见洪大，终转沉实，甚至因热扰心神而见谵语。腑实一证的特点为日晡潮热（阳明旺时，与邪剧争）及"手足濈然汗出"（脾液外泄），均说明里热更深且重。

阳明初病，邪在其经，尚未完全入腑造成闭结，只是无形的燥热之气，充斥弥漫于全身，灼烁于表里内外，就称为"经证"。经证的主要表现，即上述阳明外证更为明显，可见身大热，汗大出，以及口大渴、脉洪大等所谓四大证。当然，这也是病在气分。若伤于血分，则同样有衄血之证。这是因鼻主阳明，手足二经在迎香处交会之故。

总之，阳明有病，就应为"里证"。由于热实于里，属于邪正剧争的亢盛阶段，而为"里热实证"。

（3）少阳　其气为火，其经属阳，统摄气机，功能主半表半里而偏表。少阳病则一般应表现出口苦、咽干、目眩（少阳火旺，炎上生风），邪害空窍，成为气机不利，火郁不发的"半表半里证"。其病虽有轻有重，口苦、咽干甚至目眩（为三焦与胆的火气上灼），大多要表现出来。进而则根据厥阴之气的盛衰，决定其病证的发展和变化。总之是因少阳经气从枢内外出入、环转流行的功能受到干扰或障碍所致。

结合外因，中风则风助其火，更可见耳聋、目赤、胸中满而烦（经气为壅）；伤寒则寒闭其阳，更可见头痛、发热、脉弦细（经气为郁）。若邪由太阳传入，与其火相争于经腑的中上二焦之间，表里肌腠之分，则又可见往来寒热，胸胁苦满，嘿嘿不欲饮食，心烦喜呕等（出入升降气机为逆）。这些都是以少阳的基本性能为内在根据的。

另外，少阳的阳气虽较微，抗病机能亦较弱，然少火生气，气旺则不但容易化热，而且可使功能亢进。还因少阳为多气之经，所以上述证候皆在气分。但少阳病不解，还可乘厥阴气虚之机，内陷厥阴的血分而下入冲脉，成为妇女的"热入血室证"（此证阳明亦有，因阳明经脉与冲脉并行，故血热盛极，也可乘妇女行经之际，陷入冲脉，使前阴出血不止。若为男子，也可见后阴下血，同时可见谵语。但为少数）。少阳病既为气机被郁，必然脉难舒张，所以总的来说，或大或细，其脉应弦。

由于少阳主于半表半里，而且其经气又是出入枢转，所以人们往往不易区分其经证和腑证，就以此作为少阳病的主要证候。其有偏表者，可与太阳经证相兼，偏里者，可与阳明腑证相兼，是其特点。但为严格区分，则前边所举，均可作为"经证"，即经气运转受限之证。若见呕不止、心下急、郁郁微烦；或心中痞鞕、又呕吐而下利；或热结在里（主要是心下鞕满而痛，大便不行），复往来寒热的，即属"腑证"。此皆胆与三焦邪实气逆，或上逼下迫，或郁结不通所致。因此，少阳亦与太阳、阳明一样，均当有经证和腑证之分。

总之，少阳有病，就应为"半表半里证"。由于病向里传，其气为郁，就属于邪正相持的渐进阶段。亦应为半表半里的"热实证"。

（4）太阴　其气为湿，其经属阴，统摄津液，功能与阳明同主于里，而转输水谷精微由里达表。太阴病则一般应表现出腹满而吐，食不下（寒湿壅阻，使胃气上逆），自利益甚，时腹自痛（寒湿不化，使肠气下脱），成为津液不转，水谷不消，湿困中焦的"里证"。其病虽有轻有重，但腹满、吐利，应当是基本的，大多要表现出来，故主要属于"里寒"。而其外证，则是无热恶寒（阴性外呈），手足自温（脾阳不足）。因为与阳明互为表里，所以可有其不同的发展和变化。总之是因太阴经气从开外出和上升的功能受到限制或破坏所致。

结合外因，中风则风湿相合，外伤肌肤，即可见四肢烦疼；伤寒则寒湿相加，内伤脏腑，即可见吐利特甚。若不见吐利而小便不利，腹满痞闷，则湿郁不出，邪无泄路，壅塞肠胃，也可发为寒湿黄疸（阴黄）之证。这些都是以太阴的基本性能为根据的。

另外，太阴的阴气最盛，其阳就相对较弱，加之邪入太阴，已失阳明气化之力，所以其抗病机能就不足，而寒湿特重（吐利虽频，脱水者甚少）。更由于太阴为多气之经，所以其病亦皆在气分。而且其气既伤，所以脉多濡缓，口必不渴，以示其脾肺气虚、寒湿内困之象。

太阴初病，邪在其经，尚未深入，除上述中风四肢烦疼外，还可见伤寒脉浮缓，身无热而手足自温，内无里证，即为"经证"，此多见于病在太阳之表，而气系太阴之经。这是因为脾主四末与肌肉，肺气又外合于皮毛之故。此外，虽也有太阳经热因误下而内陷太阴之证，为腹满时痛或大实痛，大便亦不行，但非阳明燥结，只因脾运受阻，肺气失降之故，观其外证及脉象，必热微而脉转缓弱。

总之，太阴有病，就应为"里证"。主要因寒湿伤气，即属于邪盛正虚已衰阶段，而为"里寒虚证"。

（5）**少阴**　其气为热，其经属阴，统摄气血，功能主一身生命活动，并为营卫之本，以资助太阳，维络六经，保卫全身。

少阴病则一般应表现为脉微细（阴阳两虚），但欲寐（心肾交疲），成为气血同损，精神俱衰之证。当然，太阳的卫外功能，就失去基础；其他各经，也必受其影响，而使功能衰退。且少阴之经，亦可寒热两化，或从本化热而见咽痛、心烦为主的"虚热证"，或从标化寒而见下利、四逆为主的"虚寒证"。但作为少阴的性质来说，其脉微细，但欲寐，应当是基本的，首先必然要表现出来。只是与太阳互为表里，且少阴与其他各经的关系非常密切，因而也可有其不同的发展和变化，同时也都牵涉到各个脏腑、经络。总之是因少阴经气从枢内外出入、环转流行的功能，受到限制或破坏所致。

结合外因，中风则伤液热化者居多，以至于亡阴血竭，可见口燥咽干，或自利清水色纯青，心下痛，或腹胀不大便等戊癸化火之证；伤寒则伤气寒化者居多，以至于亡阳气脱，可见下利清谷，手足厥逆，脉微欲绝，或汗出脉紧等脾肾俱败之证。在变证中，还有阴极似阳，真寒假热，和阳极似阴，真热假寒之证，皆十分严重。而这些病证，都是以少阴的基本性能为内在根据的。

另外，由于少阴的阴气亦盛，基础较厚，且以阳热为其本气，所以生命力就应最强。但邪入少阴，已失其气化之力，即物质基础与功能作用俱受伤损，所以从根本上说，其抗病机能就极度不足，特别以寒化而伤其本气为最危最重。然"气为血帅"，气分虚极，必致血脱。所以少阴病中，除脉细即为血虚外，也就包括有虚寒滑脱便脓血之证。但少后重不出，又腹痛不甚，腐臭亦轻，可区别于他经热性下利便脓血之证。

还有，少阴固然与太阳同主于表，但太阳虚才是少阴，因此，其脉除微细而外，病虽在表，亦当不浮而反沉，是为里虚。若见脉紧而反汗出不止，则又为寒极于里，阴迫阳越，气液外脱，邪极盛而正极虚，即为上述的"亡阳"之证，已甚危急，可致死。此时大多兼见咽痛（心阳上越），四逆（寒邪内逆），吐利并作（脾肾阳脱），总因少阴本气大伤，阴寒上下攻冲为患。若热化已极，化为壮火，或为火攻，亦可致"亡阴"。除蒸逼阴液外脱之外，亦可有咳而下利（火迫上下），复见谵语（火郁心神），小便困难（阴液内竭）等表现，其脉当虚数无根。凡阴液暗耗，燥火内炽，心、肾及脾胃之阴将涸之证，皆为少阴标气大伤，所谓"壮火食气"，即是此理。最后若见身冷、脉微，气息不续，即为阴竭导致阳脱，已濒于死。总之，少阴多见死证，即因阴阳、气血散亡或耗竭之故。然而，前已言及，阳热为少阴本气，所以亡阳之证，更甚于亡阴、寒化之证，即重于热化。

若少阴初病，邪在其经，则又可见反发热，脉沉（里虚较轻，反见太阳气化）和其背恶寒，甚至身体痛、手足寒、骨节痛（里虚渐甚，少阴标气外呈）等寒化证，以及单纯咽痛（邪在本经）和一身手足尽热、尿血（邪移太阳）等热化证，都可算做少阴"经证"。这是少阴既与太阳同主于表，本热外呈，可外见太阳标气之象，其经脉又挟于咽部和络于膀胱之故。

总之，少阴有病，就应为"全身性病证"。由于心肾两虚，且因寒化、热化而导致亡阳、亡阴，所以就属于邪亢正损的衰极阶段。或为虚寒，或为虚热，总为最严重的"虚证"。

（6）厥阴 其气为风，其经属阴，统摄血脉，功能与少阳同立于半表半里，血以济气，生发少火，进行物质与功能的转化。厥阴病则一般应表现出消渴、气上撞心、心中疼热（火逆心胸），并有饥而不欲食、食则吐蛔（寒犯胃脘）等，成为血脉不调，从化不前，上下阻隔，肝包异气的"上火下寒证"。还有厥逆（邪胜正却）、发热（正复邪却）交替出现之象，则是邪气闭郁，与正相争，内外格拒的"厥热胜复证"。此皆因生发困阻，血不济气，失却由阴转阳之机，不能产生出少阳的气化作用，以疏通上下和调节内外之故（肝寒包热，不得沟通和交会）。所以厥阴有病，即应作为阴性偏里的"半表半里证"，较少阳阳性偏表的半表半里证既重且深，故不能完成气血的生化作用。而作为厥阴病的性质来说，其心中疼热（上火），饥不欲食（下寒），应当是基本的，大多要表现出来。也只因与少阳互为表里，可有其不同的发展和变化。总之是因厥阴经气从阖内入和下降的功能受到限制或破坏所致。

结合外因，中风则火化而上炎，外灼者居多；伤寒则寒化而下迫，内攻者居多。又皆以木土相制，克害脾胃，而以厥、利、呕、哕等证为主。或火金相仇，上灼肺咽，而出现喉痹痛肿、咳唾脓血之证。且厥阴之气的风性主动，变化甚速，可虚可实，或寒或热，极其复杂。这也都是以厥阴的基本性能为内在根据的。

另外，厥阴的阴气较微，有阴尽阳生从化少阳的作用，抗病机能就相对较强。但由于邪入厥阴，已伤其少阳气化之力，所以仍然为邪强正弱，不过，较他经尚多有转化之机，是其特点。厥阴为多血之经，其血有蓄有泄，不收拢就不能循其常道而运行，所以厥阴有病，如火化太过，灼伤血分，就如上述的火盛炎上，而咳唾脓血（循气管而出），以及喉痹痛肿（其经脉循喉咙）外，还可见下利便脓血等证；若寒化太过则血为寒凝，阳气不生，亦即如上述克害脾胃的厥、利、呕、哕之证。而厥阴病情既很复杂，所以其脉象也较多变化。但正因如此，风难久郁，气难久困，阴尽阳生则病愈，阴逆阳绝则病危，所以厥阴又为病情转化最多最速之经。

由于厥阴虽与少阳同主于半表半里，但其经气是内入、下降，所以就以偏里为主，而属于"脏证"，为厥阴病的主要证候。只在厥热胜复的过程中，阳生热化邪趋向外时，因得少阳气化，如出现呕而发热，渴欲饮水，以及前述喉痹等，就可算"经证"。但其界线不能绝对划分。

总之，厥阴为病，就应为"半表半里证"，但病偏于里，重点在脏。从阳外出则病趋向愈，从阴内逆则病转危笃，无论寒胜火胜，均属于邪正胜复的终期转化阶段。居于六经之末，而为半表半里且偏于里的"寒火错杂证"。虽有虚实夹杂，但主要亦为"虚证"。

3. 病理小结

综观以上六经病理的机制，我们也不难得出以下几点结论：

第一，六经为病的根本属性，主要决定于本经；六经为病的各种变化，与互为中气的阴阳相对之经，有着密切的关系。由于三阴、三阳六经气化的协同作用，所以每一经有病，又必然反映出全身功能的互不协调，而出现整体性的证候。

第二，太阳居人体最外，实包罗六经而为一切疾病的开始阶段，传变最多，可遍及六经；少阴为生命之本，实统率脏腑而为一切疾病的重极阶段，危证最多，可概括全身。阳明、太阴，居于一身之里，中焦之部，故病情就比较局限，发展也慢，变化也少，升降出入，各有不同。而少阳、厥阴，则并居于表里之间，阴阳之界，病情就比较广泛，发展快，变化多。这又是六经病理的基本特点。

第三，六经为病，一般是阳复则病退，阴胜则病进。这是以阳气为主导之故。当然，其基础则在阴液，所以阳复必阴液亦足，否则，阴不生阳，即为死阴，或为不足，或少生机（即阴中无阳之意），抗病机能也就减退或衰竭。因此，病在三阳，可得三阴之助，即功能旺盛，死证少；病入三阴，三阳已虚，功能衰退，重证即多。但阳明之中，燥热亢极，亦必耗损阴液，最后使少阴亏竭，也易致死；而太阴之中，津液充足，故虽自利益甚，气虚不固，亦难脱水。这又是阴阳转化之理，在六经上的病变规律，看来例外，实属常情。至于古人所以把厥阴一经，列于六经之末，就是由于病久不死，特别通过少阴，传入厥阴，即有可能中见少阳的气化，由阴出阳，由重转轻，而至于外出向愈，故六日经尽，为一病程。因此，气转少阳，进而外出太阳则愈，邪闭厥阴，进而内逆少阴则死（见表8）。

表8 六经气机示意

六经	六气	所主	病机	气化关系	内外相合	
太阳	寒	重点主表	开折	寒热不调	阳外	三阳三阴，一气流行
少阴	热	通主全身	枢折		阴内	
阳明	燥	重点主里	阖折	燥湿相济	阳外	
太阴	湿	重点主里	开折		阴内	
少阳	火	半表半里	枢折	风火不化	阳外	
厥阴	风	半表半里	阖折		阴内	

说明：三阳主外在上，三阴主内在下

五、关于伤寒"传经"与"并病""合病"的探讨

（一）传经

伤寒"传经"之说，始见于《素问·热论》，并记日言传，如"伤寒一日，巨阳受之……二日阳明受之……"即是。《伤寒论》中，仲景亦提及传经，虽大约有日数可循，但非必然要传，因而又有传与不传的论述，

如"伤寒一日，太阳受之，脉若静者为不传；颇欲吐，若躁烦，脉数急者为传也"；"伤寒三日，三阳为尽，三阴当受邪，其人反能食而不呕，此为三阴不受邪也"。而且日数有见于本经的，也有见于阴阳相对之经的。

对于伤寒传经，后世注家大多归纳为以下几种，即"循经传""越经传"和"表里传"。所谓"循经传"，即以六经排列顺序，从太阳到厥阴，依次相传，六日经尽，七日来复，又至于太阳，再依次相传，这是《素问·热论》原义。所谓"越经传"，即不以六经排列顺序为准，而间经相传，此说的关键，主要在于少阳一经，因为少阳既主于表（太阳）里（阳明）之间，又居于阴（三阴）阳（三阳）之界，而人们大多数认为由太阳先传少阳，而后传入阳明或三阴。原论中也有本太阳病，"系在太阴"的，亦属此类。所谓"表里传"，就是按阴阳相对之经而传，大多由表传里，由阳入阴，少数亦有由里出表，由阴转阳的，实际此属阴阳表里病情转化。以上三种说法，各有其理，但对仲景所说的传与不传，结合记日传经之理，则少有探讨。那么，究竟对传经的实质，应当作何理解呢？

首先，在六经阴阳排列及其分主六气的问题上，按运气学说是以时序的推移为准则的。往大说，推及三十年为一纪，六十年为一周；往小说，从大寒前后甲子日或大寒日算起，每日、每月，又各有六气阴阳所主。这里特别要提出每日的问题。人体在正常情况下，对于逐日之间以至每日昼夜早晚的六气阴阳所主，没有任何明显觉察，因为人体六经凭借其气化的统一性，都可以适应而维持其平衡，所以某日、某时以某经为主，就无从可知。实际内在的经气不断地运转流行，作为隐性的变化与推移，而为顺行运转，即由阴而阳，由一而三，始于厥阴，终于太阳，周而复始，无所终止。若一旦为外邪所伤，就首先引起太阳为病，所谓"伤寒一日，巨阳受之"，巨阳即太阳，这时就要以太阳发病的反应为第一日而显性逆行运转，即由三而一，由阳入阴，六日至厥阴而经尽，七日又来复于太阳（如六经病理附表），当然依其规律，也应日过一经。古人据此认为，邪随正传，以日为期，即产生了一日太阳，二日阳明，三日少阳，以至四、五、六日的太、少、厥三阴，遂形成记日传经的理论。

清代张隐庵对这个问题的解释是，日过一经，只是正气的循经相传，并非病邪日传一经之意。对此，我们就应当理解为，因病邪在太阳的刺激，如物理现象，必然产生震波，使经气逆转，而其波又随日过一经的规律，倒行而下，即由三至一，由阳入阴，此是其常。但病邪是否即随其震波的逆转，记日而进，则主要应视病邪所在之经的抗病机能而定，其次也应视受传之经的内在条件。因此，太阳受病，未必即入阳明或少阳，少阳受病，亦未必即入三阴或阳明。

其次，邪入太阳，究竟是先传阳明而后传少阳，或先传少阳而后传阳明，这主要视阴阳盛微和其他内在因素而定。如其人里热素盛，或胃阴素亏（二者可互为因果），以及宿食不消或误治伤津，则其病就由太阳而多传阳明。如其人标阳素虚，或气机不利，以及三焦不和，或胆火偏亢而又易郁，则其病就由太阳而多传少阳。若由阳明再传少阳，则是从六经阴阳的顺序而来，因人体阳气盛极必衰，"壮火食气"，必先耗其阴而后损其阳，阳气渐微即传少阳。但仲景在《伤寒论》里又说"阳明居中主土也，万物所归，无所复传"。固然这是指阳明腑证而言，究其实际，阳明经证亦少见传为少阳病的。反之，少阳而传为阳明病的却不少见，《伤寒论》里就有"少阳阳明"之证。这也是由于少阳为枢，其经气内转就连于里之故。这是就"越经传"而言，但与纪日传经之说又不吻合。

至于"表里传"的道理，则其为浅显，前已言过，实则阳病，虚则阴病。三阴、三阳的相对之经皆是如此。实际这是阴阳转化，而非传经，更不合纪日之理。特别仲景在少阳病里，虽有"阳去入阴"之说，但未专指厥阴。按阴经初病，当为太阴，甚则也只是少阴，少阳为枢，太阴主里，少阳阳去而经气内转，当然就可入于太阴；少阴亦为枢，与少阳两枢相阖，气血并行，当然也可涉及少阴。但这都是以理推论，总非表里相传。所以表里传的说法，不是传经，而是阴阳转化；况且与纪日传经之说，更不吻合。

还有所谓"逆经传"之说，这是指邪气由阴出阳，由里出表，或由一而三而言。实际这与"传经"一词的本义，并不相合，因传经是指病邪由浅入深，即由表入里，由阳入阴，或由三而一，总为由轻转重说的。若果逆经而传，则只能说是正复邪退，病趋向愈之兆，这也是一种转化，义同上述。关于此理，在《伤寒论》中不少见及，这里就不再赘述。

根据以上分析，可得出以下的认识：第一，伤寒为病，可传经，但不是绝对要传，有的始终就在太阳，有的日久迁延于少阳，而阳明受邪，特别病入其腑，仲景已下结论，并不传经，所以极为少见。至于三阴，除太阴外，少阴变化甚速，厥阴则证情复杂，更难言传经。第二，关于纪日之说，前已言及，是属于正气反常，循经逆转，因而也可日过一经。但邪气未必能随此规律，一定要传变深入。不过，邪在某经所主之日的抗病机能衰退时，也可能乘虚传入某经。第三，即使要传，根据仲景所述，结合临床所见，又不一定都是由太阳而入于阳明或少阳，有的太阳病就系在太阴，成为太阴病。所以循经传的说法，和越经传的先传少阳后传阳明之争，就没有什么必要了。至于表里传的问题，只是六经中三个系统的内在变化，绝非传经的性质。第四，纪日之说，尽管属于正气逆转，但又与传经和病情有一定的联系。如太阳病至二日，邪正相争甚烈，热势即盛，此时要传，就多入阳明；至三日，邪正相持不下，正气少虚，此时要传，就多入少阳；四日则同此理，邪胜正却，此时要传，就多入太阴；五日则正气大伤，就可转变为少阴病，六日已作为一个病程，就可以邪入厥阴而形成转化。虽有纪日传经之理，但绝不是病邪每日必传一经，而往往是趁气行某经，即某经主气之日，再加其气不足或表里相对之经的不足，作为诱因，其邪就可以乘虚而入，形成传经。

另外，纪日之说，除上边所提的与传经方面的病情有关外，还有一点，是不大为人们所注意的，这就是由于六经在形成三个系统的基础上，又共同作用，而成为一个统一整体。所以不管其经气顺转或逆转，虽每日有一经主气，但六气却是交互并见，相互协调的。因此，一经受病，他经之气也必然要共济。不过随其日数的推移，每日的主气，就成为六气的主体，而起着主导作用。比如太阳病一日，其主气就在本经的寒热两化而恶寒与发热并见；至二日，则阳明主气，燥热内盛，此时病虽仍属太阳，但多随阳明主气而发热转甚，恶寒渐轻；至三日，则少阳主气，若火化太过，即发高热而甚至头眩目昏。若火化不足，即热虽不盛而迁延不解。以上皆三阳主气，故纯属阳性，若至四日，即太阴主气，虽太阳为病而里湿却盛，往往湿热相合，蒸腾表里，虽在外可仍有发热，但其热不扬，手足温而脉浮又见濡缓之象；五日，少阴主气，为太阳之里，虚则里气不足，实则表气犹盛，主要反映在精神盛衰、脉象强弱上，而证候应无大变化；六日，厥阴主气，已六经周遍，阴尽阳生，气当外出，故至七日，复还太阳。以上皆三阴主气，虽为阳证，但又含有阴性。所谓"六期环会，七日来复"，即是此理。此所谓"六期"，即以日为期，其气日过一经，非如前述病理中，六经为病的阶段分期之意。但其义相近，总以人体六经所化六气为本，而病邪六淫所致六证为标。对于这种分析，看来无甚价值，但对于同一病证的认识与治疗上，却有参考的必要。日数不同，其内在变化就不一，六经为病皆然，不止太阳如此，可举一反三，不一一列举。因患者发病日期，不一定记得准确，又有早晚之分，这只是大概日数，所以仲景在《伤寒论》里，就有"得病二三日"或"四五日"等的提法，即大约为几日之意。人的身体素质也不同，对六气阴阳，或有偏此偏彼之分；若经过治疗而不愈的，就更为复杂。所以我们绝不应"刻舟求剑"。但作为一种六经所主六气阴阳，在发病之后的传变规律，以及对纪日传经之说的正确理解，就不可不知。

六日经尽，为一个周期，七日复还于太阳，这是通过厥阴之气的生发，由阴出阳转化而来，就说明病不至死，已趋向愈。因为邪有轻重，气有盛衰，一般邪轻正盛的，七日即愈；其次则十二三日可愈；若邪重正衰较甚的，虽经治疗，亦往往要到三个周期即十八九日，才能精神爽慧，完全恢复。究其实际，这还是由六经气化功能环转流行的规律所决定的。

（二）并病与合病

所谓"并病"与"合病"，是《伤寒论》中的两个专用病名，非同于现代所称的"合并症"一词。其义是按照六经分病，两经或三经相并或相合而命名。因此"合"或"并"是内容不同的两个概念。"并病"是由传经而来，在其过程中，两经先后发病，即一经之证未罢，又见他经之证，两经之证相并，性质虽异，但同时出现，故有是名。"合病"是发病即成，在同一病因作用下，两经或三经同时受病，其性质又互相合化，混同不分，所以又必表现出一新的共同的证候，而与并病有别。一般来讲，并病较轻在经；合病较重，由经及腑，甚者涉脏。在《伤寒论》中，并病有二，即"太阳阳明"和"太阳少阳"；合病有四，即"太阳阳明""太阳少阳""阳明少阳"和"三阳合病"。由于此二者性质上的不同，所以并病即无二经以外的特殊表现，而合病则除经证混合外，又必产生出一种新的共同合化的脏腑证候。决定的因素，就在于受病两经或三经的本气。并病与合病是六经分病的一种专用病名，而在三阴病中，仲景却未提及。这是因为，伤寒传经，主要是经气相传，若入于腑，就不易再传。若入于脏，病重且急，很快耗伤气液，同时也必然累及他脏。但此种情况乃为本气素虚，故称"直中"。

六、对伤寒阴阳发病和愈期及寒热表里的研究

（一）阴阳发病

对《伤寒论》里外感疾病之"发于阳"和"发于阴"的问题，历来说法也不一致，有的注家认为，病发于阳，是指三阳；病发于阴，是指三阴。有的则认为，此二者是直指太阳和少阴。因为伤寒为病，固然六经皆可直接发生，但作为一般规律来看，绝大多数是发生在太阳。而太阳又与少阴互为表里，且得少阴之助而主于表，包罗全身，所以，认为病"发于阳"，即为太阳；病"发于阴"，当指少阴。我们不妨作如下的理解：即太阳根于少阴，太阳气旺，必少阴气盛；反之，太阳气衰，必少阴气虚。然而除非少阴虚到一定程度，则虽受外邪，亦不至于开始即表现为少阴病而仍为太阳病。不过有恶寒、发热同时并见的，也有只见恶寒而不见发热的，不论如何，病皆在表。所以脉浮、头痛等俱在。仲

景在第一条太阳为病的总纲中，只言"恶寒"，而不提发热，也恐怕是认为太阳病，一定有恶寒，而发热则未必明显表现。因此在第三条伤寒主证中，就又有"或已发热，或未发热"之说。由此可见，所谓阴阳，主要是指正气虚实而言。既然太阳根于少阴，所以也就是"实则太阳，虚则少阴"。其实皆当是部位在表的病证，只不过在性质和病情上有所不同罢了。

（二）愈期

根据上述对阴阳发病的认识，也就可以对其愈期做出分析。按《伤寒论》所说，"发于阳，七日愈，发于阴，六日愈"，其解释是"以阳数七阴数六故也"。本来，寒热是阴阳的属性，水火是阴阳的征兆，七、六之数，可能始于古代朴素唯物论的五行生成之说，即"天一生水，地六成之；地二生火，天七成之"（见《河图》所述）。天代表清阳，属无形之气；地代表浊阴，属有形之质。火成于天七之阳，为热；水成于地六之阴，为寒。仲景结合临床实际，运用于此。但我们仍然应当按照六经之气相传的理论来理解。

六经的阴阳发病，皆应在表即太阳所主之部。由于经气相传，六日经尽，七日来复，为一个周期，因此，六至七日，若正气来复，基本为一愈期。但病发于阳而有发热的，是其正气反因抗邪而亢盛，所以至六日经尽邪退，恶寒已除，但亢阳所化之热，却未即放散，必又过一日，气转太阳，随其气机上升、外出之开，而得散其余热，所以七日才能痊愈。若病发于阴而无发热的，则是其正气难与邪争而不足，所以必待六日正气渐复，邪气渐退，恶寒亦除，因原无亢阳所化之热，而终得寒热两平，阴阳和调而愈。如《伤寒论》中"太阳病，头痛至七日以上自愈者，以行其经尽故也"，即指病发于阳而言。还有"风家表解而不了了者，十二日愈"之语，十二日是两个六日，言风家，必其人平素卫阳不足，又表解热退，亦即病发于阴之理，所以其愈期即以六为数。不论病发于阳或病发于阴，都是指邪轻正胜而能自愈者而言，若邪胜正伤，则不能自愈，又要复传下经，再过一至两个周期。甚至病至危重或邪气深入,就成了由阳转阴或过于他经之证。所以仲景又有至七日以上不愈的,"若欲作再经(复过六经)者,针足阳明,使经不传则愈"之语。

(三)寒热表里

"表",是指皮肤;"里",是指骨髓。皮肤为太阳,骨髓为少阴。本来,太阳、少阴皆有寒热两化的性质,但以二经相对来说,各应以其本气所主为根据。太阳本气为寒,基于肾水和心阴;而少阴本气为热,就在心阳和命火。肾水、心阴外济,即成为太阳的本气之寒(阴);而心阳、命火外达,即成为太阳的标气之热(阳)。据此从二经关系来看,又是少阴为本,太阳为标。如二经本气为病,则太阳之寒,就在骨髓,其热即在皮肤;反之,则少阴之热,就在骨髓,其寒即在皮肤。这正是太阳"本寒标阳"和少阴"本热标阴"的具体反映。二经本为一体(一个系统)。同时,从标象和本质来看,皮肤的寒热是他觉的,为假;骨髓的寒热是自觉的,为真。因此,结论是表浅里深,表假里真。他觉为标,自觉为本,标在太阳,本在少阴。以此辨证,方不失"治病必求于本"的精神。当然,若寒伤少阴本热,热伤少阴标阴,也可使少阴的标本之气,反外呈于太阳,而成为假象。不可不详加辨认。

七、六经为病旺时欲解的机理和各经排列顺序的关系

关于六经为病的传变和愈期,已如上述,但只是纪日而论。要知每日之内,也有六经各自的主气之时,亦即其气旺盛之时。因此,六经为病到愈期或经过治疗而欲愈之日,其邪去正复往往按照这种时间规律,我们就称它为"旺时欲解"。不仅如此,每到这种气旺之时,即使其病不解,也必因正邪相争激烈,而其证候表现更为明显,突出地反映了各经为病的特点,有助于我们进行辨证识病,分经论治。

所谓旺盛时或主气的基本规律,还在于六气阴阳结合十二地支的时辰划分,并由临床验证而得来(见表9)。

表9　六经旺时规律表

六经	旺时（时辰）	时间	规律
太阳	巳午未	9～15点	
阳明	申酉戌	15～21点	有分有合
少阳	寅卯辰	3～9点	阳长阴短
太阴	亥子丑	21～3点	昼夜循环
少阴	子丑寅	23～5点	旺时各专
厥阴	丑寅卯	1～7点	

　　十二地支的时辰是：子、丑、寅、卯、辰、巳、午、未、申、酉、戌、亥，依此顺序循环昼夜。其中每一时辰又分初、中、末，中亦称"正"。子正为今夜半0时（即24点），午正为今中午12点，以此划分一日前后各六个时辰（12小时）合之于现代钟点。大约即夜半23点至1点为子，1至3点为丑，3至5点为寅，5至7点为卯，7至9点为辰，9至11点为巳，11点至13点为午，13点至15点为未，15点至17点为申，17点至19点为酉，19点至21点为戌，21点至23点为亥。一日已过，从23点又交第二日的子初。以上这种计时方法，以各地的子午线为准，才能与自然界阴阳六气的转化和推移相吻合。但古人是把一昼夜十二时辰分为百刻，其中子、午各占十刻，其余十个时辰，皆各为八刻。

　　六经各主三时，但排列顺序与时辰的推移转换并不一致。这是因为六经主气决定在阴阳升降出入的盛微变化上。少阳阳微，其气为枢上升，是由阴出阳而开始转热，由少而渐多的阶段，当居于日出上升的寅卯辰三个时辰，以枢转阳气外达于表。至中午前后的巳午未三个时辰，自然界阳气最盛，人体也就为太阳气旺之阶段，以极盛之三阳外应气象，其气为升而充斥于全身体表，布散于营卫肌肤。此后，自然界阳气蓄积于地而热犹盛，但其阳处于下降，内入为阖的阶段，所以虽阳盛气温高，却逐渐减退而至阳入地中的黄昏时分，此阶段当为二阳的阳明主气之时，故阳明主申酉戌三个时辰。

三阴的排列顺序，虽与时辰的推移一致，但在持续的时间上，却比三阳为短，每经主气只有两个小时，即一个时辰的长短。这是因为"阳常有余"而"阴常不足"。从自然界讲，运动是绝对的，为阳；静止是相对的，为阴。从人体来讲，一昼夜，24 小时，睡眠仅用 8 小时，合三分之一的时间，其余 16 小时，均在活动着。以此对照三阴，即可看出：太阳为天，主巳午未；太阴为地，主亥子丑。太阴与太阳相对，居阳明之后，到夜半为三阴，其阴极盛，其气亦为升，主要为输布阴液。到少阴主气之时，则已阴中含阳，亦即水中生阳，是为"真阳"，所以主于子丑寅而为二阴，此中已见由阴出阳的枢转之机。至厥阴，则主于丑寅卯，即可随少阴之枢而具生发阳气之力，故而阴尽阳生为一阴，由阖而化，即产生出少阳的主气。根据以上三阴旺时来看，重点皆在亥子丑，加戌的后半时辰（入夜），和寅的前半时辰（黎明），正好四个时辰即八小时为阴，而其余八个时辰即十六小时为阳，符合自然规律及人的生活规律。

总之，六经旺时欲解之理，即现代所说"生物钟"在人体生理和病理上的应用。征之临床，确有其事，非仲景臆测妄言，故弄玄虚，我们应有一个正确的认识。不过，由于治疗或其他原因，也有打乱这种规律的可能性。

八、《伤寒论》脉象举析

仲景在《辨脉法篇》中，把脉象分为阴、阳两类。他举例说："凡脉大、浮、数、动、滑，此名'阳'也；脉沉、涩、弱、弦、微，此名'阴'也。"又说："凡阴病见阳脉者生，阳病见阴脉者死。"这有两层含义，第一，以脉的形象、浅深、至数、强弱、动态，说明其阴阳属性。第二，以阴阳属性划分病势的进退及其发展趋势，即正盛为阳，正虚为阴，是其要点。十脉虽少，但含义却广且深。言简意赅，举一反三，实是这种提法的真谛。同时也突出了人体生命活动，以阳气为主导，以阴血为基础。而其性质，从自然界来说，春、夏属阳，主于生长；秋、冬属阴，主于收藏。从人体来说，也是如此，阳主机能旺盛，阴主机能衰退，古人称为"生阳""死阴"，即是此理。其体内物质已失掉了生命活动所具备的能力。据此，人的脉象，本来是其体内一切生命活动即生理机能的自然反映，所以脉的阴、阳分类，就说明了人的机能是旺盛还是衰退。

仲景在脉诊方法上，除重点采取了寸口取脉而外，还往往从人迎、趺阳和少阴三部来诊。寸口诊法，固然可以遍测五脏六腑、营卫气血的病变，但人迎（喉结两旁）可审测三阳，趺阳（即足背冲阳穴）可直测胃经，少阴（即足跟太溪穴）可直测肾经，因外感病变多首犯三阳，而胃为人体后天之本，肾为人体先天之本，与病变的发展和预后关系极大，所以在寸口诊法之外，加此三部，十分重要。另外，在寸口脉诊上，对全身的病情，除按前述脉象分别阴阳而外，在部位上也有所侧重，即寸以候阳，尺以候阴，是其大法。因为人体阳气、阴液的存亡、盛衰，主要应视心肺和肝肾的功能。水火相济，阴阳交会，就在中土，所以关上又是测候脾胃的一定部位。因此，寸浮，尺沉，关上和缓，就是平脉。诸病见此，预后必良。反之，即为病重。这也是伤寒脉诊的一个规律。

仲景虽把各种脉象分别阴阳，加以类举，但他的具体运用却十分灵活。一脉可见于数病，一病可兼见数脉，在不同的病证上和数脉兼见的情况下，他对脉象的性质和主病，往往也就有截然不同的论述。在寸口、人迎、趺阳和少阴的不同部位上，也是如此。所以我们不可死板地理解《伤寒论》的脉象。

（一）阳脉类举

1. 浮脉

浮主表，为太阳本脉，太阳病总纲第一条中即有"脉浮"。论中又有"脉但浮""浮为在外""脉浮者，病在表"等语，皆指病在太阳。病在太阳，不仅指病在体表，如太阳表邪不解，循经下入于腑的"蓄水证"，因气水同源，气滞则水停，病连于表，气欲外达，也应脉浮。太阳也主上焦胸中，因心荣肺卫所关，胸中病变，亦多见脉浮，特别是寸脉应浮，如"结胸证""脏结证"等。若邪陷心下（膈下），又属无形气滞，气为阳性，则关上见浮，如"痞证"（气痞）即是。趺阳脉浮，则是胃气强而阳多阴少、有升无降的反映。脉阴（尺）阳（寸）俱浮，是为"风温"蒸腾表里之象。若他经之病见浮脉，多为邪还于表，有外出太阳之机。另外论中又有"浮为风""浮为阳"之语，因风为阳邪，浮属阳性，皆可证明浮为阳证脉象。里证见浮，除邪可出表外，又多可成为阴虚热蒸，如"阳明病，脉但浮者必盗汗出"，即里证也有气虚而见脉浮者，是卫表不固，虚阳外越之象。

2. 大脉和洪脉

大主气盛热壅，热甚则为洪，一般是阳明邪热弥漫表里的脉象，所以论中有"伤寒三日，阳明脉大"之语。是邪已内传，主病进，而为实热亢盛之证，属无形的气热充斥，非有形的实热结聚。而热盛则伤津，气阴均易损，所以洪大之脉见于阳明，一般均见身热、汗出、口渴、心烦，甚则四者皆大；见于厥阴，或为肝邪犯脾，热迫下利，或原为寒利，却阳复太过，阴伤热化，其下利亦不能止。论中"下利，脉大者，为未止"就是。若脉见浮大，则是热盛上壅，里气却虚，故论中说"不可下，下之则死"；如为"三阳合病"，其浮大之脉上于关上，亦为热壅心胸，且伤心阴，故论中说"但欲眠睡，目合则汗"，是心神为蒙，心液受灼之故。总之，此二证的脉浮大，皆为邪热盛实，壅郁于上，而后导致正伤的脉象。但也有例外情况，如体虚外感风寒，气液本亏，复经误汗，使阴阳两伤而出现浮而大的脉象，就不能认为是邪热盛实之证了，其脉以浮为主兼见虚大，必按不应指，再结合症状，方可鉴别。如无里证而见"大汗出，脉洪大"当仍为表证，此必多兼浮象。

3. 数脉和疾脉

数为热，疾（急）是数之甚。但数脉之热与大脉之热，稍有不同。大脉之热，多为热盛而其气为壅；数脉之热，多为热入而其阴受灼。所以论中就有"数为热，当消谷引食"之语。因此，数脉与大脉虽同主热，但其所表现的证候却并不一致。洪脉多见气盛血涌，疾脉多见气败血伤，所以论中谈太阳病的传经时就有"脉数急（疾）者，为传也"，是因其荣卫已受邪热所伤，力难抗邪之故。若邪热入阴，即使只见数脉，亦容易腐伤气血，论中又有因于"脉数"，"必发痈脓"和"必圊脓血"之证。本来，"阴病见阳脉者生"，数本为阳，见于厥阴，非但不愈，反要腐伤气血，可知数主邪热有余，正阴受灼。"脉浮数者"，皆为表热，宜以汗解，若误服下药后，"脉数不解"，是邪热内陷肠胃，与阳明气分"合热，则消谷善饥"；但如与血分相持，"至六七日，不大便者"，即为"有瘀血"；"若脉数不解，而下不止"，又"必挟热便脓血也"，此更可证明数脉之热，最易伤阴入血。然而也有与上述脉理相反的情况，其一是"数为客热，不能消谷"，"而反吐者"，这是因为其邪虽已化热，但"此以发汗，令阳气微，膈气虚"，"胃中虚冷"所致。即外热内寒，所以称为"客热"。其二是"数则为虚"，其邪虽亦为热，且居于表，但其正却虚，是虚于里，因而见"头痛发热，微盗汗出，而反恶寒"的邪热伤阴，其"表未解"之证。总之，以上二者脉数，虽一因误汗，一为原发，但皆为正气不足的虚数之脉，因正虚邪扰，抗病力弱，宗气失于正常调节，疲于与邪相争所致。不过，前者偏于阳损，后者偏于阴伤，各有侧重，是其不同。

4. 滑脉

滑主实，多为痰、食结聚，亦见于热郁气液，因而可为实热。故论中有"脉滑而数"，是"阳明少阳合病"见"下利"而有"宿食"之证。此即消化不良而复为阳明、少阳火热之气内攻肠胃所致，因而其下利必食物残渣不化，黏液、腐臭较重。还有阳明腑实，"谵语、发潮热"的"脉滑而疾者"，是实热虽重，但正气犹为不足，故其燥化功能不强，大便未必很鞕，因而只能与"小承气汤"试治。还有"伤寒脉滑而厥者，里有热"，此见于厥阴病中。因阳明为病，血旺气盛，即不易致厥，且"厥深者热亦深，厥微者热亦微"，可知此"里有热"，并非阳明腑实，而只是邪热深入，气液为郁，致成厥阴病中的不能从阳外出之"热厥"证，只当清其无形的气分实热即可，以"白虎汤主之"为治。气清则液行，气调则血顺，阴阳相接，其厥自除。可以看出，滑脉主实热，只要气液为邪热所郁，均可见滑。若见"浮滑"，又有几种情况，浮为太阳，滑主邪实，若太阳邪热与胸中痰涎凝结于心下，即成为"小结胸病"。若太阳邪热因误下入腑，使血分受迫，随泻而出，则又可引起"下血"。此病变重点当在小肠，小肠属太阳，且此血是因郁而下，并非瘀结和脱失，其气尚欲升浮外达，所以其脉即应见"浮滑"。另外，表里俱热，热壅于中上二焦，津液未伤，成为实热之证的，脉也可见"浮滑"。此又同于厥阴病中脉滑而厥之理，是气液为郁，但病在阳经，且有表证气热升腾，其脉当滑而见浮，宜"白虎汤主之"。

5. 动脉

此脉虽列为阳脉，但在《伤寒论》中未多提及，临床亦少见。《辨脉法篇》说："阴阳相抟名曰动，阳动则汗出，阴动则发热。"动脉是体内阴阳两气互相矛盾、斗争而难得平衡之象。又说："数脉见于关上，上下无头尾，如豆大，厥厥动摇者，名曰动也。"寸为阳，尺为阴，寸尺二部相争，即体内阴阳相搏，故见于关上而至寸至尺皆无头尾，当如豆大，圆滚转动。动脉的出现，一般是疾病发展中的一个较为短暂的过程，所以或为阳先阴后，或为阴先阳后，除篇中所言汗出（阳搏于阴，蒸液化汗）、发热（阴搏于阳，格热外越）可以并见而外，亦可见崩中（阳搏于阴，迫血下行）、吐衄（阴搏于阳，气溢血升）等。若不见汗出、发热，而"形冷恶寒者"，则是阴阳两伤，上、中、下三焦原气皆虚，不能外温腠理，内济脏腑，即为败证。因此，篇中结论是"此三焦伤也"。以上所述，多见于杂病。在伤寒六经为病中，"动脉"专论较少，现只举一条，以见一斑。太阳病中有"脉浮而动数"，论中的认识是"动则为痛"。痛则不通，在表即是荣卫两气互相格拒，一时难见阴阳胜负之分，因而脉虽兼见浮数，但仍为邪阳与正阴相争不下之象。因而若经误下，下则伤阴，胃气亦虚，必邪热内陷，气液两逆于胸中心下，即为"结胸"；若伤胃化湿，湿热瘀阻，"身必发黄"。此时之脉，"动数变迟"。此所谓

"迟"，并非寒象，实是气液滞涩不行之故。由此可见，在外感病中，动脉只在病变发展过程中邪正相争，阴阳相搏的短暂阶段出现。

6. 实脉

实为有力，重按亦不绝、不空。实主邪盛正强。《伤寒论》中所提实脉，主要见于阳明病中，如病人"如疟状，日晡所发热者，属阳明也，脉实者，宜下之"。此指阳明腑实，燥热闭结之证。因日晡潮热，是腑实的明证，再加脉实，则正气不虚，可攻下为治。当然，三阳为病，皆多为实证。但实脉的出现，主要是里实，若表与半表半里为实证，亦多在其应有脉象中，表现出有力。因此，要候单纯的实脉，中取即得，而其根本却在于沉取之中。且实脉又多为热实，所以应列于阳脉类中。但"伤寒下利日十余行"，若阴盛阳脱，则又"脉反实者死"，此为邪实至极，正虚不复之证。

7. 长脉

脉象迢遥而长，上鱼下尺，是为长脉。主气血通调，阴阳相济，特别是阳气和畅，以运化其阴，多见此脉。禀赋素强，肾气充足和胃气旺盛之人，亦易见此脉。《伤寒论》中只有一条述及，即"太阴中风"而脉见"长者，为欲愈"，此即"阴病见阳脉者生"之理。诸病见此，预后良好。

8. 促脉

脉数而时一止为促，即节律不整之义。主正气特别是胸阳（心阳、肺气）虽一时受伤，但很快来复，与邪奋争之象。《伤寒论》中有"太阳病，下之后，脉促胸满"之证，即是此理。论中又说，"太阳中风，医反下之，利遂不止"，但"脉促者，表未解也"。可见胸阳尚未大伤，又可拒邪于上，使不至完全内陷，故虽下利不止，其表证犹未尽解。还有"太阳病，下之，其脉促，不结胸者，此为欲解也"。若结胸，就当见寸脉浮，关脉沉；今脉促，且不见胸满，故为欲解。此证更轻于上述"脉促胸满"和"表未解",因脉促胸满和表未解之证,尚需治疗,助胸阳或解表热以驱邪外出;而此则不经治疗,亦可自愈,说明正气来复较盛。另外,"伤寒脉促,手足厥逆可灸之",是指厥阴伤寒,见厥逆本为阳微阴盛,而今见脉促,则可知其微阳已有内复之机,能与邪奋争,只灸其经脉,引阳外达以祛邪回厥,病即可愈。可以看出,促脉主正为邪伤,但机能已见回复,阳气正在转盛,力与邪争,故为阳脉,预后良好。

（二）阴脉类举

1. 沉脉

沉主里,邪入脏腑均可见脉沉,重点在脏。论中多见于阴经为病。如"病发热头痛","脉反沉",可见虽证在太阳而脉见少阴。则"若不差,身体疼痛,当救其里",即救其少阴。由于少阴里虚,邪有内陷传里之势,故急当救里,以复少阴之气,而助太阳抗病之力。这是阳证反见阴脉之例。若已发展成为少阴病,更不乏其例。如"少阴病,始得之,反发热,脉沉者"之证,是少阴初病,正气尚未大伤,故可中见太阳的气化,脉沉为本质,所以应从少阴来认识和施治。还有,"少阴病,身体痛,手足寒,骨节痛,脉沉者"之证,则是少阴本经的标气反映,就应为少阴本病经证。论中更有突出脉沉为病情深入之处,"少阴病,脉沉者,急温之,宜四逆汤",就是四逆汤本为回阳,少阴病而用回阳之法治疗,可见阳气已有虚极暴脱之机,不但温之,而且要急。可见脉沉既主里、主脏,又多为阴、寒的性质,是为要点。若在阳经,则当成为阳微而内结,如论中"伤寒五六日,头汗出,微恶寒,手足冷,心下满,口不欲食,大便鞕"而"脉沉"者,仲景认为是太阳(表)、阳明(里)同病,但阳气较微,化热较轻,因此称为"阳微结"。但也绝不是少阴病,仍当从少阳之枢,或阳明之阖疏泄其邪为治。

2. 细脉和小脉

细脉而短小者,则为小。此二脉正好和洪、大相反。细为洪之反,当主血虚气弱；小则虚弱更甚。细小之脉，当属阴脉。《伤寒论》中有"伤寒五六日，头汗出，微恶寒，手足冷，心下满，口不欲食，大便鞕，脉细者，此为阳微结，必有表，复有里也"。表即头汗出、微恶寒，里即手足冷、心下满、口不欲食、大便鞕。综观全文，为表轻里重，其关键就在"脉细"。脉细则血虚液少，阳气亦弱，故"大便鞕"、肠胃不通。其阳气已失阴血的奉养资助，又失运行糟粕的功能，因而称为"阳微结"。脉细主虚，故为正虚而邪内传之证。但与沉脉的重点稍有不同，阳经为病，细可在少阳，沉则重在阳明，是以必先与"小柴胡汤"，枢转气机，使上焦得通，津液得下，胃气因和；"设不了了者"，则可轻泻其结，"得屎而解"，以小量大柴胡汤或小承气汤为宜。"手足厥寒，脉细欲绝者"，则是厥阴病中血虚致厥，阴阳气不相顺接的重证。如见小脉，固然气血皆亏，若为少阳病，正符合其一阳初生之象，所以论中就有"伤寒三日，少阳脉小者，欲已也"。因少阳为病，多从火化，火化则邪盛，为"壮火食气"；脉小者，为邪去正伤，但仍能维持其"少火生气"之机，就是欲愈的征兆。当然，细小之脉见于他经，则皆为正气虚损、不能胜邪之证。

3. 迟脉

迟主寒，多见于阴寒困阻之时。病在阴经，固属纯寒，病在阳经，亦多因寒而滞，其阳内陷而不达。所以厥阴病中就有"脉迟为寒"一语。在"太阳病，脉浮而动数"一条中，可因"表未解也，医反下之，动数变迟"，而引起"结胸"或"发黄"，这是因寒药下之，其阳内陷不达而致。还有"妇人中风，发热恶寒，经水适来，得之七八日，热除而脉迟身凉，胸胁下满，如结胸状，谵语者，此为热入血室也"。即因经来血室骤虚，气不升举，遂使太阳邪热经由少阳而下入血室，与血相抟，其阳不出，故见脉迟而且身凉，亦同上理。另外，阳明为病，应里热蒸腾，小便利，大便鞕，而身轻气壮，如果"脉迟"，即可见"小便难，此欲作谷疸"，以及"虽汗出不恶寒者"，其表已解，然犹"其身必重，短气，腹满而喘"，这更证明阳证而见阴脉，胃气不盛，其阳不能通降透达。

"阳明病，脉迟，汗出多，微恶寒者，表未解也，可发汗"，可知此病由表入里，却未全化热，且表未尽解，再加汗出又多，热随汗散，其阳不蓄，故脉迟。因此，即使发汗治疗，也只"宜桂枝汤"，于发汗之中寓有止汗之意，可使其寒去而其阳不伤，胃气得复而脉迟可除，即或未必痊愈，亦能得转为阳明正证。当然，若脉沉迟，则是寒邪深入或里虚。尺中迟为荣气不足，血不养气，阴不生阳；寸脉沉而迟常为误下里虚，邪热内陷，气郁阴结之证。

4. 涩脉

主气液亏损、阻滞不行。津液和血脉的运行，以阳气为动力，必须津液气血基本充足，才不致枯涩而无力。气衰液竭，则见涩脉，为体液干涸、体气虚弱的脉象。虽非虚之极，亦属虚之甚，故为阴脉。轻者见于"二阳并病"之初，"若发汗不彻"，遂可见"其人躁烦，不知痛处，乍在腹中，乍在四肢，按之不可得"，且"短气"而"脉涩"。此属气液本不和畅，多为寒邪闭郁，"当汗不汗"，所以气机阻滞，失却通调之证。因此，当"更发汗则愈"，但必须小发其汗，使气液不伤而得流通即可。若重者，即如阳明病而已大伤阴液，有"潮热"，"独语如见鬼状"，"发则不识人，循衣摸床，惕而不安，微喘直视"，其脉"涩者死"。此已见阴竭阳极，虚风内动，神游无主，气败血枯之象，故死。另外，涩脉见于某部，即主某部之虚，如"阳脉（寸脉）涩即为上虚，心肺气阴两亏，不能通调肃降下行，以温润脾胃而和中解痉，此见后述。他部见涩，亦同此理。

5. 微脉

脉来不浮不沉，无力之甚，指下轻软，按之似绝，即为微脉。严重者，指下模糊，似有若无，称作"脉微欲绝"。微脉主阳气大伤，虚损之极，已为重证；若见脉微欲绝，则为危证。由于阴阳互根，阳虚特甚，不能运阴，其阴亦必不足；反过来阴亏又不能养阳，其阳亦无所依存。因此，病见微脉，就要谨防"亡阳"。此点在临床施治中十分重要。

论中对微脉有如下之说，如"太阳病，得之八九日，脉微而恶寒者，此阴阳俱虚，不可更发汗、更下、更吐也"。这是指太阳、少阴两皆亏损，荣卫、气血均见衰弱，所以汗、吐、下等祛邪治实之法，必须禁忌。不然将致阳亡或阴竭，病变恶化。又如"少阴病，脉微，不可发汗，亡阳故也。阳已虚，尺脉弱涩者，复不可下之"。脉微本阳气已虚，汗则伤阳，恐致"亡阳"；而尺脉又弱涩，为阳虚阴液亦亏，下则伤阴，恐致阴阳两竭，离决而死。在厥阴病中有"伤寒六七日，脉微，手足厥冷，烦躁，灸厥阴。厥不还者，死"。此为厥阴已失从阴出阳之力，故灸之而厥不还，其邪又必内逆少阴，致真阳衰极而死。在霍乱病中有"恶寒脉微而复利，利止，亡血也"。此是病不愈而利止，即恶寒、脉微未去，所以说因阳衰下利而又亡血，即液竭（脱水）之意。可见脉微固主阳虚，但亦主阴液脱失因而血亏。如见脉微欲绝，则已经是阴邪大盛，阳气极衰，为危重之证。如"少阴病，下利清谷，里寒外热，手足厥逆，脉微欲绝，身反不恶寒，其人面色赤"；霍乱病的"既吐且利，小便复利，而大汗出，下利清谷，内寒外热，脉微欲绝"；另有"吐已下断，汗出而厥，四肢拘急不解，脉微欲绝"等。此均属真寒假热，其阳将绝，或内外俱脱，或阴液亦竭之象。还有脉微细，微为阳气虚，细主阴血亏，属心肾同病，气血两衰之象，即《伤寒论》中"少阴之为病，脉微细，但欲寐"一条。若阴阳两伤，当然表里皆虚，所以《伤寒论》中又有"下之后，复发汗，必振寒，脉微细，所以然者，以内外俱虚故也"。因下则内伤阴，汗则外伤阳，且汗下倒置，必气液大伤，而有是证和是脉。如见"太阳病，六七日，表证仍在，脉微而沉"，则是邪陷入腑，热趋下焦，与血相抟，即"太阳随经，瘀热在里"的"蓄血"之脉，故"其人发狂"，"少腹当鞕满"。邪既入血，必先是气不升举，其阳已虚，故有是脉。若脉微细沉兼见，当为少阴病里虚已甚的重证。若脉微涩，则是气阴两伤，阳虚而津液亦脱之象。可见于少阴病和霍乱转为伤寒的证中。阳明腑实也有脉反微涩的，属里虚难治之证。另有"伤寒脉微而厥，至七八日肤冷，其人躁无暂安时"的"脏厥"，是真阳已败，脏气将绝的死证。总之，脉阳微为表虚，脉沉微或尺微为里虚已甚。

6.弱脉和虚脉

沉而无力为弱，浮沉均见，经不起重按为虚。一般来讲，弱主阴虚，阴虚津液不足、精不化气，可生内热；也可见于阴损及阳，气阴两虚之证。《伤寒论》中"弱者必渴"及"得病二三日，脉弱，无太阳柴胡证，烦躁心下鞕"，是阳明腑热，津液亏耗。"太阴为病，脉弱，其人续自便利，设当行大黄芍药者，宜减之"，是由于太阳误下，热入太阴。在厥阴病中还有"下利有微热而渴，脉弱者，今自愈"一条，是原为虚寒下利，本可致气阴大伤，而今有微热，则阳气渐复，但又渴，则仍为阴液不足，脉不微，只见弱。脉弱固属阴虚，但阳复并不太过，仅有微热，是厥阴中见少阳的气化，"少火生气"，气旺则津回，所以一见阳复，即气阴可得自和而当愈。这又是在特定情况下，脉弱反为预后良好的征兆。但是如果其阳不复，邪再深入，则为危候，如《伤寒论》中"呕而脉弱，大便复利"（当为又见下利。有的古版本写作"小便复利"），亦主津液下脱。"身有微热，见厥者难治"即是。因呕吐、下利，必伤津液，所以脉当弱；身有微热，又是阳复之象，此似乎可自愈。然而又见厥逆，则其阳尚微，虽欲恢复而不能巩固，所以寒邪再次深入，即为难治。弱脉虽主阴虚津少，但阴阳互根，弱甚则其气亦虚，我们对微、弱二脉所主阴阳，应当互看，阳损可及阴，阴损可及阳，是其要领。其次，脉弱涩的，是阴液、营血伤损特甚，特别尺中弱涩是这样。若脉微、弱并见，则是阴阳两伤。如原本"太阳病，发热恶寒，热多寒少，脉微弱者，此无阳也，不可发汗"；"太阳中风，脉浮紧，发热恶寒，身疼痛，不汗出而烦躁者，大青龙汤主之。若脉微弱，汗出恶风者，不可服之。服之则厥逆，筋惕肉瞤，此为逆也"。此二条证虽似实，却属虚甚，阴阳两亏，气液皆损，故当禁汗。又如"太阳病，二三日，不能卧，但欲起，心下必结，脉微弱者，此本有寒分也"，亦为阴阳两虚，因而不可下。至于虚脉，仲景认为属"亡血"，血为阴，阴血虚，不能涵养阳气，诊脉时，指下有空软之感。可见于一般里虚之证，较微、弱二脉之虚稍轻。

7. 短脉

短为长之反，上不至寸，下不及尺，似无头尾，为短。短则阴阳不相交，水火不相济，气难运血，血难养气，气血并损，所以主亏损之证或为先天不足之象。《伤寒论》中有"发汗多，若重发汗者，亡其阳，谵语。脉短者死"。亡阳已是气液外脱，汗为心液，气属心阳，心阳心阴两亏，则神无所依，气无所归，肾水素虚，又不能上济心火，必神气虚浮，志意不定，复为邪扰，所以就要谵语。此时若见脉长或"自和"，犹可恢复。反之，若见脉短，则心肾已竭，即为死证。可知短脉主病的机理。

8. 结脉和代脉

结、代虽为两种脉象，但在《伤寒论》中同时并述，皆列为阴脉。而在诊察方法上和病情分析上，却又同中有异。先言其形，"脉按之来缓，时一止复来者，名曰'结'；又脉来动而中止，更来小数，中有还者反动，名曰'结'，阴也"。其意思是，脉缓或迟而时一止，但中有补偿，从总的至数上看，并不缺少，即为"结脉"，性质属阴。"脉来动而中止，不能自还，因而复动者，名曰'代'，阴也，得此脉者必难治"。意思是脉不分缓否，时有一止，且中无补偿，从总的至数上看，每止一次，必缺一至，即为"代脉"，其性亦阴。代脉较结脉为病重，为难治。后世对结脉，并无新的发现；只对代脉，认为其动而中止，止有定数。结脉尚为邪干心阳，功能障碍，或血脉瘀阻为病；而代脉则已见心阳虚衰，或心液将竭，为脏气脱失的危证。主病虽略有不同，轻重亦有所别，但同属阴性，实无大异。论中对其病状则说，"伤寒脉结代，心动悸"，可见都是直接与心脏有关的病证，而且皆为寒邪所伤，导致气阴亏损，所以又都以"炙甘草汤"为主，助心阳而救心阴，回复气液，扶正养心，是为其本。若脉沉结，则为瘀血阻滞，影响心脏搏动所致。"太阳病身黄，脉沉结，少腹鞭"而"小便自利，其人如狂者，血证谛也"，即是此证。其身黄并非一般湿热发黄，是因循环障碍，营气外溢于肌腠之故。

（三）阴阳俱见脉象类举

1. 弦脉

仲景在《辨脉法篇》中指出，"弦者状如弓弦，按之不移也"，是其脉象；又有"弦则为减""减则为寒"，是其脉理。弦为阳气不足，复被寒邪所阻，脉管拘紧、不得舒展，而成闭郁的脉象。论中有"阳脉涩，阴脉弦，法当腹中急痛"之证。阳脉（寸）涩，是上焦心肺气液衰少，失却温润肃降、通达血行之力；阴脉（尺）弦，必下焦肝肾阴寒凝滞，上逆肠胃之间，发生拘挛急痛。论中还有"太阳病，下之"后，"脉弦者，必两胁拘急"，则为误下气虚，邪逆少阳，这是说弦脉又主肝胆为病。阳明病，"独语如见鬼状"一证，其脉"涩者死""弦者生"，可见弦脉内含生机。因为如果邪热火盛，津液、精血亏耗至极，其脉必涩而为死证。今肝肾精血未至耗竭，脾胃津液未至枯涸，阳中有阴，阴可生阳，水以济火，血可养气，精以奉神，如此厥阴即能转化少火，少阴即能滋养精血，太阴即能资益胃液，为阴以济阳、生机渐复之兆；且脉弦而不大不数，更非涩象，所以其邪热亦必渐退，壮火亦必见减。可知弦虽阴脉（主减），然又属阴中含阳（主生），非为纯阴，诸病见此，死证甚少。"伤寒，脉弦细，头痛发热者，属少阳"，可知弦为少阳本脉，反映肝胆的生发气化。伤寒，脉弦细，是寒闭其阳，微阳受郁；若为中风，则当为弦数或弦大，是风助其火，少火转壮。"少阴病，饮食入口则吐，心中温温欲吐，复不能吐，始得之，手足寒，脉弦迟者，此胸中实"。此弦为痰闭心阳，迟属气滞肺胃，病在上脘（包括食道），所以说"当吐之"。"若膈上有寒饮，干呕者"，亦可见弦脉，则为饮停胸膈，外无泄路，迟属寒凝，本在阳虚，所以说，"不可吐也，当温之"。在厥阴病中有"下利脉沉弦者，下重也"，沉为在里，弦主肝郁，沉弦共见，疏泄不行，下焦气滞，故见下重。沉弦甚则为"牢脉"。综合《伤寒论》上述各条来看，弦脉所主，基本有三，即阳减寒凝、肝胆火郁和痰饮停蓄。若兼见他脉，当随证分析。

2. 紧脉

仲景在《辨脉法篇》说"脉紧者，如转索无常也"，又说"紧则为寒"。《伤寒论》中"太阳病，或已发热，或未发热，必恶寒，体痛，呕逆，脉阴阳俱紧者，名为伤寒"即是。阳脉寸主卫气，阴脉尺主荣血，寒伤体表，正邪相争，太阳欲开不能，寒邪欲入不得，邪正两盛，斗争较烈，故见脉紧。但重点犹在卫气，因卫气为阳，寒邪属阴，阴阳干格，才有此象。若矛盾激化，邪胜正却，又可见"病人脉阴阳俱紧，反汗出者，亡阳也。此属少阴"，这就是太阳已衰，邪入少阴，寒邪大盛，真阳外脱之故。此阳脉寸主少阴之心，阴脉尺主少阴之肾。且寸尺俱紧，关上脾胃也不例外，所以必心、脾、肾三脏同伤，因而"法当咽痛（心阳上越）而复吐（脾胃气逆）利（肾阳下脱）"，即是此理。由上述二条可见，紧脉主寒邪为病，必见邪正异气相争较烈，甚至病情急剧发展，否则，即为他脉。论中还有"太阳病，下之"，里虚邪逆少阴，可见"脉紧者，必咽痛"，是心阳为寒邪所郁，相争于其经脉所过之处。另外，"阳明病，初欲食，小便反不利，大便自调，其人骨节疼，翕翕如有热状，奄然发狂，濈然汗出而解者，此水不胜谷气，与汗共并，脉紧则愈"，为寒邪入于阳明经，闭其阳热，燥从湿化，湿流关节，然胃气尚未大伤，故犹能食，谷入则热能自生，由内至外，由腑到经，以助其阳，与邪相争，使水化为汗，蒸发外出，其病当解。在此相争过程中，其脉当紧，其证反剧，烦躁大作似发狂，最后则正能胜邪，胃阳得谷气之助，驱邪与汗并出，所以说脉紧则愈。然而《伤寒论》中又有"少阴病，脉紧，至七八日，自下利，脉暴微，手足反温，脉紧反去者，为欲解也，虽烦下利，必自愈"的另一种情况。开始脉紧，固然是正与邪争，终至驱邪下出，因而见心烦下利。但下利则伤里，所以其邪虽可与利并出，其正却因下利而更虚，即所谓"邪去正伤"之义。不过，又由于"邪去正自安"之理，因而虽脉暴微，却手足反温，所以脉紧反去的，亦必自愈。是正气虽虚，已无邪扰，其阳即可自复。紧脉虽多主寒，但从根本上说，邪正异气，阴阳相争，则必脉紧，如阴邪争于阳正，阳邪争于阴正，均可见此，故而论中无论中风、伤寒，皆有见紧脉的，如"太阳中风，脉浮紧"的大青龙汤证，即阳邪争于阴正之例。还有"脉乍紧者，邪结在胸中"之证，是痰凝气滞，邪正相争于上焦，时通时闭之故。若脉见沉紧，无论寒热，皆为邪正相争于里。故《伤寒论》中肝寒上犯，水饮停蓄；太阳误下，结胸热实；误下伤中，胃气上逆；三焦气滞，大便鞕结；邪入少阳，结于胁下，等等，皆可见此脉。若脉小细沉紧，见于关上，则又为阴病"脏结"重证。正虚在脏，脉即小细，邪争于里，脉即沉紧，故较"结胸"为危而难治。

3. 芤脉

芤脉中空，如按葱管。仲景说"芤为阴"，实际是指阴虚血亏于内，阳强气盛于外，正好与弦脉相对。如论中"脉浮而芤，浮为阳，芤为阴，浮芤相抟，胃气生热，其阳则绝"即是此意。其阳则绝，见于"胃气生热"之下，可见原本阳明为病，胃热气燥，肾阴亏耗，阴不济阳，气失血养，因而见阳气浮越而上盛，阴血亏损而下虚，为阳气绝于阴血之象。其脉轻取有力，重按则空。浮芤甚则为"革脉"。

4. 缓脉

《辨脉法篇》对缓脉有描述："阳脉浮大而濡，阴脉浮大而濡，阴脉与阳脉同等者，名曰缓也"。濡软之象，按之不空，方得为缓。此以力量和幅度言。后世医家认为，脉来不大不小，不数不迟，不浮不沉，不强不弱，一息四至，从容徐缓，即为缓脉。此以形态和至数言。缓与芤，弦与紧，难以严格区分为阴为阳，因为阴证阳证均可见之。就缓脉的形成而言，正好与紧相反，是邪正同气、相争不烈，即阳邪伤于阳正，阴邪伤于阴正之理。"伤寒，脉浮缓"的大青龙汤证，即正阴难与邪争之状。若原为邪正阴阳相争较烈之证，后见脉缓，则又为邪解正安的缓和欲愈之象。《伤寒论》中"太阳病，得之八九日，如疟状，发热恶寒，热多寒少。其人不呕，清便欲自可，一日二三度发，脉微缓者，为欲愈也"即是。其病发时，脉当紧数。而今见微，则有邪去正伤，特别有阳气衰弱之义，但微中有缓，则是邪解正安之机，故为欲愈。因此，后世医家就认为缓脉最妙，诸病见缓，则预后良好，常人见缓，血气调匀，确有至理。

（四）阴阳复合脉象类举

1. 浮而芤

此阴阳复合之脉已见于芤脉所引，不再重复。

2. 浮而涩

此为阳气上盛、阴液内竭之象。《伤寒论》中有"趺阳脉浮而涩，浮则胃气强，涩则小便数，浮涩相抟，大便则鞕，其脾为约"即是此理。因趺阳为胃脉，胃主燥，属阳明，为阖，主降，胃气应下达。然脉见浮而不大，则知热虽不盛而气反升浮，浮而兼涩，更知津液不足而燥化太过。此由于肠胃阴不济阳，湿不滋燥所致。脾能为胃行其津液，主湿，属太阴，为开，主升。一方面湿以济燥，阴可和阳，才能助胃进行消化；另一方面能使由胃所吸收的水液，升腾转输而周布全身。若脾阴不足，其阳有余，不能以湿济燥，反使肠胃津液大量吸收布散而耗伤，其人必胃气反强，是燥化太过；小便见数，是水液下脱，乃胃强脾弱相对而言的病理现象。见此脉证，就名为"脾约"，是脾对胃中津液，只有需求，而无资助，敛索太过之故。

3. 浮而细

脉见浮细，是荣血不足，表气已虚之象。若为邪去正伤，则是外证已除，《伤寒论》中就有"太阳病，十日已去，脉浮细而嗜卧者，外已解也"。嗜卧是太阳之里的少阴气血不足之象，所以其邪很可能离表内传，但看十日以上之期，正好为少阴主气之时，少阴里虚，必太阳抗邪之力不足，其邪即欲深入。脉虽兼细，而仍浮，当在阳经；脉虽见浮而兼细，则是阳减，所以很可能入于少阳。《伤寒论》中说"设胸满胁痛者，与小柴胡汤"，即是明证。

4. 浮而迟

浮为阳脉，迟是阴象。脉浮为病在表而气盛；脉迟为病在里而气虚。气盛则热，气虚则寒。"脉浮而迟，表热里寒，下利清谷"一证，为太阳病而内见少阴虚寒之状。太阳根于少阴，其表发热属阳气外越，为假；其里下利为阴寒内盛，是真。若阳明病见此，当为脾肾阳虚、肝寒肆虐、内外俱脱的寒极变证。其本质在于少阴、厥阴。因此，以"四逆汤主之"回阳救逆。

5. 浮而弱

即阳浮阴弱的简称。沉而无力为弱，既见浮，必不沉，何能见弱；且浮脉本沉取不足，又何必多加一弱字，所以我们应作阳浮阴弱的理解。"太阳中风，阳浮而阴弱。阳浮者，热自发，阴弱者，汗自出，啬啬恶寒，淅淅恶风，翕翕发热，鼻鸣干呕者，桂枝汤主之"一条，阳浮即寸浮，阴弱即尺弱，寸主卫，尺主荣，此脉即卫强荣弱的反映。因此后边又有"太阳病，外证未解，脉浮弱者，当以汗解，宜桂枝汤"，就是指出前边所述的太阳中风脉证未变，仍当用桂枝汤施治。而且为了与表实无汗的脉浮紧作对比，特别提出此为表虚有汗脉浮弱，以为治法上的根本依据。紧为有力，弱则无力，是其要点。观下边脉浮紧中所论自知。

6. 浮而紧

脉浮为阳，紧则为阴，浮紧共见，即阴阳相争。且前已言，浮脉主表，是卫阳盛，若见于阳明则又为胃气强；紧脉主寒是寒邪外中，寒热异气，邪正相争则脉紧。"太阳病，脉浮紧，无汗发热身疼痛，八九日不解，表证仍在，此当发其汗"，即以"麻黄汤主之"开腠发汗。此脉浮紧，是太阳伤寒卫闭荣郁的反映，"太阳病，脉浮紧，发热身无汗，自衄者愈"，是卫闭不开，荣郁不达，郁而化热，邪无泄路，瘀热不出，循经上逆，从太阳、阳明二脉相接之处，由鼻腔衄血，邪随衄解，故其病可愈。此为不从气分汗解，而从血分衄解，后世称此衄血为"红汗"，亦可见荣卫相关、气血互用之理。还有"太阳中风,脉浮紧,发热恶寒,身疼痛,不汗出而烦躁者,大青龙汤主之"一条,却为中风所致,而胸有郁热,多一烦躁,故治法稍异。由此可见,脉浮固同主于胸、表,但脉紧却非必为寒。另外有"伤寒腹满谵语,寸口脉浮而紧,此肝乘脾也,名曰纵",很明显,此本里实之证,却见表实之脉,是因其人平素即肝郁气滞,脾失健运,复为寒邪所伤,寒闭于外,太阳太阴两失其开,少阳少阴又必枢转不利,其邪即从阳明厥阴之阖内逆,郁而化热,遂挟肝气乘脾犯胃。气热升腾则脉浮,肝脾相争则脉紧。此证俗称"夹气伤寒",需泄肝安脾,因而"刺期门",是脉证不合之病,又为不符脉证之治。但仲景在《辨脉法篇》中说"脉浮而紧者,名曰弦也",弦为肝脉,所以可断为肝木乘脾的伤寒而治之。"阳明病,脉浮而紧者,必潮热发作有时",此又为邪热争于正阴之象。阳明病发潮热,为热实于腑,耗阴劫液;而正邪剧争之时,又皆在日晡,即申酉戌阳明气旺之际。在此时,正欲驱邪外出,气热蒸腾就脉浮,正邪相争剧烈就脉紧,其证虽异,但其理基本同于上述。至于"阳明中风,口苦咽干,腹满微喘,发热恶寒,脉浮而紧"一条,是病本阳明兼见太阳和少阳之证,浮而紧是太阳本脉,而浮、紧相合则为弦,弦又是少阳之象。"阳明病,脉浮而紧,咽燥口苦,腹满而喘,发热汗出,不恶寒反恶热,身重",是病本阳明,有似于上证,但重点却在本经。咽燥口苦是热上蒸,身重为热盛伤气所致,脉浮紧,是邪正相争剧烈所致。

7. 浮虚和浮虚而涩

浮脉重按本无力,今兼虚,则轻取亦不足,主表热不盛而有汗出。"病人烦热,汗出则解,又如疟状,日晡所发热者,属阳明也",此证若见"脉浮虚者,宜发汗"。可见病在阳明,且发潮热,里热应重,腑实应成,脉本应实。脉反浮虚的,则为其邪热外出太阳。然表热不重,是因原经发汗,今又有汗,热随汗散,故而如此,即太阳表虚的征象。虽发汗,亦必"宜桂枝汤"调荣和卫为治。若脉浮虚而涩,是病在太阳,为风、寒、湿三气相持之状。因浮主表而经气为三邪阻滞,气虚邪滞,津血不能畅行，故又见虚涩。为素有风湿，经气久虚，复感寒邪所致。论中"伤寒八九日，风湿相抟，身体疼烦，不能自转侧，不呕不渴，脉浮虚而涩者"，即是此理。

8. 脉浮缓

浮缓之脉，已在前缓脉的阴阳属性中论及。太阳中风的脉缓，当为浮缓，因太阳病总纲中，已把脉浮列为首位，至于"伤寒脉浮而缓，手足自温者，系在太阴"是病虽在表，但气系太阴之里，属气虚湿盛，湿盛则脉亦缓；肺主皮毛，脾主肌肉，太阴经气为开，所以其经受邪，病位亦在太阳，因而脉亦见浮缓。浮缓相合，更见手足自温，无热无汗，当知不是太阳病，而是太阴经证。"伤寒脉浮缓，身不疼但重，乍有轻时，无少阴证者，大青龙汤发之"一条，是接上文"太阳中风，脉浮紧"外有身疼、里有烦躁一证而言。病虽伤寒，但卫阳不达，难与邪争，故脉浮缓而且身重。

9. 寸浮关沉和小细沉紧

寸浮除主病在表以外，还主病在上焦。"寸脉微浮，胸中痞鞕，气上冲咽喉，不得息者，此为胸有寒也，当吐之"。此处之微，并非阳虚脉微，只是痰饮停蓄，阳难外达于表，然又在上焦，胸表相连，故仍见微有浮象。"结胸"证，寸脉亦浮，是邪从上入，胸中为本，但必关沉，方为气结水凝。若关上见小细沉紧，则为阳虚阴凝，心脾皆困，气血同损，邪复内攻，故"状如结胸"，而为阴邪盛实，阳热大损之危证。因其邪亦由上焦而入，故寸脉当浮。但为阴邪，里气又虚，因而其证"如结胸状，饮食如故，时时下利"，是寒邪上伤心阳，下结脾气，所以小细为正虚，沉紧为邪实。再加"舌上白胎滑者，难治"，更证明此是虚不受补，实不经攻之证。

10. 寸浮数尺中涩

此为阴虚液竭，病从热化，邪热蒸腾，腐伤气血之象。论中厥阴病

"下利，寸脉反浮数，尺中自涩者，必清（同圊）脓血"，即是此理。本来厥阴下利，多因寒伤，不能中见少阳火化，故其肝寒乘脾犯肾，开、枢两气皆不足，必从其阖而气液下泄，成为下利。然终非脾肾阳虚，故利久阴伤，再加阳复太过，往往反从火化，腐伤气血，而为便脓血的热痢。

11. 脉沉滑

沉主里属阴，主气液下沉；滑为实属阳，为痰食内滞。沉滑共见，则里有宿垢停蓄。论中有"太阳病，下之"后，"脉沉滑者，协热利"，为误下伤中而阳热内陷，表邪入里，其热即协同肠胃痰食，被迫下泄，且泄出不爽，多为黄色黏液，又外有发热，故称为"协热利"。此下利，为气虚邪实之证。

12. 脉沉实

脉沉同于上述；然脉实虽亦主邪实，但不同于脉滑。脉滑之实，尚未形成燥结，多为黏液性积聚；脉实之实，即以燥为主，多为大便鞕结之证。因此，论中有"伤寒差以后，更发热"而"脉沉实者，以下解之"，是去其燥热内滞及由腑实所引起的更发热。

13. 脉微弱数

微弱为阴，数为阳，阴中见阳，当为吉兆。论中有"下利"而"脉微弱数者，为欲自止，虽发热不死"，见于厥阴病篇。其下利为寒伤厥阴，肝寒犯脾，且下焦虚冷所致。其脉微为脾肾阳虚之证，亦即下利之因；其脉弱乃因下利而伤其阴，津液亏损，是下利之果；终见阴阳两虚，病情已有急转直下、趋于危笃之势。但微弱之中又见数象，是寒退阳回，病有热化之兆，阴证而见阳脉，所以其下利为欲自止。然而此病原虽阳虚，却又阴损，若阳回热化，转为少火，与阴相平，阴阳自和，利止病愈。假如阳回太过，其利虽可止，却可反见发热，病不能随利止而愈。不过，尽管如此，也比原先下利为良，易于治愈。此证阳回热化而见数脉，亦可知数脉之热，多兼阴伤。

14. 脉阳微阴浮

即寸微尺浮。论中说"少阴中风，脉阳微阴浮者，为欲愈"。人体是以下为根、为本，以上为末、为标。少阴属心肾二脏所主。心以肾为本，肾以心为用，精足则神全，标荣必本固，所以称为"水火既济"。少阴为病，心肾皆虚，阴阳两亏，应当脉微细。少阴"本热标阴"，以脉微阳虚为主。而今却见寸微尺浮，即心阳虽虚弱，但肾阳已来复，且见上升之象。从根本上说，其生机渐长，命火渐旺，当然为欲愈之兆。另有脉阳微阴涩，是太阴中风、风湿相抟之象，若中见长脉，是得阳明气化，亦为欲愈之兆。这两种情况均属"阴病见阳脉者生"之理。

15. 脉细数和细沉数

细主血虚液少，阴不养阳，因而其气亦弱；数则阴血不足，阴虚生热。细数相合，即气液两亏而虚热内生。"太阳病，当恶寒发热，今自汗出，反不恶寒发热，关上脉细数者，以医吐之过也"。因吐上越而其表虽解，但胃中津液大伤，胃气亦损，虚热内生。虚热非真阳，不能消谷，所以接着又说"一二日吐之者，腹中饥，口不能食"，其伤尚轻；"三四日吐之者，不喜糜粥，欲食冷食，朝食暮吐"，其伤即重。总为胃中空虚而不纳食，上热虚而下寒盛。另有"太阳病，下之"后，"脉细数者，头痛未止"，则为误下伤阴，阴虚热化，病虽未见内传，但少阴气液已亏，所以此证为太阳病且已具有少阴里虚，表气不足，邪逆少阳之半表半里的性质。若见脉细沉数，即为病入少阴。论中有"少阴病，脉细沉数，病为在里，不可发汗"之说，属于邪入少阴，阴虚热化之证。其辨证要点，就在于多一"沉"字。而少阴、少阳同为枢，故阴虚热化，邪气内传，轻则即入少阳，重则必入少阴，又是一定的规律。

16. 脉弦浮大

这是三阳之脉合并出现而重在少阳。论中"阳明中风，脉弦浮大，而短气，腹都满，胁下及心痛，久按之气不通，鼻干不得汗，嗜卧，一身及目悉黄，小便难，有潮热，时时哕，耳前后肿"，即是此例。本来病在阳明，其脉应大，然见太阳之浮和少阳之弦，而且以弦为首，可见其关键就在少阳气滞，枢机不利，故外不得出，内不得入，三焦不通，胆胃不和，遂使阳明燥从湿化，郁于表里上下，成此复杂病状。所以仲景接着说"刺之小差"，先疏通少阳经气，引邪出表，此时其脉重点即可转浮。"外不解，病过十日，脉续浮者，与小柴胡汤"，枢转少阳，其表里之邪，内外分消即可尽解。因此证发黄，为气机郁滞之湿热"阳黄"，故以此法治。

17. 脉迟浮弱

这是里气虚寒，阴液亦亏，邪滞肌表之脉，其关键就在脉迟。迟是气虚不运，复为寒滞的阴脉，浮则为病在肌表，经气受邪的阳脉；弱是阴虚液损，荣气不足的反映。浮弱有阳浮阴弱之意，加迟即病在太阳，但又里气虚寒，阳热不盛。论中说"得病六七日，脉迟浮弱，恶风寒，手足温"，即有系在太阴之象，那么其浮弱亦即有浮缓的含义。但较浮缓为更甚的，是少厥二阴亦为不足。所以正当六日经尽，七日来复，即阴尽阳生，正气外达太阳之际，而见此脉象，就是因经尽而里气虚寒，脉弱而生发无能，故其病似阳，实质为阴，身无发热，是其明证。再加"医二三下之，不能食，而胁下满痛，面目及身黄，颈项强，小便难者"，则又为误下伤中，气阴大损，脾胃皆虚，运化不行，太阳、太阴经气内逆，少阳、少阴两失枢转，阳明、厥阴气泄太过，遂使邪陷肝胆，郁而发黄，此当为"阴黄"。因中土内败，肾阴亦亏，气虚无根，很难升举，故非同上证，若"与柴胡汤，后必下重"是疏泄太过，里气更脱，甚至元阳亦伤，气化不行，寒湿上犯，胃败更重，服之则又可致"食谷者哕"。此皆脉迟浮弱的根本机理，而胃气虚寒是其主因。

18. 寸缓关浮尺弱

脉浮缓应为表虚有汗的中风之象。而今只见寸缓，关上却浮，是表邪有内陷心下或入于阳明之势。尺弱又为少阴不足、荣阴亏耗之脉。结合寸缓不浮，本为表阳不足，再加关浮尺弱，可见此脉实为膈下或胃中气热有余，而少阴或太阴阴液不足所致。论中"太阳病，寸缓关浮尺弱，其人发热汗出，复恶寒，不呕，但心下痞者，此以医下之也"，即误下引邪入内之理。"如其不下者，病人不恶寒而渴者，此转属阳明也，小便数者，大便必鞕，不更衣十日，无所苦也"，此又为病邪自传之故。但不论误下，或者自传，总以尺弱为其关键。由于误下伤阴，自传又说明其阴素虚，所以此证表未全解，即仍为太阳病中的"气痞"；若表已全解，则成为阳明病中的"脾约"。不论如何，皆当属于邪热不重而阴虚较甚之证。

以上是《伤寒论》脉象的基本概括，从中亦可见伤寒脉理、脉法及其主病的一般规律。

九、《伤寒论》中主要病候的综述

所谓"病候"，就是对疾病的一切表现进行测候并加以论证而得的最后结果，亦即"证"的含义。中医学对于病候的认识，是采取四诊合参手段的，而四诊方法所追求的目标，概括起来不外两个方面，就是脉象和症状。但要求我们善于诊察，"去伪存真"加以识别。因为无论自觉和他觉的症状，都有可能出现假象。《伤寒论》中的症状多种多样，十分复杂，有的一经表现多种症状，有的多经表现一种症状。但《伤寒论》里一切症状的理、法都十分严谨，不明真谛，即难探讨实质。所以，特列此一章，加以研究。

（一）寒热

寒热是外感病中最基本的症状。

1. 恶寒

即怕冷，是自觉症状。太阳病总纲第一条即"太阳之为病，脉浮，头项强痛而恶寒"。太阳病必恶寒，只有时间的久暂和程度的轻重。这是因为太阳的气化，本寒标阳，本寒在内，标阳在外，标阳是本寒所化生，即所谓"水中生阳"，故其热能表现在外。亦即营行脉中，卫行脉外，津液充足，阳气则旺之理。因此，若太阳本经自病，病发于内，则其本气就首先要有所反应，功能紊乱，生化阳气之力不足，当然就应恶寒。如果太阳为外邪所干为病，必标气先受，功能障碍，使其阳热不能正常布散，所以也应恶寒。由于此恶寒，皆太阳本气的内在反应，必然就以自觉感受为重。恶寒甚的，才明显地表现在他觉症状上。太阳病总纲第一条，实际讲的是太阳本经病变的基本反应，并不涉及具体外因（其他各经总纲皆同，后不赘述）。随着外因的不同，恶寒也就有不同的表现。如论中"太阳病，或已发热，或未发热，必恶寒"明显而重，即"名为伤寒"，是寒邪伤表，和太阳本气相合。若为风邪所中，恶寒程度则轻。如果是温邪为病，则会伤阴，即使是新感，其恶寒程度更轻，时间也短，很快就热化而转变为不恶寒，尤其是伏气成温，热由内发，尽管其邪已由里出表，亦将伤损太阳本气而与标气相合即热甚，热甚则不恶寒。但也有另一种情况，即邪热盛极，蒸腾散越，使气阴两伤，阴伤则热甚，气伤则又有恶寒，所以太阳温病亦会出现高热恶寒，乃为太阳一经标本异气、寒热两化之故。

"发汗病不解，反恶寒者，虚故也"是标阳散亡所致。肝气乘肺，肺失宣肃，使卫阳不布，水液不行，亦必恶寒。若"恶寒而蜷卧"，则又是寒中少阴之病，因少阴本热标阴，寒邪深入，必伤其本热，反与标阴相合，恶寒即特甚，不仅自觉症状严重，他觉症状亦甚为明显。若少阴本气自虚，也当恶寒。只见"背恶寒"的少阴经证，是邪浅病轻，仅在其所主的督脉阳经与其表太阳之经上有所反应。寒中厥阴，也有恶寒，但又多兼见发热，这是因厥阴之气，本风标阴，中见少阳，风从火化，若寒邪深入，反迫其少阳火化之气外越而发热。霍乱本是表里同病，其表就在太阳，所以其外在症状，很像一般感冒，发热恶寒可同时兼见（理见后述）。另外，阳明病汗出太多而气液外越，有的则反可使表阳散失，也可见"背微恶寒"。

2. 恶风

即怕风，也是太阳病的基本症状之一。一般来说，是有风则恶，但也必有轻度的恶寒。其与恶寒明显的区别之点在于，有汗表虚的多见恶风，无汗表实的多为恶寒。从原因上讲，伤寒表实，是卫闭荣郁，卫阳不达，荣阴凝郁，皮毛闭密，故不论外界有风无风，必自觉恶寒；中风表虚，是卫强荣弱，卫阳外越，荣阴散失，皮毛疏松，故有风则恶。因此，"太阳病，发热汗出，恶风"的，"名为中风"，是与伤寒症状的主要鉴别之点。论中又有"太阳中风"之症，也要见"啬啬恶寒"即轻度恶寒之状。从总体上讲，无汗表实恶寒，有汗表虚恶风。然而任何症状的表现，也像一切事物一样，都不是绝对不变的，所以论中也有"无汗恶风"，这一方面是寒邪的重点已有所转移，有的属邪入经俞"项背强几几"，有的为邪犯肺系"而喘"，另一方面，上边说过，恶风的也必恶寒，而恶寒又何尝绝对不怕风冷呢？那么，恶风、恶寒，即可作为互词而用。因此，论中既有"发汗病不解，反恶寒"的，也有不汗出而恶风的。论中"恶风寒"一词，为风、寒并称之处，如"得病六七日，脉迟浮弱，恶风寒"即是。不过，从根本上讲，无汗恶风的，必太阳的标气即阳热较盛，可有病从热化之象；有汗恶寒的，必太阳的标气即阳热较虚，可有病从寒化之势。当然，若不恶寒的，也多不恶风，这是因为风动则生寒，同气相感之故。这些又是太阳病的一般规律。另外，还有"热结在里，表里俱热，时时恶风"之证，应属阳明为病，虽未明言，必有汗出，其时时恶风，亦必为热盛伤气，气液外越，表里蒸腾，使肌腠大开，因而表气反虚，见风则恶。若"风湿相抟"而"汗出"，则是肌腠筋脉俱为邪扰，邪风势盛，正气大伤，故"恶风不欲去衣"，且有"短气"，为恶风之重证。

3. 身寒

此词在《伤寒论》里，主要指的是他觉症状，即皮肤寒凉，重者称为"身大寒"，轻者称为"身凉"。身大寒是假象。论中称"寒在皮肤，热在骨髓"。因骨髓属少阴，少阴本热为邪闭郁不能外达，太阳的标阳皮肤即不能得助而温暖，反使少阴本气郁而亢盛，成为阴阳阻隔。而身凉亦是邪入阴分，可见于妇人伤寒"热入血室"之证。血室为冲脉，下系胞宫，上阖厥阴，故热入血室之后，与血相抟，结而不行，其热不能外达气分，出于阳经，当然也就会身凉。如果见脉静气平，神清肢温，身凉和者，则为外感病愈。

4. 发热

俗称"发烧"，是他觉症状，病在三阳都有发热，病在三阴除特殊情况外，多不见发热，所以就有"发热恶寒者，发于阳也；无热恶寒者，发于阴也"的论述。这是指太阳经发病，皆邪实气盛，其标气与邪相争，就表现出阳热本性而见发热；阴经发病，皆邪盛气虚，其标气很难与邪相争，且为阴寒本性，就应不见发热。这固然可泛指三阴三阳的发病，但从根本上说，因发热和无热与恶寒并见，主要还是指太阳和少阴而言。由于太阳经气本寒标阳，标本皆盛，抗邪力强，且主一身之表，外邪入侵，首犯其经，在正邪相争的情况下，就应发热恶寒。若邪入少阴，由于少阴为太阳之里，是太阳经气的基础，其气本热标阴，这时不仅太阳气虚，而且少阴气弱，标本气化两皆不足，特别是其本气心阳和命火衰微，既不能枢转营血和津液畅顺运行，更无力推动卫气和阳热温煦肌肤，所以就只能表现为无热恶寒了。本来，太阳的本气寒水，就是营血和津液，营血要靠心阳才能运行以协调卫气，津液要靠命火才能蒸化以产生阳气，这就形成了太阳的标气阳热。少阴的本气虚衰，首先就要影响太阳的标气抗邪能力，这必然会使太阳的表邪内传，或直接病发于少阴。无论邪传于少阴或病发于少阴，均表现为无热恶寒，总为阳虚之故。这也与《灵枢·营卫生会》所述"卫出于下焦"，内升上焦，外温肌肤之理有关。下焦即指足少阴肾和足太阳膀胱二经而言。至于其他阴阳四经，其标气的阴阳寒热属性，固然基本相同，但其本气的性质各异，燥、湿、风、火互相作用，没有太阳和少阴寒热两化的明显相对关系，因而不论发热恶寒或无热恶寒，是皆以恶寒为必备。

至于发热出现的具体时间即早晚问题，一般是阳邪为病，如中风、温病等，病即发热，阴邪为病，如伤寒，则发热稍见迟缓。所以论中对太阳病中风、温病二证，开头就提出"发热"，而对伤寒则说"或已发热，或未发热"，但在太阳，正气不虚终当发热，只有轻重迟早之别。这是因为阳邪伤于阳正，卫阳不郁，故发热早而重，阴邪伤于阳正，卫阳闭郁故发热迟而轻之故。发热程度，固然与病因性质有关，但主要应视卫阳盛虚或是否伤损荣阴津液而定。还有热型问题，三阳各不相同，太阳病在皮肤，其热较浅，其势较轻，就直称"发热"；阳明则病在肌肉，其热较深，其势较盛，就称为"身热"；少阳病在腠理，由于邪正相争，内外出入，就称为"往来寒热"，但除往来寒热外，一般也经常有轻度发热（身热和往来寒热另详后述）。总之"发热"一词，是一切热型的通称。当然也有虚实阴阳的不同。上述发热，皆为实证且病在阳经。另有"太阳病，医发汗，遂发热恶寒"更甚的，是因汗法不当而虚其表，也就是病在阳经而表气已虚。虚证且病在阴经的有："少阴病，始得之，反发热，脉沉者"，是少阴初病，邪在其经，本虚较轻，犹可中见太阳的气化之状。与太阳"病发热头痛，脉反沉"相对，更可见太阳、少阴，本为一体的表里两个方面了。少阴热化，标阴大伤，"一身手足尽热者，以热在膀胱，必便血也"的邪热亢盛，外灼太阳津液、荣血之证，则是正虚邪实。"少阴病，吐利，手足不逆冷，反发热者，不死"，又是少阴寒化，阳回气复，驱邪外出太阳，由虚转盛之兆。厥阴病中，又有厥热胜复的发热，其理基本同于少阳。亦有厥阴寒证，中见少阳火化发热而愈的；亦有火化过盛发热而形成痈脓之证的；更有阴极于内，从化不前，格其中见少阳气化于外，虽有发热，却阴阳阻格而成为真寒假热的，等等不一，是皆虚实转化，而其本质及发病之初，皆当为虚。至于霍乱病中仍有发热，则其热就在太阳，不多赘述。综上所述，外感病变，病在三阳皆当有发热，在三阴也往往有发热，所以"伤寒之类"，又皆可称为"热病"。

5. 身热、恶热

上边说过，身热是热在肌肉，其热较深而势盛，因阳明主肌肉，所以此种热型，多为病在阳明。论中"身热汗自出，不恶寒反恶热"，指的就是"阳明外证"。其机理是阳明为里热亢盛，热由内发，蒸身而热，因此结合其本气，燥热合化，就不恶寒反恶热。恶热就是怕热，这也是与太阳病的根本区别。另外还有"身大热"之说，除后世称阳明经证热势盛极多用此语外，在论中是与前述"身大寒"相对而言的，即"热在皮肤，寒在骨髓"的假热，为少阴的标阴因邪内逆，不能外济太阳的本寒，亦形成阴阳格拒之象。若"下之后，复发汗"，而"身无大热者"，则又是邪去正伤，虚阳浮越之象。阴证而"身有微热"的，多主里虚阳郁，但也有"里寒外热"，当属于阴极阳越或阴盛格阳的范畴。

6. 蒸蒸发热和日晡潮热

此两种热型，是邪入阳明之腑的表现。一般蒸蒸发热为邪热入胃，病位在上，尚属无形的燥热之气郁而不出，又不能从其腑气之阖下达，所以阵阵上壅而即见蒸蒸发热。若邪更深入，由胃到肠，形成有形的实热鞕便闭结不通，即其热郁甚，如潮上涌而为潮热。但此潮热发作，仍为邪正相争之象，因此多在日晡即申酉戌阳明气旺之时出现。此时体温甚高，是其特点。至于日晡潮热和蒸蒸发热在病理上的不同之点，除无形的燥热之气郁而不出和有形的实热鞕便闭结不通外，病在胃的，距上焦近，其气热易于升腾达表，故蒸蒸发热却未必皆在日晡；而病由胃及肠的，邪热深入，上下结实，与上焦阻隔较甚，其实热即不易升腾达表，故必待阳明气旺之时，才蒸发如潮，而为日晡潮热。

7. 往来寒热和厥热胜复

往来寒热，是忽冷忽热寒热交替之状，无一定时间及次数，不过一般多见于白昼，且上下午阳气升降时为多。其规律是先发冷，后发热。热后间歇一定的时间，又再次寒热。这是少阳为病，邪由太阳进入少阳，即由皮肤入于腠理，腠理则外通肌肤，内通三焦，实居于半表半里之间和三阴三阳之界，其气为枢，即人体少火原气出入之处，所以邪逆则寒，正拒则热，正邪纷争，遂往来寒热。但必在外有发热的情况下出现。

厥热胜复，是或先发热而后厥冷（肢厥身冷），或先厥冷而后发热。一般每厥冷或发热一次，总有数日之长。是厥阴病变的邪正纷争之象。其理基本同于少阳，即邪胜则厥，正复则热，所以称为"厥热胜复"。按厥阴位于三阴之末，阴尽则阳生，中见少阳火化，由微而盛，即可复出太阳。若邪入厥阴，寒则闭其火化之机，热则伤其所统血脉，二者均可致厥。因寒则从化不前，功能受限，因热则血脉不充，流通障碍。厥阴既居三阴之末，为阴阳转化之交，所以每胜复一次，必待数日，日数多少并不一致，大约为三至六日，总为"阴阳气不相顺接"造成。惟阳进则生，寒厥可愈；阴足亦良，热厥可除。总以阴阳两平，厥热之日数相等为最佳。最后愈于由阴出阳，生机来复之时。分析预后：若寒厥而厥多于热，则病为危重，或热复太过亦必不愈；若热厥而厥多于热，为热深厥深；或厥去阴伤亦难即愈。人体必"阴平阳秘"，才能使"精神乃治"，此点在厥阴病中，表现得尤为明显。

8. 发热恶寒热多寒少如疟状

此为太阳病中的一种变异热型。太阳病本当发热恶寒同时并作，若阳盛气足，或病从热化，即当发热重而恶寒轻，是为热多寒少之状，但如疟状，一日二三次发作，却又似少阳病的往来寒热，其实却根本不同。首先少阳病的往来寒热，都有自身的感觉，即以自觉症状为主，故寒时不觉热，热时不恶寒。而此则恶寒多是自觉症状，发热却多是他觉症状。因此，每次发作，必发热恶寒同时并见，表现为太阳病。其次，所谓如疟状，即发作有定时，一日二三次，大多在早、午、晚。因早上少阳主气，阳气出表，为邪所滞；中午太阳主气，阳气极盛，与邪抗争；傍晚阳明主气，阳气下降，其邪欲入。不论哪一种情况，都会使正邪相争于表，出现如疟状的发作。但必有一先决条件，即邪气已轻，只恋表不解，才会如此。一方面，因邪轻正盛，所以在发作时就表现为热多寒少；另一方面，因邪闭不甚，所以在其他时间，则邪正两气暂缓剧争。如果邪正两盛，其症状就必然会全天表现出来，而不是发作有时了。如果邪盛正虚，则就要表现为寒多热少，甚至恶寒特重。因此，论中就有"太阳病，得之八九日，如疟状，发热恶寒，热多寒少"的"一日二三度发"之证。此证"脉微缓者"，即邪去正安气缓，故"为欲愈也"；若"脉微而恶寒者"，即寒多热少，恶寒特甚，"此阴阳俱虚"，荣、卫、太、少皆衰，病必难治。若"面色反有热色者"，是正气虽盛，邪气犹闭，郁于体表头面，此即"未欲解也"，原因是"以其不能得小汗出"，其"身必痒"。这就该小发其汗，使汗出邪退。

此外，还有病非外感，却"时发热而自汗出者"，且"病人脏无他病"，这是"卫气不和"。"不和"之意，即功能较弱，排汗不利，蓄积到一定程度，其阳转盛，才见发热而自汗出，汗后热退，如此间作。

（二）汗

有汗无汗，也是外感病中的关键症状之一，三阴为病，均不得有汗，有汗即恐亡阳。三阳为病，皆当辨汗之有无，以识别其表里、寒热、虚实的情况。

1. 汗出

即为一般的有汗。有汗为表虚，"太阳病，发热汗出"，即"名为中风"。这是因为风为阳邪，其性疏泄，伤于卫气，故卫阳为开，即成为卫强荣弱，汗随气泄，所以又必伴有发热，因而也叫"表虚汗出"。卫强荣弱，也就是阳强阴弱，太阳标气才能从开外出，遂见发热汗出的机制，不但可见于风邪伤表，邪正两阳相加为患，而且又可见于正气来复，驱邪外出太阳之表，使邪解病愈之时。如"凡柴胡汤病证而下之，若柴胡证不罢者，复与柴胡汤，必蒸蒸而振，却发热汗出而解"。此即少阳病误下里虚，但其邪仍在半表半里，就可再与柴胡汤，以枢转少阳气机，使其阳驱邪外出太阳之表，遂又发热汗出而病解。但因里虚正气不足，所以与此同时，必先蒸蒸而振，蒸是阳热上升，振为寒战之状，是阳气来复，由里达表，与邪剧争，最后达正胜邪退的轻度"战汗"。因此，必发热汗出，病才能解。总之，汗出而有发热的，为太阳气旺；若汗出无发热甚至反恶寒的，即为太阳气虚。不仅太阳，三阳皆同，此不过是指一般汗出，重点仍在太阳之表罢了。病在少阴而见汗出，有的为心阳外越，心液随脱，如"呕而汗出，必数更衣，反少者，当温其上"即是，其证尚较轻；有的则肾阳亦越，气液皆脱，如"病人脉阴阳俱紧。反汗出者，亡阳也"即是，其证为最重；至危则又必大汗淋漓。若邪入厥阴而汗出，又为中见少阳气化，驱邪由阴出阳，而得自愈之兆，论中"下利脉数，有微热汗出，今自愈"即是。但如"大汗出，热不去……"，则又是寒盛格拒，心包相火外越，津液亦脱之象。他如霍乱病而有汗出，因表里同病，亦为里虚阳越之重证，如"吐利汗出，发热恶寒，四肢拘急，手足厥冷"和"既吐且利，小便复利，而大汗出，下利清谷，内寒外热，脉微欲绝"二证，基本同于少阴亡阳，不急治则死。

2. 自汗出和汗自出

此二者意义基本相同，从程度上看，皆较一般汗出为重、为多，好像很自然地就汗涔涔的，因而得名。太阳风温，因风泄阳气，温蒸阴液，化汗外越，所以可见"脉阴阳俱浮，自汗出"。太阳中风邪盛的，亦因疏泄太过，卫气浮越，荣气失守，所以就"阳浮而阴弱，阳浮者，热自发，阴弱者，汗自出"。还有"伤寒脉浮，自汗出，小便数，心烦，微恶寒，脚挛急"之证，此为素日脾胃气虚，生化无力，因而荣卫两弱，复感风寒，邪即乘其表里俱虚弱，内逆于里，阻滞阳明气机不能从阖下达，反格太阳气机从开外越，所以必致卫脱于外，荣损于内，遂见脉浮，自汗出，微恶寒，是阳衰于外之象，小便数、心烦、脚挛急，是阴亏于内之形。终为阴阳俱虚，内外皆病。此自汗出，是液随气脱，又不同于卫强荣弱，所以不见发热。若正气旺盛，邪入于里，则又化为燥热，阻滞阳明气机不能从阖下达，反格拒太阳气机从开外越，但其性质却为里热蒸腾，非同于上述阴格阳越，所以其外证表现为"身热，汗自出，不恶寒，反恶热"的阳亢阴虚之状，而非上证之气阴两伤。"三阳合病"，最后表里俱热，重在阳明而燥热合化的，亦必有自汗出。不论太阳、阳明，只要汗出较多，且为病变发展的必然规律所决定，二词皆可通用。

另外，自汗出也有其病自愈的机转，如太阳病"身重心悸"且"尺中脉微，此里虚"，就"须表里实，津液自和，便自汗出愈"；又如"肝乘肺"证，亦须"自汗出，小便利"，其肺气即能宣肃并行，亦为"其病欲解"之象。以上所述，皆外邪所伤。"病常自汗出"和"脏无他病，时发热自汗出"的，却非外因所致。前者是卫开太过，荣守不及，散越无度，反使表阳受损，津随气泄，由盛转虚，因而出现身无发热而病常自汗出之证，后者是卫开不及，荣守太过，阳难外达，必蓄积而由虚转盛，遂冲越而出，因而汗出同时，兼有发热，汗过则热退。所以仲景对前证解释说"此为荣气和，荣气和者外不谐，以卫气不共荣气谐和故尔"；对后证则直接说"此卫气不和也"。其关键主要在卫阳的强弱和转化，因而影响荣阴，使体表启闭无常。对于经常自汗出而且较多的人，仲景称为"汗家"。

3. 汗出多少

"脉阳微而汗出少者，为自和也；汗出多者，为太过。阳脉实，因发其汗，出多者，亦为太过。太过者，为阳绝于里，亡津液，大便因鞭也"。寸脉无力，即卫气不足，卫气不足之人，自汗出而少的，其表阳即不易受伤，荣卫就可"自和"；反之，若汗出多，阳随汗脱，卫气受损，即为"太过"，太过则表气衰微，有启无闭，往往形成漏汗不止之证。即使寸脉有力，卫阳旺盛而为邪闭郁，予以发汗，亦不能使汗出多而太过，否则，阴随阳越，又会导致津液外亡，大便因鞭。总之，阳虚的，汗多必伤阳；阳盛的，汗多必伤阴。

若见"阳明病，脉迟，汗出多，微恶寒者"，是里热尚不甚，表虚而邪犹滞。因此，仲景说"表未解也"，其关键除汗多外，还在于有"微恶寒"。

4. 盗汗

即夜间睡中出汗，醒则汗止，与自汗正相反，一般多见于内伤阴虚痨热之人，但外感病中亦有。论中"头痛发热，微盗汗出"，应为风寒外中，郁而化热，荣阴受灼，人卧则阳入于阴，蒸液化汗，遂见此象。但由于病尚在表，所以盗汗亦微。还可见于阳明病，其脉"但浮者，必盗汗出"，此又为热盛于里，正阴不足，邪热蒸腾，故入睡则阴液受灼，随阳浮越，而见盗汗。且此盗汗，必较上证为重。不论如何，总为热盛伤阴所致，见于"三阳合病"中的"目合则汗"，其理相同。素体阴虚之人多见。

5. 不汗出和汗不出

皆为无汗之意。无汗为表实，原因是卫为邪闭，阳为阴遏。由于寒为阴邪，其性凝敛，阴加于阳，肌肤紧缩，故有守无开。但除三阴为病本不得有汗外，也有中风及其他变证而致无汗的，当分别叙述。

"太阳病，头痛发热，身疼腰痛……恶风无汗而喘者"，即伤寒热化，肺卫同病。此处与太阳伤寒主证条文稍异之处，就是此提无汗，彼提恶寒，此已有阳盛热化之状，彼仍为阴盛寒凝之形，但恶寒明显的，多无汗，无汗表实的，亦多恶寒，故卫闭相同，因此皆为太阳伤寒之证。其他伤寒无汗的例证甚多，皆同上述机理。即使热化，其卫犹闭。

在太阳中风中，有汗表虚的固属常见，但也有"不汗出而烦躁"的表实之证，阳郁胸中，气不外达，津为热耗，即难化汗。而"伤寒表不解，心下有水气"的无汗，因邪逆心下，气失宣通，津为寒凝，亦难化汗。除伤寒表实应当无汗外，水气停蓄，亦为无汗的主因。二证互勘，阳气为化汗的功能动力，津液为化汗的物质基础，机理相同。《灵枢·决气》所说"腠理发泄"即为阳气，"汗出溱溱""是谓津"，汗出过多，津伤过甚必及液，所以我们可作如上的论断。

还有，病本太阳中风，如果脾胃素虚，或误下伤中，气不升腾，水液不转，亦可出现表证仍在，反"无汗"而"心下满微痛，小便不利"的情况，是脾虚水停不化，津液不行，因而亦不能有汗。这与太阴主统津液，其气为开，和太阳互为调剂之理有关。

"阳明病，法多汗，反无汗，其身如虫行皮中状者，此以久虚故也"，是阳明和太阳不足，对水液蒸腾无力，气液难以透达体外，只能游行于皮下之故。如见"阳明病，反无汗，而小便利"，这又是阳明和太阳不足，邪郁中焦，不能使气液周布全身，外达四肢，所以，如见"呕而咳，手足厥者"，必其邪循经上逆而"苦头痛"。否则，即"头不痛"。还有"阳明病，无汗，小便不利，心中懊侬者，身必发黄"，则为阳明本气不足，燥从太阴湿化，湿热瘀阻于肠胃，郁而蒸身为黄。总之，阳明病当有汗，无汗即为变证。

6. 但头汗出身无汗和手足濈然汗出

此在论中亦不少见。如"太阳中风，以火劫发汗"，火灼伤阴，汗出伤阳，"阴阳俱虚竭，身体则枯燥"，热蒸于上即"但头汗出"，液亏于内即"剂颈而还"，此亦为头部纯属阳经所主，自颈以下则阴阳并主之故。但若水饮微结在胸胁，少阳之气枢转受限，则又升降失调，三焦不利，津液不化，火热上格，除少阳症状外，亦可见"但头汗出"。如果水热互结在胸中，其阳不能外达，则为"结胸无大热者"，必邪热蒸腾上越，又可见"但头微汗出"。另外，"阳明病，下血谵语"的热入血室，也可见"但头汗出"，此为热在阴经，阴不得有汗，而阴经不上头面，所以邪热上蒸，只在头部有汗。还有"阳明病，下之，其外有热"，而"心中懊侬，饥不能食"，亦"但头汗出"，是胃中空虚，液亏热扰，阴不济阳，阳热逆上之象。尤其多见的是，阳明变证，燥从湿化，湿热瘀阻在里的发黄为病，由于不能外越，只可上蒸清阳，故有"但头汗出，剂颈而还"。

"手足濈然汗出"，是阳明腑证大便已鞕的反映，常发生在"日晡潮热"以后。日晡潮热表示腑实已成，但大便未必定鞕，若更见手足濈然汗出，即知大便已完全鞕结，可以用重剂如大承气汤攻下为治。其机理主要是《素问·太阴阳明论》所说，"四肢皆禀气于胃，而不得至经，必因于脾，乃得禀也"。因脾能"为胃行其津液"，阳明热盛，必蒸腾津液大量上输于脾，脾即挟其阳热与津液转输于四末，所以手足濈然汗出，即说明肠胃燥化太过而大便当鞕，甚则成为燥屎闭结。此表现临床意义重大。

（三）头身症状

在《伤寒论》中，头身症状甚为多见，除寒热和汗的情况已见前述外，一切疼痛、强直、拘挛、沉重、振颤及眩冒、厥逆等，都合并于此处叙述。

1. 头项及背部强痛

论中第一条太阳病总纲就有"头项强痛"，与脉浮、恶寒并列，太阳经脉无论手足皆循头下项，邪由上受，经气不舒，必头项强痛。"强"为有轻度僵直而不柔和之意。据此，凡论中提及太阳病头痛的，就应想到项强，以区别于他经。风寒之邪伤于太阳之表，一定要引起头痛；太阳中风而内有悬饮者，其表虽解，却"其人漐漐汗出，发作有时"，仍感"头痛"，是悬饮聚于膈间，胸阳失降，饮邪格热，攻冲上逆于太阳之经，外越于太阳之表所致。大多在午间太阳气旺上升外出之际，邪遂乘之。

太阳病"结胸者，项亦强，如柔痉状"，是邪结高位，经气郁滞之故。若"颈项强"，是太阳、少阳或连及阳明共同为病的反映。

阳明病中，前已言及，如见"反无汗"的水气上逆之证，亦"必苦头痛"，但此痛为重在阳明经脉所主的前额。还有少阳伤寒，也可见"头痛发热"，则此痛又当在少阳经脉所主的头部两侧为甚。而在厥阴病中，肝寒挟风邪上逆，除犯胃外，仍当头痛，此则痛在其经脉终点的巅顶，其痛为冲击性。霍乱转化为伤寒，亦可见头痛，其痛就应在太阳。

另外，太阳病中，还有"项背强几几"，是其邪已循经下入经俞，此因是太阳之经，下项后夹脊抵腰之故。无论中风伤寒，均可见此，其区别点只在于表虚和表实，而其程度，亦是寒重风轻。

2. 眩冒

"眩"为头晕目眩，"冒"是昏厥迷蒙，二者不同，但眩甚可以致冒，冒轻亦见眩，病理上互有联系，论中也常常"眩冒"并称，现分别叙述。

眩："伤寒吐下后"，如见"起则头眩"，是伤中胃虚，水饮停蓄，复挟肝气上冲所致。其所以卧不头眩，起则头眩，是阳主动主升，阳为阴逆而上壅头目，故起则其阳被扰，动而上升，即见眩晕。还有"太阳病发汗，汗出不解"，亦可致"头眩身瞤动，振振欲擗地"，是眩之重者，为汗出阳气外越，肾中水寒上冲，犯胃凌心，微阳被格，郁于头部，失却运行镇纳之故。"太阳少阳并病"，亦可见"眩"，此眩是太阳气郁，复挟少阳火旺，热壅头目，引动肝风循经上扰清空所致。"阳明病"中"欲作谷疸"之证，可见"食难用饱，饱则微烦头眩"，是胃气虚而水谷不消，湿郁化热，湿热交阻，胆失疏泄，三焦不利，故食入则胃中满而郁热更甚，头目不清，因而成眩。还有"阳明病，但头眩不恶寒"，因阳明中风，风阳化燥，风邪挟燥热之气上乘，动扰清空，而见头眩。"少阳之为病，口苦咽干、目眩也"。此本少阳火盛，枢转不出，挟肝风循经上扰于目（外眦）之故。

冒："太阳与少阳并病"，"或眩冒"，较上述单见眩者邪热重，火化甚，表与半表两皆闭郁，胸中心下时而不通。通时则火热上逆即轻而见眩，不通则火热上逆即重而见冒。若"伤寒吐下后，发汗"，而见"眩冒"，为吐下伤中，邪陷胸胁，枢机不转，气液同损，汗则阴竭阳浮，虚风内动，上扰清空而致。在少阴病寒化证中，"下利止，而头眩，时时自冒者"，因阴竭于下，阳无所附，孤阳上越，绝其根株，故"死"。"郁冒"是阳不外达，一时昏冒。

3. 身体痛挛和沉重

一般来说，太阳伤寒表实，由于卫闭荣郁，气液不通，正邪相搏，肌腠不舒，身躯和四肢疼痛较著，如"身疼腰痛，骨节疼痛"。中风表虚，则卫强荣弱，汗出肌疏，气液少郁，阳可外达，即疼痛较轻或只见酸困，所以论中不明显提出。但也未必完全如此，如太阳中风反见表实的"身疼痛"，太阳伤寒反见"身不疼，但重，乍有轻时"的大青龙汤所主之证，即为例外。这主要取决于人体素质。按太阳之气从开外出的功能，一方面固然要由其经脉进行布散，但同时又必通过心阳肺气从胸出入，总称"胸阳"，二者结合，形成津液和阳气升降周流的"气立"作用，包罗全身，"心荣肺卫""上焦如雾"，就是此理。人若平素胸阳不畅，气液失宣，复为外邪所伤，即使中风，由于卫分不开，亦必郁而不出，内逆荣分，且风为阳邪，与荣阴相争，即属邪正异气，所以就可见表实无汗而身疼痛。反之，如为伤寒，则卫气更弱，难与邪争，亦必内逆荣分，但寒为阴邪，与荣阴相加，则属邪正同气，所以阴困于表，虽亦见表实无汗，却身不疼，但重；只不过由于病在阳经，其气尚可时而外达，特别在日中以前阳升转盛之时更为明显，非如纯阴之证，所以又乍有轻时。综上所述，外感病，邪正异气，相争激烈的，即疼痛甚；邪正同气，相持合化的，即不疼痛。而阳主轻灵，阴主重滞，又是一定之理。此与脉象的紧缓是一致的。

另外，还有"发汗后，身疼痛"反而更甚的，则是汗不如法，气液受伤，邪反滞留，荣卫不和，筋脉失养所致。若伤寒"风湿相抟"，轻者病在肌腠，即可见"身体疼烦"而沉重僵强"不能自转侧"；重者病在筋骨，则可见"骨节疼痛"而拘紧挛急"掣痛不得屈伸，近之则痛剧"，为素有"痹证"，感寒即发。也有因"发汗，遂漏不止"，气液脱失，经脉失养的"四肢微急"，以及伤寒而荣卫两虚，其邪入里，反逆气液外脱，肢体失于温润的"脚挛急"，即"两脚拘急"。

病在太阴，也可见"四肢烦疼"，是酸痛沉重之状，为外中风邪，与内湿相抟于肌肤，亦具有风湿之性。在少阴病中，又可见"身体痛，手足寒，骨节痛"，是里虚而寒邪与少阴本热相争，气血不得宣通之故，其痛与太阳有相似之处，但更深更重，且外无发热，脉沉。若"有水气"，阳为阴郁，亦可见"四肢沉重疼痛"，霍乱病而有"身疼痛"，则为表里同病，邪亦外滞，同于太阳伤寒之理。

至于单纯身重，除上所引大青龙汤证而外，尚有太阳风温，亦见"身重"。此因风泄其阳，温损其阴，荣卫两虚，气血皆困之故。还有太阳病而下伤少阴本气，出现"里虚"之"身重心悸者"；也有下伤阴阳两枢，气机不转，使"一身尽重，不可转侧者"；更有阳明经病而证兼太少，阳明腑病而邪实气壅，以及三阳合病而热郁表里开阖皆滞等，均可见"身重"，总为阳失健运，气化不行所致。所以三阴为病，较三阳病更多见身重。拘挛亦多见于正气亏损的阴证，如"少阴病，恶寒而身蜷"，是其阳大伤，气不运血，躯体失于温养所致。当较太阳荣卫两虚的微恶寒、脚挛急为重，是全身性的拘急挛缩之状。病至厥阴，阴盛格阳，内寒外热，亦可见"内拘急，四肢疼"，因少火生化之机将绝，表里筋脉温养之气濒危，所以其四肢疼，实为拘紧挛急较甚所致。霍乱而见"四肢拘急"，则更为表里俱脱，气液将竭，即恐"阴阳离决"，是今所谓"脱水"的症状。

最后，论中还述及"阴阳易之为病"，无论男女，由于肾虚精亏，邪乘虚入，气阴大损，髓海不足，即可见"身体重，少气，少腹里急，或引阴中痛，热上冲胸，头重不欲举，眼中生花，膝胫拘急"等一系列疼痛、沉重、拘挛、急迫与眩晕等全身表里上下之症。总为精血亏损，邪从下受，循少阴之经，冲逆上乘而致。

4. 厥逆

手足寒冷为"厥"，冷至膝、肘为"逆"。寒热虚实皆可见"厥逆"，但阳经较少，阴经较多，凡有厥逆，均为病深。厥阴病多见"厥"，少阴病多见四肢逆冷，也简称"四逆"。仲景说"凡厥者，阴阳气不相顺接"，此包括四逆之理，因阴阳十二经脉，皆交接于四肢末梢，邪深正虚，经气痹阻或衰竭不续，即成厥逆。其发生发展规律，皆由外而内，由下而上，由指趾至腕肘踝膝，甚至全身冰冷而致昏厥，故厥可致逆，逆初即厥，皆气血不通，功能失用，重者阴阳衰竭，生机不出，即可致死。现分经叙述。

三阳厥逆：伤寒荣卫两虚，气液皆亏，邪气内传，阳失固秘，"反与桂枝欲攻其表，此误也，得之便厥"，是里气亦伤，阴阳两衰，经脉不续，四末失养。若伤寒气虚邪逆，少阳枢机不利，表里开阖不得，遂见"阳微结"，正为邪郁，经气阻抑，亦"手足冷"而为厥。太阳病本"汗出恶风"，虽有"烦躁"，亦不当发汗清热并施，若误治"则厥逆，筋惕肉瞤"，气液大伤，阴阳气不相顺接，经脉筋血皆失温运。三阳合病于寒邪，阳为阴郁，表里皆逆，气液不转，神机不出，若误"下之，则额上生汗，手足逆冷"，又是太阳寒入，少阳火折，阳明里虚，寒火相加必化为湿热，而瘀阻中焦，气不外达。阳明病"手足厥者"，是下焦阳虚，阴邪上逆，阳明气液不能蒸腾布散，经脉肌表皆痹阻所致。

三阴厥逆：太阴病很少见厥逆。少阴病有"但厥无汗"，是气血虚衰，邪由末梢内逆之状。"手足寒"，亦为厥，如更见身体疼痛，是寒邪外束，阳气内虚，枢机不转，气血不得通畅运行所致。若"胸中实"，是阳为邪郁，痰火壅结；若"膈上有寒饮"，是心阳不足，水饮不化。二者皆可致胸阳不出，血行不畅，而见"手足寒"。少阴病"恶寒身蜷而利，手足逆冷者"，是表里皆寒，阳气已虚，气液下脱，肾元大亏，病已危重。如更见"吐利躁烦，四逆者"，是心肾两败，水火相失，下脱上越，气液将竭，阴阳离决。但若见"吐利，手足逆冷，烦躁欲死者"，则不是心肾素虚，乃寒湿内困，中焦阻格，胃气逆乱，上扰下迫，阳不为用，此邪实为重，正虚不甚，虽似上证，其实较轻。少阴病寒化证"下利"，本为肾阳亏虚，寒邪下迫，予以温阳扶正、通经驱寒之剂而反"利不止厥逆无脉"，又是阳为阴格，药不能入，热不得降，寒不得出，邪正相拒，上下阻逆，表里不通，气血失运，而经脉不相顺接。如"下利清谷，里寒外热，手足厥逆"者，则又为阴盛于里，格阳于外，脾肾俱衰，心阳不降，气液皆脱，水火不济，当然四肢末梢，阴阳经脉必不受气，故见厥逆。另外，少阴病还有阳郁"四逆"者，因少阴属肾，邪正交滞，逆于中焦，甚至胸肺，气机不转，里气为郁，经脉不通，即为四逆，总为阴阳同病，邪气闭阻之故。

厥阴病中，更多见"厥"，厥阴阴尽，阳气将生，其阴中生阳，主要依靠本气生发之性和中气火化之功，使阴血产生阳气，微阴化为少火。若正为邪伤，则生发无力，从化不前，无论寒热，均可致邪郁正逆，其阴不出，其阳不接，即见厥。然非命火衰微，真元内败，亦非心气虚弱，阴枢不转，故仅手足厥寒，而少四肢逆冷，是为区别。因其物质基础是血而非精，其气化功能从火而非寒，故多见厥热胜复。"先厥后发热而利者，必自止，见厥复利"，此为寒厥，是肝寒犯脾，正邪交争，阳衰于下，即"一二日至四五日厥者，必发热"。若"前热者后必厥"则为热

厥，邪火内逆，故"厥深者热亦深，厥微者热亦微"。厥阴病中最重的寒
厥证，莫过于"脏厥"，即"脉微而厥，至七八日肤冷，其人躁无暂安时
者"，因肝寒伤肾，下元冷极，阴邪闭阻，其阳不出，故心脾亦困，脏气
将绝，实为邪入少阴。若为"蛔厥"，亦手足厥冷，其病较轻，是"病者
静，而复时烦者，此为脏寒，蛔上入其膈，故烦"而"吐蛔"。其病理是
肝寒下盛，阴邪上逆，素有蛔虫，胃气虚冷，故蛔可上入于胃，扰于胸
膈（上脘），使心脾之阳不能外达所致，仅为脏寒，而非脏气衰竭。寒
厥的轻证，是"小腹满，按之痛"，其"手足厥冷"，"为冷结在膀胱关
元也"，仅为寒邪凝滞，肝失疏泄，下焦阳虚较轻，故应视为虚中夹实
之证。

　　热厥重证，论中较少具体言及，其轻证有"伤寒热少厥微"，故只
见"指头寒，嘿嘿不欲食，烦躁"。若"厥而呕，胸胁烦满者，其后必便
血"，即为由轻转重，是肝热合心包相火，上下灼烁，遍于胃肠，伤津动
血的重证。"脉滑而厥"者，邪热仅伤气分，即"里有热也"。由于厥阴
从其中气，故热证较轻而寒证较重，也就是见到寒厥时危证比较多。如
"脉微，手足厥冷，烦躁"，是厥阴寒甚，不能中见少阳火化，其寒内逆
少阴心肾，阳衰不出所致。"伤寒发热，下利厥逆，躁不得卧"，是厥阴
下寒内迫，上火外越，肾阳失济，阳绝于下。"伤寒发热，下利至甚，厥
不止者"，亦下寒内迫，上火外越，脾胃失温，阳绝于中。"发热而利，
其人汗出不止"，则是下寒内迫，上火外越，心液亦脱，阳绝于上。"发
热而厥，七日下利者"，亦寒邪内逆，火热外越，从化无力，其阳不复，
故至七日阳气来复之时，有阴阳离决之兆。"脉虚复厥"，应为血液不充，
经气失养，故为"亡血"致厥。"脉促，手足厥逆"，则是阳气为郁，欲
出难伸，正受邪滞，四末失温。"手足厥寒，脉细欲绝"，又为血虚寒凝，
欲行难通，正为邪抑，四末失荣。如见"大汗出，热不去，内拘急，四
肢疼，又下利厥逆而恶寒者"，是厥阴火化在上，寒化在下，心液上越，
肾气下脱，水火不交，阴阳不续，表里两伤，中焦格拒，为阳不运阴，
阴不济阳。"大汗若大下利而厥冷者"，则又是或汗或利，阴盛阳脱，虽
不并见，已具有阳亡阴竭之机，然非阴阳离决。

"邪结在胸中"，郁而不达，痰火凝聚，闭阻经脉而"手足厥冷"，为水停在心下，不得疏化，水热相合，闭阻气机所致，当为邪实。若"伤寒六七日"正当厥阴交于太阳之期，"大下后"，邪陷阳郁，液脱气虚，中焦阻格，上盛下衰，阳郁化火，气虚化寒，寒火两逆，阴阳不续，也"手足厥逆"。"下利手足厥冷，无脉者"，是肝寒下盛，脾肾阳虚，荣气衰竭，心阳不出；如见"微喘者"，是肾阴亦竭，虚阳浮越，火不归元，其气上脱。阴盛格阳，下虚上盛，"其面戴阳"，气血不顺，亦当"微厥"。"下利清谷，里寒外热，汗出而厥"，是阴盛于中，上逼下迫，气液两脱，相火散越。霍乱病而见"厥"，皆因"吐利汗出"气液俱脱，表里皆虚，复为邪逆，以致阴阳两衰，不相顺接之故。

（四）胸腹症状

此处谈胸腹腔膜及其所涉及的某些内脏方面的部分症状，其中包括肺系、心及心包、食道、胆和胃肠等一些病变，而不是全部病变的反映。重点在胸腹部位的外在表现和明显感觉，如鞕、满、痞、痛和急迫、悸动等。

1.胸中及心下

此指前胸和膈下正中部位，亦即从胃的上脘贲门上至咽喉所谓上焦和部分中焦之部，关键在横膈的上下。论中对此部的病变描述，多见于"结胸"和"痞"，如"膈内拒痛，心下鞕"，"心下痛，按之石鞕"，即是"大结胸"的主要症状。其成因是"病发于阳而反下之，热入因作结胸"，"所以成结胸者，以下之太早故也"。是太阳病邪实正盛，气津俱足，"病犹在表，误下邪逆，入于胸中，使水热互结于横膈上下，从胸至胃闭塞不通。以热实者居多，但亦有"寒实结胸"，其内证相同，但无热象，是病未化热，寒邪和水饮互结所致。若见"正在心下，按之则痛"，不按只有鞕满之感，是为"小结胸"，其邪不盛，水热较轻，范围亦小，所以可视为痰热互阻。

《伤寒论》中"痞"与"结胸"对照，也在心下，"但满而不痛"，且

"按之自濡"，以区别于大小结胸。其成因是"病发于阴，而反下之，因作痞也"。误下相同，只是发病阴阳属性有别。误下后其邪内陷，病发于阳的，必水热俱盛而成为结胸；病发于阴的，必水热衰少而成为痞。痞即无形的邪气因正虚不运而上下阻隔之意，即自觉心下有满闷堵塞感，甚者亦鞕，但不疼痛，所以又称为"气痞"。气痞的兼证和变化较多，因而其症状表现较复杂，唯有一点，凡心下自觉堵塞郁闷，满而不痛的，都可归于痞的一类。其性质大体可分为以下两种，气热痞塞，为稍偏于实的热痞，其脉关上浮；寒热交痞，是上热中寒两气阻隔，多有呕恶感。然皆正气虚弱，升降无力，是其根本。胃气大伤复为邪逆较重的，又可见"心下痞鞕而满，干呕心烦不得安"；胃虚复有食滞的，亦可见"心下痞鞕"，"干呕食臭"。至于痞的兼变之证更多，如兼有水蓄不化的，兼有悬饮滞膈的，兼有痰结气逆的，兼有表阳虚散的，兼有表里不解纯属虚寒的，胃气虚败经脉失养的，不一而足。

"脏结"与"结胸"有相似的表现，"如结胸状，饮食如故，时时下利"，是邪结包络、肝、脾等脏器的病变，以邪深正衰为主，属气血两败的阴证，因而论中又有"脏结无阳证，舌上白胎（即白苔），滑者，难治"和"不可攻也"之语。还有"病胁下素有痞，连在脐傍，痛引少腹入阴筋者，此名'脏结'，死"。当为肝脾肿大，俗称"痞块"的痞，复感伤寒之证，连及于肾，非如上述本论中所说的痞，附释于此。

胸中和心下的其他病变，还有"太阳病，下之后，脉促胸满者"，是因下而伤胸阳，气郁难伸，邪正相争于胸中。"烦热胸中窒者"，又是伤阴热化，邪逆气滞。若"心中结痛"，则更是伤阴热化，邪逆血结。如见"胸中痞鞕，气上冲咽喉，不得息者"，仲景说"此为胸有寒也"，即寒闭胸阳，气液凝结，痰壅气逆之机。如见"心下满微痛"，当结合有无汗出、小便利否、大便鞕溏等情况，考虑是否脾虚不运饮，或胃弱不消食，或阳微而内结之证。

阳明病见"烦躁心下鞕"或"鞕满"的，要分析是否已成腑实便鞕的可下证。"心下急，郁郁微烦"或"心中痞鞕"，也是指胸口及胃部而言，此症状是少阳腑病，胆气肆虐，三焦不利，胃气困阻，膈间滞塞，升降两难，或上逆下迫所致。

若病入三阴，在太阴有"胸下结鞕"，是下伤中气，阳虚不运，阴邪痞结。在少阴有"胸满心烦"，是液脱于下，热郁于上，不能外达。若见"心下痛"，则多为火亢水亏，阴液耗竭，热炽内灼，胃将干涸的危急证。在厥阴则有"心中疼热"，是火化在上，热灼包络引起。

2. 胸胁两侧

重点在胸侧和胁下，是少阳所主之位。"胸胁苦满"或"胸满胁痛"，是表邪逆于半表半里所成少阳病。因邪由胸入，正由胁出，正邪相滞，即"邪高痛下"，两难分解。"或胁下痞鞕"的，则又是邪已深入，正为邪结，气液不行。如只见"胁下满"或"鞕满"的，其结尚轻，仅为经气郁滞。若"胁下满痛"的，则气郁病深且重，使胆失疏泄，故可化热蒸身而"面目及身黄"。但也有"悬饮"为病，而见"心下痞鞕满，引胁下痛"的。如果少阳火盛，气热上壅，则又可由胸胁两侧而郁于全部胸中，可见"胸中满而烦"，属"少阳中风"，风火相煽。"胸满烦惊"是"伤寒八九日，下之"所致，因少阳少阴同为枢，至八九日正为阳明少阳主气之期，若误下伤阴，邪即内逆，乘阳明之阖，首折少阳之枢，并逆少阴之气，使火郁不出，心胆受扰，神志不宁。此二证皆为少阳病变，重点固在胸中，但必兼胁下亦满，胸侧尤甚，只是在整个胸满情况下，反不明显罢了。故补叙于此。

在胸胁部位的症状中，还有"妇人中风"的"热入血室"，亦可见"胸胁下满，如结胸状"，是血热相结于冲脉，邪无泄路，循经上郁胸胁之故。"胸胁满而呕，日晡所发潮热"，是邪由少阳传里，已见阳明腑实，但传里之邪未尽，枢机尚滞，仍见胸胁症状。"阳明病，发潮热，大便溏，小便自可，胸胁满不去者"，是阳明兼病于少阳的三焦之气，水液运行不畅，亦少阳之邪传里未尽，因而使太阴输布有衍，阳明燥化不足所致。若"胸胁满微结，小便不利，渴而不呕"，则是在表已汗，在里已下，但原均兼病于少阳，已伤少阳气机，其邪即逆于中上二焦之间，外不得开，内不得阖，三焦气滞，水饮必郁。然已汗下，所以又必量少而微；水失气化，则当下见小便不利，上见渴而不呕。此外，若"厥而呕，胸胁烦满者"，是厥阴病而热深厥深兼少阳气化，热郁肝胆包络，由气及血，所以"其后必便血"。

3. 腹部和少腹部

"腹"通常是指大腹而言。大腹正中之下，以脐为界，是小腹，小腹两侧为少腹，而二者通常又统称为"少腹"。在《伤寒论》里，腹和少腹部的病变，也多见鞕、满、痞、痛、急等症状。

表现在大腹的有："从心下至少腹鞕满而痛不可近"的大结胸，是津液不降，上湿下燥，兼有阳明腑实；"伤寒下后，心烦腹满"的，是表邪内陷、热扰于胸，气郁于胃；"发汗后，腹胀满者"，为脾气外越，胃气失降，中虚不运。"伤寒腹满谵语"可见于"肝乘脾"之证，即木郁化火，克害脾胃，热壅心包，内扰心神。外见寒热而"大渴欲饮水，其腹必满"，是"肝乘肺"，火盛上灼，反侮肺金，肺燥气逆，宣肃不行。总因肝郁气滞，复感伤寒，内外合邪，化火相乘所致，即俗称"夹气伤寒"之病。如"太阳中风，以火劫发汗"，而致"腹满微喘"的，是火灼太阴，脾肺两伤，气液涸竭，升降交困所致。

"阳明中风"而"腹满微喘"或"喘"的，多见于兼病太阳和少阳，开、阖、枢三气皆滞的情况。"阳明病"而"欲作谷疸"，为湿浊不化，胃气困阻，亦当有"腹满"。"虽下之"犹"如故"，是素即胃虚有寒。但如"腹满而喘"，有潮热者，则是燥热合化，腑实已成，肠胃阻塞，肺失肃降，热邪上壅。"腹大满不通者"，是其屎尚未定鞕，热郁气液，使腹部膨胀。"三阳合病"，亦可见"腹满身重"，是寒、火、燥热三气互阻，开、阖、枢机交相受困之故。如为"阳明中风"而"腹都满，胁下及心痛，久按之气不通"，则更是胆火横逆，三焦气结之证。此证"腹满加哕者"，即已为胃败脾绝，升降全息，生机不出，故"不治"。若"阳明病，下之"后，而又见"腹微满"的，则其热已微，腑实已轻，故津液虽伤，燥结尚未再次形成；也可见于湿热瘀阻，郁而发黄之证。

"伤寒吐后，腹胀满者"，可考虑津液上越，燥热壅盛，胃气不降。

而"大下后",又见"腹满痛者",则多为"此有燥屎也,所以然者,本有宿食",因大下则肠液急剧下脱,宿食反留,燥结反甚"故也"。若"发汗不解,腹满痛者",或"腹满不减,减不足言"的,则均为阳明腑实,热极伤阴,津液外越,燥结特重的肠胃梗塞危急之证。

在少阳病中若见"腹中痛",应为胆邪犯胃,中焦气滞。若更见"腹中急痛"的,则肝气亦滞,复夹寒凝,已有肠胃痉挛之象。"胸中有热,胃中有邪气,腹中痛,欲呕吐者",是寒热阻格,胃气不和,上下攻冲所致。

病入三阴,也有腹满,太阴为病,即当见"腹满而吐"和"时腹自痛"。这是脾病而寒湿犯胃,壅阻郁滞,阳虚不运之故。若太阳邪热,误下入里,"因而腹满时痛"或"大实痛者",则气热内陷太阴,脾气不升,胃气不降所致。少阴病而见"腹痛",多为阳虚寒凝或夹水气郁滞。若见"腹胀不大便者",又是热极伤阴,液枯燥结之危急大证。在厥阴病中,又有"哕而腹满",当考虑虚中夹实,或为水逆,或为便闭,应作辨证分析,以别寒热。表现在少腹的有:"伤寒表不解,心下有水气","小便不利,少腹满"者,是水气盛而肺失肃降,膀胱气化不行。"太阳病不解""小便自利"而"少腹急结"的是"热结膀胱"血分的初期。如见"少腹鞕"和"鞕满"者,为热结已重,蓄血已成。若"小便少"而有少腹"里急"的,则又是太阳腑病蓄水的症状。此所谓"里急",即为胀满急迫,欲尿不出之感,病在膀胱。阴阳易病亦有"少腹里急",但应为拘紧挛急,稍不同于膀胱蓄水。厥阴病而"手足厥冷",又"小腹满,按之痛",为肝寒下滞,即"冷结在膀胱关元也"。若肝寒犯脾,阳衰不运,"腹中痛"而"转气下趋少腹",有便急感的,"此欲作自利也"。

4. 心腹悸动

为胸腹内自觉跳动不安,又名"筑"。甚则为"撞",多为里虚邪逆所致。

太阳病表证误下,"身重心悸",为伤少阴之气,心肾阳虚,而浊阴内滞。若"发汗过多"而"心下悸欲得按者",是汗伤心液,气无所依,心阳不振之故。"脐下悸",是汗伤肾阳,水寒之气下动的"欲作奔豚"。若"汗出不解,其人仍发热,心下悸",是肾阳外越,水寒之气上泛,失于镇降所致。一般心脾气虚,水气停蓄,亦可见"心下悸,小便不利"。脾胃不足,气液皆亏,表邪复逆,扰动不宁,亦必"心中悸而烦"。若脏气衰微,心脉不续,又可见"心动悸"兼有"脉结代"。

少阳中风,误用"吐下则悸而惊",为中气伤甚,胆邪复逆,心胃受扰之故。少阳"伤寒",误"发汗"则"烦而悸",是心胃液亏,火邪上灼所致。

少阴病阳郁"四逆",亦可见"或悸",是心气不振,经脉欠通之故。

厥阴病"伤寒厥而心下悸",是心脾阳虚,水停胃中,肝寒下滞,心阳失降。"气上撞心"者,是肝寒上逆,犯胃冲胸,火郁包络。

霍乱病"脐上筑者",是吐泻伤中,心肾阳越,土不制水,火不下达,故为"肾气动也",欲作冲逆。

(五)饮食和二便

阳明、太阴二经,直接关系饮食和二便。在《伤寒论》中,各经皆有影响饮食和二便之证。除呕吐、哕逆和下利等外,其他有关饮食和二便的症状,均于此述及。

1. 饮

口渴能饮,口不渴不能饮,这是一般病情。然而也有渴不能饮,或饮而不受的情况,这是因为渴有真假的缘故。在太阳病中,如温病"发热而渴",即为真渴,是热能消水。若"心下有水气",也有"或渴"的,是由于水失运化,气液不升,当然渴不能饮,故为假渴。经治疗后,其心下水化而渴的,"此寒去欲解也",其渴虽饮亦不多,却为真渴。还有太阳腑病蓄水证,其"渴者",甚至"烦渴",或"消渴"欲多饮的,是指饮不解渴而言,则除水不化气,气不生津外,又必热化于上;其"不渴者",即为寒化于上。另外也有"渴欲饮水,水入则吐者",是虽然热化于上,但水蓄过甚,上逆胃中,与热相合,本自欲涌冲,所以水入则吐，即"名曰水逆"。"肝乘肺"证，火胜克金，亦"大渴欲饮水"以自救。少阳病而见"或渴"的，亦是中上二焦火盛津伤之故。若"本渴饮水而呕者"，则又有太阴虚损，湿郁气滞而津液不生之机。如仅渴饮而不呕，则太阴之气即转盛，可湿化液行，外济太阳，内助阳明，由虚转实，预后良好。还有"意欲饮水，反不渴者"，是"病在阳"，水寒之气闭阻于外，不得汗出，"肉上粟起"，阳反内郁，因无汗，故不消水。

在阳明经证中，由于高热汗多伤津，见"口燥渴"，甚至"大渴"而"欲饮水数升者"。太阳结胸津液不转，而兼病阳明腑实上湿下燥者，亦必"舌上燥而渴"。也有阳明经证气化不行，而兼病太阳蓄水的下湿上燥之证，仍可见"渴欲饮水"。此二证之成，总因开阖两滞，升降受困，表里上下，互不为用，且多由误下邪逆、正气受伤所致。若阳明病而"瘀热在里"，气液为郁，胆失疏泄，"身必发黄"，亦当见"渴饮水浆"，这又是湿热交阻，气化不行，津液不生之故。若不渴为"胃中虚冷"，可见"饮水则哕"。

少阴病寒化证也可见"自利而渴"，是津液下脱，所以仲景说"虚故引水自救"。此却大不同于"肝乘肺"的木火刑金，彼为肺燥，当以邪实热盛为主；此则肾燥，纯属正虚寒邪为甚。若少阴热化而心肾本虚，其腑小肠清浊不分，其腑膀胱气化不出，水热攻窜，其邪上逆，即见"咳而呕渴"。

厥阴病，本属上火下寒。火逆心包，热壅胸膈，当见"消渴"。但因肝寒下格，水饮不化，饮必不解渴。如阳复于里，下寒得去，上热得降，而下利厥逆除，又"渴欲饮水者，少少与之愈"。是微阳初复，少火犹弱，少饮可得阴阳调和，气液两平。若多饮又必水寒停蓄，少火受损，气化不行，而厥利复作。但如阳复太过，渴饮而不愈，其下利即"不差"，且"必圊脓血"，此为"以有热故也"，是热迫津液下脱反伤肠中气血。

2. 食

食欲决定于胃气的强弱，胃属阳明，燥热助阳则胃气强而能食，寒湿伤阳则胃气弱即不能食，这是一般规律。但也有中气下脱，胃中暴虚而能食者，是为败象；肠有燥屎闭结不出，或湿热壅阻，脾失运化而不能食者，则为邪实滞塞，胃失通降所致。另外也有他经之病影响胃失和降之证，不一而足。然"人以胃气为本"，能食病轻为顺，不能食病重为逆。

因为所有的阳明病，都直接关系胃气，所以"若能食，名中风"，即风阳化燥，燥热消食之理；"不能食，名中寒"，即阴寒化湿，湿郁胃气之故。太阳伤寒有"呕逆"，亦不能食，是寒邪从胸下逆，导致胃气上格。太阳中风而见"干呕"，亦同此理，皆影响食欲。只一湿一燥，性质有所不同，程度亦有轻重而已。若阳明中寒而"初欲食"是胃阳转盛，必水寒之气"不胜谷气"，邪将"与汗共并"，"濈然汗出而解"。但若"不能食"，虽"手足濈然汗出"，是脾阳被格外越，脾主四末，故"欲作固瘕，必大便初鞕后溏，所以然者，以胃中冷"，中见运化之气虽较强，但本经燥热之气却不足，脾阳外越，因而"水谷不别故也"。如见"食难用饱，饱则微烦头眩"，则又是"脉迟"中寒而水谷不消，蕴蓄碍胃，郁阻气机，不得疏泄，即"欲作谷疸"。"食谷者哕"，则更为脾败胃伤，升降两困，中气逆乱之候。阳明燥热气旺，本当能食，但燥热太过，亦有"反不能食者，胃中必有燥屎"而阻塞不通，"若能食者"，其大便"但鞕耳"，即肠气尚可通达，胃气犹能下行之故。仲景所谓的"胃中"，实际是全部消化道的通称，而重点则指结肠部分。燥屎与大便鞕均当见于结肠，燥屎由于燥结特甚，影响胃气的和降而不能食。胃中虚冷固不能食，亦不饥，但胃虚邪入，伤阴热扰，亦"饥不能食"。若阳明经病，其热上盛，气血升腾，"口干鼻燥"，如再见能食，必更助其热，因而有"能食者则衄"的机理，是血溢于经。若表里气血"合热"于胃，亦"消食喜饥"，且若"不大便者"，是气血两郁，故为"有瘀血"。另有"食谷欲呕者，属阳明也"，是寒湿碍胃，胃虚气逆的变证。若少阳病而"干呕不能食"，则又是胆邪犯胃之故。

至于太阴为病，则更是脾虚胃弱，寒湿中阻，即吐利而"食不下"。如"饥而不欲食，食则吐蚘"，当是厥阴为病，肝寒犯胃，素有蚘虫，阳热不降，胃虚蚘扰，上入胃中所致。若肝寒犯胃，胃虚冷甚，"当不能食，今反能食，此名'除中'"，是脾胃中气已败，阳绝不能充盈于里，胃中骤显空虚之甚，即欲得食以自救。然食入不消，反格阳外越，故为"必死"。霍乱吐利，伤中之后，能食则胃气来复，不能食即胃气不复。

3. 小便

小便的利与不利，一方面当视膀胱气化功能，另一方面也当视三焦的水道，脾、肺的转输，肠、胃的吸收，水液的清浊，以及病在气分、血分等不同情况而定。"风温为病"病在太阳，"若被下者，小便不利"，但有时尚"失溲"即遗尿。此因风温本卫盛荣衰；津液已亏，下又伤阴，水竭于下，故小便不利；然阳气亦泄，肾关失固，一方面固然气化不行，另一方面神昏失控，亦即欲尿不出，不欲尿则小便自遗。若太阳病而太阴里虚，水失运转，亦"心下满微痛，小便不利"，脾不散津，肺失通调，三焦不和，水道不利，膀胱气化即难外出。此为本在太阴，标在太阳，标本两滞之证。反之，若太阳病而"发汗遂漏不止"，又必"小便难"，是膀胱津液外越，水不下行所致。"伤寒表不解，心下有水气"之证，"或小便不利"，其理在于上焦不能"如雾"，下焦即不能"如渎"。还有"大下之后，复发汗，小便不利者，亡津液故也"。若"小便已，阴疼"，是因汗伤心肾阴液，致尿窍干涩掣痛。太阳腑病蓄水证，尤当气化不行而"小便不利"。若为蓄血，则病不在气分，即"小便自利"。"肝乘肺"证，如见"自汗出，小便利"，其肺气才能宣肃并行，则为"其病欲解"。也有水饮滞于胸胁，三焦气不下达而"小便不利"的。水痞心下，则更当小便不利。他如"风湿相抟"，本为邪困肌表，经脉滞涩，水液难行，亦当"小便不利"，若"小便自利"，则又为气虚不运，阳难外达，水液失控，遂直从三焦膀胱下趋体外之故。然若气虚而邪滞表里特甚的，则也可见"小便不利"。

在阳明病中，一般来说"小便利者，大便当鞕"，是肠胃津液外越，腑中燥热已盛之故。否则，肠胃即燥化不足，又必"先鞕后溏"。若因发汗"以亡津液，胃中干燥，故令大便鞕"，其热散越已轻，即当视其小便，如较前"小便数少，以津液当还入胃中，故知不久必大便也"。湿热瘀阻肠胃，胆失疏泄，气机不转，即身无汗而又"小便不利，身必发黄"。若经治疗后，小便利，"尿如皂荚汁状，色正赤"，即"黄从小便去也"。阳明病而证兼太少，"若下之则腹满小便难"，是太阳气陷，少阳枢折，水火之气交阻于中下二焦所致。"阳明病，若中寒者"，亦可见"小便不利"，是因寒邪合太阳水气内入，水寒伤其本燥，湿盛气虚，不能吸收而由脾肺下输膀胱之理。若见"反无汗，而小便利"则又是水寒伤其标阳，寒闭阳郁，不能蒸腾而由脾肺横灌四旁之故。以上二病，皆为阳明关系于太阳所致。又"阳明病，被火，额上微汗出，而小便不利者"，则又是其病反从太阴湿化，内本湿盛，复为火逆，湿热相合，瘀阻肠胃，外不得发，下不得泄，必内郁胆道，所以身"必发黄"。若"阳明病"，而表寒闭拒，复误下，又必寒水内陷，与热相合，亦湿热不化而"色黄"，且"小便不利也"。至于"谷疸"之成，因水谷困阻，复为寒逆，除"食难用饱"外，又"必小便难"。阳明经证误下，热入又伤其本气，当然也要水热互阻而"小便不利"。"阳明中风"，兼病太少，开阖俱逆，枢机不运，气化不行，肝郁脾困，亦必湿热瘀阻，三焦不通，胆失疏泄，而"小便难"，黄疸遂成。若阳明病汗多而"小便自利者，此为津液内竭"，是因里阳外越，水液失于控制所致。

少阴病而见"小便不利"，或为本气不足，或为阳郁不达，皆可使其腑膀胱气化不行，成为水气停蓄。若以火劫发汗，阴液大伤，火邪深入，"小便必难"。厥阴病"热少厥微"的热厥轻证，由于热郁气逆，厥阴肝经环阴器，故小便不利而色黄的，若"数日小便利，色白者，此热除也"，即其病欲愈。"大病差后，从腰以下有水气者"，多为热伤肝肾，气化不行，亦必见小便不利。

"小便数"即尿次多。此症状在太阳病中，可见于卫阳泄越，荣阴亦虚，经腑之气失固，则津液下脱，但尿量不多。在阳明病中，邪热内盛，蒸灼津液外越，肠胃燥化太过，所以"小便数者，大便必鞕"，尿量亦多。少阴阴液有余或回复，必上济阳明，其小便即"反不数，及不多"，而可大便自行，甚或"振栗自下利者，此为欲解也"。由此可见，阳明病中所说"小便数"，实指次、量皆多。而"脾约"病的"小便数"，则是胃中津液由于脾的转输太过而外出所致。至于"若吐、若下、若发汗后"而"小便数，大便因鞭者"，则又是胃阴胃气两皆受伤，气不摄津，含有气液散越外出的性质在内，所以其邪热稍轻而燥化偏重，此又稍异于上述二证。

在小便颜色方面，大体来说，病在表而里无热，其"小便清"；病入里，小便色黄或褐，则为里热而水液受灼，或瘀滞而清浊不分。"色正赤"，多见于阳明黄疸温热瘀阻。如"小便白者"，则又是少阴病寒化证，肾阳大伤，"下焦虚有寒，不能制水"，使精气随水液下脱。此色白，除《素问·至真要大论》所说"诸病水液，澄澈清冷"外，又可微见㿠白内映，是其特征。

4. 大便

大便虽然直接反映消化道的病变，但与各经也都有关系。其通、秘、难、易、鞭、溏、燥屎等，都能反映出体内一定的病理变化。如病在表，腑气调和，应多见大便通畅正常，然而也有"伤寒不大便六七日，头痛有热"者，如前所述，"其小便清者，知不在里，仍在表也"。此病在表而不大便，是由于太阳之气从开上升，外出抗邪于表而相持不解，正邪胶着，气难运转，必在整体上影响阳明之阖不得内入下降，因而大便不行。若病入阳明之腑，燥热结实而"大便鞭"，是肠胃对水液的吸收与脾肺对水液的转输因热盛而强之故。病在太阳，误用火攻，大汗伤津，火热内入，也会使肠胃燥结而"大便鞭"，气反上逆"不大便"。也有"大便溏"而为胃实之证者，但应同脾虚辨清。一般来讲，脾虚气弱，对水液运转不良，胃肠燥化不足，大便应溏。但如"先此时自极吐下者"，必伤胃气而表邪内陷，邪结胃腑又必郁而化热成实，上下阻格；肠中气虚，燥化不足，则"大便反溏，腹微满"。结胸重证，兼病阳明腑实，胸胃两逆，肠燥气结，则不但大便鞭，更当见"不大便五六日"。"伤寒五六日"，阳气不足，邪因内入，表里同病，而证似少阴，但"头汗出"而"大便鞭"，"此为阳微结"，其所以阳微而便结，则主要是因少阳枢机不利，气液失转，正虚邪滞，升降皆难，故腑气不通，蕴郁化热，津液不下，大便即鞕。若为"纯阴结"，则当属沉寒痼冷，阳衰不运，阴凝不化，腑气不行，肠失蠕动之证。"风湿相抟"，脾肾阳虚，气液失固而"小便自利者"，即肠中燥化，亦可见"大便鞕"。

　　阳明病中，"不更衣"即不大便，为阴虚热入而导致"脾约"，使胃肠吸收太过，粪便鞕而量少，可见"不更衣十日无所苦也"。当然也有大便鞕而不通，肠胃胀满痞痛，却属燥、热、实皆重的阳明"内实"本证。若少阳病而"大便难"，为相火炽盛，肠胃燥热，邪已入里，气欲下达，但涩滞难出。三者病因总为伤津胃燥，邪热闭结，仲景特举"太阳病，若发汗、若下、若利小便，此亡津液，胃中干燥，因转属阳明"，就要见"不更衣、内实，大便难"来说明。然而阳明腑实的形成，不仅可由本经自病和太阳少阳而来，也可由三阴特别是太阴热化，湿去阳盛而转系，伤寒"系在太阴"，"小便自利"，"至七八日大便鞕"，又"其人濈然微汗出"，"为阳明病也"就是此类。因七日阳气来复，八日阳气入里，所以随此机转而成。阳明病"大便鞕"，必表解邪内入，里热蒸腾，津液外越，其腑已完全燥化。更重的，则可结为"燥屎"。也有太阳中风，兼病阳明，"表虚里实，津液越出，而内结"燥屎"的，此亦风阳化燥之理。"伤寒四五日"而邪入于里，"反发其汗，津液越出，大便为难"，亦为"表虚里实"，又是太阳从开太过，少阴阴伤热盛，与阳明燥气相合之故。还有阳明病而"不大便"，又见"胁下鞕满"，"而呕，舌上白胎者"，是因少阳气结表里之间，上焦不通，胆气复逆，枢机不转，胃失和降所致。若阳明腑实而"大便溏，小便自可，胸胁满不去者"，则又是少阳的邪热未尽，中焦气滞，水液不升，火热有余，燥化不足而成。"阳明病，自汗出，若发汗，小便自利者，此为津液内竭"，大便亦当鞕，则又为燥化有余，热化不足。另外"屎虽鞕，大便反易，其色必黑者"，是血与粪便相混，为热所凝而致。还有大便"初头鞕，后必溏"的，又是胃热虽盛，但脾气却虚，对水液的转输不够完全之故。至于燥、热、实皆重的，有"病人不大便五六日，绕脐痛"，是因燥屎闭结肠胃，正邪相争，不通而痛。"大下后，六七日不大便"而"腹满痛者"，是因大下伤津，宿食与燥热相结。"病人小便不利，大便乍难乍易"，则为津液尚可还纳胃中，但燥屎不出，乍难为便秘，乍易为旁流。无论自汗出多，或发汗过多，均"为太过"，即要"阳绝于里，亡津液，大便因鞭也"。所谓"阳绝于里"是阳越于表，气随阳出，液随气脱，所以又称"亡津液"，大便鞭甚不但可形成脾约或结成燥屎，而且其燥热之气大盛，耗灼津液极重，又可大伤少阴，出现阴液枯涸的"大便难"，即所谓"戊（胃）癸（肾）化火"之义。另外少阴病热极伤阴，也可见"不大便者"，亦同上理，均属危急之证。但少阴病寒化在上的，又当"更衣反少"，应知此非热结，只因"呕而汗出"，气液上逆，胃失和降之故。厥阴病中"下利谵语者，有燥屎也"，是肝火犯胃，属典型的热结旁流之证。

（六）咳喘、呕吐、哕噫与下利

咳是肺失肃降，气逆上冲，重在肺系，又称"咳逆"；喘则肺失宣通，为咳之甚，呼吸急促，升降皆难，重在肺体，又称"喘息"。呕吐、哕噫，是胃气上逆，下利则胃气下脱，然各有虚实寒热，六经皆可见及。

1. 咳喘

"伤寒表不解，心下有水气"，水寒相合，内外两滞，肺气为郁，宣肃皆难，遂上逆而"咳"，甚则"咳而微喘""或喘"。表邪传入少阳而见"或咳者"，则是太阳寒水之邪内逆胸胁，上焦不利，肺气失降之故。阳明病而见"呕而咳"，是少阴阳虚，下焦寒冷，卫气不盛，不能蒸发体内水液化汗外出，反上逆中、上二焦所致，此多为阳明中寒之证。若阳明病而见"能食而咳"，则又是少阴阴虚，胃肾相合，即化火上炎，且燥化亦甚，燥热能消谷，火盛则刑金故也。此多为阳明中风之证。少阴病"被火气劫"而见"咳"，是火热内攻，阴液下脱，肺燥失润，其气必逆之故。如少阴病"有水气，其人或咳"，则为阳虚失镇，寒水泛溢，上逆犯肺所致。也有少阴病阳为阴郁，气滞不达，而见"四逆"，其人或"咳"的，则又为胸阳不出，肺失宣肃为病。

至于喘，"太阳病，桂枝证"，误下而致"喘而汗出者"，是邪热壅肺，下合阳明，气热蒸腾为病。太阳伤寒"而喘者"，是寒闭表实，肺气为郁所致。"太阳与阳明合病，喘而胸满者"，是寒邪同时伤两经，太阳之气不能从胸外出，阳明之气不能从胸下达，邪滞高位，胸肺俱郁之故。前已言及，"伤寒表不解，心下有水气"而重者，亦当见"喘"。若"汗出而喘，无大热者"，则又为表邪化热，邪热乘肺，肺实表虚，病在上焦，故外无大热。"发汗后饮水多必喘，以水灌之亦喘"，是汗后胸阳外越，肺气亦虚，饮水多则脾气升散水精于肺，水灌身则皮毛水寒内侵于肺，或宣或肃，皆不得行，故而如此，即"形寒饮冷则伤肺"之理。"太阳中风，以火劫发汗"，而见"腹满微喘"，是火入阳明，燥热上乘，灼脾犯肺之故。阳明病"直视谵语，喘满者死"，为热极伤阴，津液涸竭，阳气盛而上壅，金水不生而肺绝所引起的。其根本则在于中焦阻隔上下不通，水不济火，阴阳离决，故当死。"伤寒四五日，脉沉而喘满，沉为在里"，当为邪实太阴，脾不得升，肺不得降之故。阳明而兼病太少之证，亦当见"腹满而喘"，是开阖枢三气皆滞，升降出入皆难，邪逆太阴，脾肺两困所致。"阳明病，脉浮，无汗而喘者"，是阳明经病兼病表实，热欲外达而汗不得出，皮毛闭拒，郁于胸肺。阳明病"喘冒不能卧者"，是阳明腑病燥屎闭结，邪热上乘，逆于胸肺，冲于清空所致，故为"有燥屎也"。所谓"喘家"，即指素有喘疾，肺气郁滞之人而言，多为风寒久稽，郁而化热，或痰瘀停蓄，肺虚气逆所致。

2. 呕吐

呕吐是胃气上越的总称，又称"胃反"。实际应有区别，即病在上脘，声高物少为"呕"；病在中脘，声低物多为"吐"。若有声无物即谓之"干呕"，多是病在下脘，或胃燥无物。还有所谓"干恶心"，为"欲吐不吐"，其病多在少阴之心。这是仅就部位和病形的一般划分，更重要的是根据六经病理来认识。

太阳伤寒主证中，曾提到"呕逆"，是因寒邪欲从胸内入，而胸阳抗邪欲出，引起胃气上逆所致。太阳中风亦可见"干呕"，其理相同，但阴寒化湿，风阳化燥，性质有异。然而也有"伤寒表不解，心下有水气"，却见"干呕"的，这是因为水在膈间，邪无泄路，逆于胃口，而胃中本无水邪，所以虽呕亦干。此与痞夹悬饮的"干呕"道理基本相同，只是病位及水气与饮邪之间尚有小异。若过下伤胃，"客气上逆"，虚极致痞，胃失和降，亦必见"干呕"。还有病在太阳，里气虚寒，本有系在太阴之性，复误下伤中，表邪内逆，使开阖两滞，枢机亦折，即要湿困中焦，气化不行，津液不生，胸中有热则口渴欲饮，但胃中虚寒即"饮水而呕"。若太阳病而少阴阳虚，"反熨其背而大汗出，大热入胃，胃中水竭"又肾阳上越，必导致水寒冲逆，复见"反呕欲失溲"。以上皆阳热在上，多上脘为病。

阳明病，正在中焦，燥热成实，本应少呕，但也有肾阳素虚，胃气反弱，下焦水寒之气不能蒸腾化汗外达的，即上逆犯胃而"呕"。"食谷欲呕"，是因胃气素弱，复中于寒，寒湿中阻之故。故此非真呕，只谷入不消，浊气上逆而泛恶。如不食而"呕多"，"虽有阳明证"，亦病在上脘，连于胸膈，气逆不降，热未全入于腑，总为胸脘气机升降两滞之状，故"不可下"。

邪由太阳传入少阳，从胸下胁，郁于中上二焦之间，必胆气横逆，胃气受扰而"喜呕"，即所谓"邪高痛下，故使呕也"。如少阳经证按法治之而不解，又"呕不止，心下急，郁郁微烦者"，是邪入其腑，使胆气更逆，胃气阻滞，中上二焦不通，火热郁而不达。也有"心中痞鞕，呕吐而下利者"，则胆火更炽，上炎下攻，膈气郁闭而胃气受灼，升降两逆。若少阳而兼病太阳之表，亦当见"微呕"，"心下支结"，少阳而兼病阳明之里，则又见"胸胁满而呕，日晡所发潮热"，则此呕皆在少阳。"太阳与少阳合病"，两气相逆于胸胁胃口，亦可见"呕"。总之，少阳为病多呕，皆邪滞胸胁，膈气不降，胆气上逆所致。

至于邪入三阴，少阴中寒下利复见"干呕"，是阴盛于下，格阳于上，心阳胃气及热药皆难下达之故。水寒上逆或水热上犯，亦均当见"呕"。"若膈上有寒饮"而"干呕"，是饮停不化，阻滞胸阳，障碍胃口。至于"呕而汗出"，更为心阳虚衰，寒邪上乘，其阳外脱之象。厥阴病"蚘厥"证，由于蚘扰，则"得食而呕"。若肝寒犯胃，则又可见"干呕吐涎沫"，此在下脘还有肝火犯胃，胃阴大伤，即"呕而脉弱"。若火热大盛更可致胃有痈脓，而"呕"出脓血。如见"呕而发热"，又当是邪出少阳。另外，霍乱邪入阴经，"本呕下利"，则恐阴阳离决。

"吐"即"吐逆"，如果太阳病荣卫两虚，再"攻表"发汗，而见"吐逆者"，是脾阳外越，胃气大伤，浊阴上逆之故。若肾阳亦伤，必"吐下不止"。"渴欲饮水，水入则吐者"，即太阳腑证中之"水逆"为病。"病人脉数"，本应有热能食，"而反吐者，此以发汗，令阳气微，膈气虚，脉乃数也"。意即因发汗而阳热外散，心动无力，因而心阳即失去镇冲作用，所以下焦水寒之气必上逆而致吐。仲景即称此"数为客热，不能消谷，以胃中虚冷，故吐也"。所谓"客热"，即非本身阳气所化之真热，而为由外因所致之假热，热既假，寒必真，即此吐的机理。

"太阴之为病，腹满而吐"，是脾虚胃寒，水液不转，湿盛上逆所致。"吐、利"并作，既可见于太阴寒湿，更多见于少阴阳虚、厥阴肝寒和霍乱之证。寒湿中阻，是水郁胃肠，不得运化，阳虚阴盛，是心肾气脱，镇固两失；肝寒上犯，是脾胃受克，中气败伤，均可见此。霍乱是邪在肠胃，上逆下迫之吐。然而也有"少阴病，饮食入口则吐，心中温温欲吐，复不能吐"，又是"此胸中实"，由于邪闭心阳，气液凝郁，遂为痰涎壅阻于胃的上脘食道，化热胶着不出所致。理同太阳病"胸有寒"证，只是阳浅阴深，病稍有异。厥阴病若"食入口即吐"，亦为火化在上，但寒化在下。寒格其火于胃口，故上火欲食，下寒不受。至于"吐蛔"，为素有蛔虫，或因肝寒犯胃，或因"病人有寒，复发汗"，阳热上越而"胃中冷"，即蛔随吐逆上入胃中而出。

3. 哕噫

"哕"在《伤寒论》中当作"呃逆"解，"噫"同嗳，即"嗳气"之意。二者本不相同，不像呕吐属于一类，但又皆为有声无物，故合并论述。"食谷者哕"，多见于热郁胸中，寒滞胃腑，寒热交争，膈气拘急，故谷食入胃，为寒所格，寒气上冲，膈热下迫，气道阻截，而为哕逆。或"太阳病中风，以火劫发汗"，阴竭阳越，胃实胸虚，腑气郁结，逆而上冲，胸阳不降，膈气受迫，"甚者至哕"。阳明中寒，"胃中虚冷"，"攻其热必哕"，此属胸热胃寒。阳明病大便初鞕后溏的，为胃热脾虚，转输无力，燥化不足，"攻之必胀满不能食也"，是胃气亦虚，即"欲饮水者，与水则哕"，虽有虚热，又为水气所遏，水寒冲击，故气逆作呃。"表热里寒"，"若胃中虚冷，不能食者"，亦同于胸热胃寒，故"饮水则哕"，也是水寒之气上逆之故。"阳明中风"而兼病太少，枢机不转，气液两滞，湿热瘀阻，表里皆闭，本无汗便闭，若更见"不尿，腹满加哕者"，则阴阳隔绝，升降全息，神机不运，故为"不治"。"伤寒大吐大下之"，里气"极虚，复极汗者"，因其人正虚于里，邪实于表，气液皆亏，正不胜邪，故"外气怫郁"而汗不得出，乃"复与之水，以发其汗，因得哕，所以然者，胃中寒冷故也"，即是里虚而又阳越于表之故。以上所述，以胃气虚寒致哕者为多，实热者少，当然也有水蓄致哕、便闭致哕者，皆为下元不通，气逆于上，冲胸犯膈所致，乃为实热。

至于噫气，太阳病痞证类中，就有痞夹食滞的"干噫食臭"，还有气滞痰凝的"噫气不除"，此又皆为胃气上逆失于和降的病变，较哕为缓为轻，其气上出亦较通，多见于虚实夹杂之胃病。

4. 下利

即腹泻。病在三阳，太阳病中有"伤寒，医下之，续得下利，清谷不止"，是下伤肾元，命火虚衰，即肠滑失固。"脏结"而"时时下利"，是寒结肝脾，水液不行，腑气虚衰而下脱所致。"结胸"而"下利不止"，则又是上实下虚，阴阳阻格，有似脏结。痞有悬饮而"下利"，是水渗肠间；痞夹食滞而"下利"，是水谷不化；痞而胃虚"下利"，是中气下脱；表实里虚亦"心下痞鞕"而"下利"，是"协热而利"，等等，症状似同，性质各异。还有火劫发汗，火邪入胃，少阴气逆，水寒格拒，寒热交争，"振栗自下利者"，此阴以济阳"为欲解也"。若阳明病而燥热悍气下灼少阴，上盛下虚，阴液受迫，"直视谵语"，而"下利者"，则又是水不济火，仲景认为死证。在少阳病中，合并呕吐而"下利"的，主要见于邪入其腑，胆热犯胃，中焦痞塞，气液受迫所致。

另外"太阳与阳明合病，必自下利"，是寒邪同时伤于二经，闭郁不出，其邪合并太阳本气内逆阳明之腑，水寒大盛，伤其肠胃，燥化之故，其性质是重在太阳寒气。也有"太阳与少阳合病，自下利者"，是寒邪同时伤于二经，闭郁不出，但由于少阳枢机不转，火郁化热，热盛内逆，即从上焦而下，灼烁肠胃，遂迫其津液下脱所致，其性质是重在少阳火气。还有"阳明与少阳合病者，必下利"，则又是火胜克金，金反乘木，木又克土，"互相克贼"，肠胃受病。此证若阳明气败，即预后不良，其性质是重在少阳木火之气；若胃有宿食，则其腑尚实，即不致死，其性质是重在阳明土金之气。此处所言土金，即指阳明，所言木火，即指少阳，故有上述变化。

病入三阴，正虚为主，下利较为多见。伤寒而"系在太阴"之证，由于寒湿瘀阻在里，本当发黄，若阳气来复，"至七八日，虽暴烦下利日十余行，必自止，以脾家实，腐秽当去故也"。此是借阳明之阖排邪下出，正气由虚转盛。所以太阳病误下，热陷太阴，湿热相合，亦当下利而解。若太阴病而"自利益甚"的，则又是脾阳大伤，寒湿不化，气虚而下利。

在少阴病中，下利最多，无论寒化热化，皆因肾元大伤，气液下脱。其寒化下利尤多于热化下利，为肾阳衰微，胃关不固。如"自利而渴者，属少阴也"，即气液下脱，"虚故饮水自救"。此在寒化证中可见，且区别于"自利不渴者，属太阴"的寒湿为病。"少阴病，下利"，为寒化的脏病主要症状之一。若阳虚水滞，气化不行，亦"下利不止"，只多一"腹痛"，类似于太阴下利。若浊阴下盛，上逆阳明，迫胃犯肠，则并见"吐、利"，惟吐重于利，是其特点。如见"下利清谷"，则又是阳虚寒甚，脾肾两伤的重证。总之，少阴寒化下利，皆寒邪深入下焦，阳虚不得上升所致。但若寒滞下焦，肾阳来复，而见"虽烦下利"，则是祛邪下出，故又"必自愈"。

至于少阴热化之证可见"被火气劫"，汗不得出，阴液受迫而"下利"。若阳郁不达，又可见"泄利下重"，是枢机不利，气滞液凝之故。一般热化下利，皆为热迫津液下脱。若夹有水气，又是水热窜扰，亦肾气不固。如见"自利清水，色纯青"，则已为热极伤阴，肾液将竭之危证。

厥阴病中，下利亦多，无论寒热，皆为克害脾胃所致。但寒化为病，由于肝寒在下，往往又逆于关元，侵犯肾阳，所以其下利性质，基本与少阴寒证相同。至于热证，则亦如少阴阳郁，多兼"下重"，而且由于中见少阳，其火热之气更甚。

（七）血与脓

"血"是指伤寒而见出血或瘀血者，包括衄、唾、便、尿血及蓄血和热入血室等，有时见脓血混杂，故合并叙述。

1. 衄血

即鼻出血，论中太阳伤寒，发汗微除，然又"其人发烦目瞑，剧者必衄，衄乃解"，这是因为伤寒化热，表闭不开，其邪热已入荣分，所以"无汗发热"，而不见恶寒。再用辛温发汗，卫邪虽微，荣热不除，反辛温助阳，阳热上盛，遂迫血妄行，出于太阳阳明二条经脉的衔接部，即成衄血。因此而又热由血泄，邪随衄解，病遂得愈，即后世称为"红汗"之意。仲景认为"所以然者，阳气重故也"。还有不经发汗，其邪热全入于荣，而且阳气大盛，证见"太阳病，脉浮紧，发热身无汗"，因而"自衄者愈"的情况。以上随衄而病解的，必衄血成流，热泄无遗，邪尽自止。但若点滴不畅，必其邪热犹大部在卫，所以虽衄不解，这时仍当发汗治疗，从卫分解散其邪。还有太阳伤寒已发汗，"若头痛者必衄"，亦是病"仍在表"热化向荣分发展的，此时"当须发汗"，达邪外解。却不宜再按表实施治，而宜以表虚为法。另外，"太阳病中风"，本为阳邪，若"以火劫发汗"，必"邪风被火热，血气流溢，失其常度，两阳相熏灼"，即"阳盛则欲衄"。

"阳明病，口燥但欲漱水，不欲咽者，此必衄"，又是邪热入于血分之故，因血热不消水，荣伤津不生，故有如上见证。如果"脉浮发热，口干鼻燥"见于阳明病中，又是燥热上盛，循其经脉迫于口鼻之故，若更见"能食者"，其胃热亦重，经腑俱热甚，气血两沸腾，"则衄"。对于经常衄血的人，仲景称为"衄家"。

2. 唾、吐脓与血

脓血之成，为热盛肉腐，伤于气液则色白，伤于血液则色红，肉腐必气血两伤，红白相间则为脓血。唾脓血可见于厥阴病中，由于"伤寒六七日"，正值厥阴之气外出太阳之时而"大下后"，即造成阳逆于上，气虚于下，阳逆化火，火盛腐伤气血，遂出现"喉咽不利，唾脓血"。此脓血出于喉咽之部，是因足厥阴之脉循喉咙之后，上入颃颡之故。另外，胃部发痈，亦呕而唾出脓血，这是厥阴火盛伤中。若纯吐血，多见于太阳病热化过盛。如果其人胃中素有湿热壅阻，太阳中风而"服桂枝汤吐者，其后必吐脓血也"。因湿热久蓄，蕴郁腐蚀，使胃发痈脓，非同于上述火热之气熏灼之证，所以一见呕而脓血较少，一见吐而脓血较多。

3. 便、尿血与脓血

先言便尿血。"淋家"即素患淋疾的人，初多湿热下滞，清浊难分，日久更伤阴液，尿涩难出，若再"发汗必便血"。此便血当为小便尿血，即成为"血淋"，是因发汗更夺其阴液而伤阴动血之故。少阴病热化外灼而"热在膀胱"之证，亦"必便血也"，此理基本同前，是阴液大伤之故。因此，其便血仍当为小便尿血。若为"太阳病不解，热结膀胱"之证，则又是血热相抟，瘀阻下焦，所以如见"血自下，下者愈"，此即大便下血，热随血出，同于"自衄者愈"之理。然而大便本非太阳所主，何以大便下血，热结膀胱之证能解？这是因为小肠亦为太阳之腑，与膀胱同居下焦，所以"热结膀胱"之语，当包括小肠，正如仲景对阳明大肠与胃的腑病，皆称作"胃"一样。而且此血与热抟，是在小肠、膀胱之外的经脉之中，非在其管腔之内，其血热泛溢，必渗泄于小肠和同居下焦的大肠之中，故血可由大便而出。还有厥阴病热深厥深之证，若见"厥而呕，胸胁烦满者，其后必便血"。这又是肝与包络之火郁而不出，也必逆于胃肠，且阳明厥阴二经皆多血，同主阖，热由阴来，又必伤阴动血，使血热妄行，胃气本虚，血难上出，即从肠道而下。

关于便脓血，"病人无表里证，发热七八日"，本为气血两燔，"虽脉浮数者，可下之"，用下法后，若"脉数不解，而下不止，必协热便脓血也"。这是因气热虽解，但血热未除，且气液下脱，故协同血热而下泄，即便利脓血，此为湿热病在阳明经脉的气血之分。若病入少阴，也有"下利便脓血"之证，但这是因气虚液脱，气不摄血，红白兼见，有似脓血，实非邪热亢盛，腐伤气血所致。还有水寒不化，脾肾两伤，阳虚失固，亦气不摄血，而引起"腹痛，小便不利，下利不止，便脓血者"，此与上证，始则虽异，终则相同，最后皆为气血两脱的病情。至于病入厥阴，在厥热胜复的过程中。厥本下利，如果阳复太过，下利止"而反汗出，咽中痛者，其喉为痹"，即热壅于上，发生痈脓；若"发热无汗"而下利仍然不止的，又"必便脓血"，这是热随利陷，下入肠中，灼伤气血之故。因此，热多于厥之证，即易见他处痈脓和便利脓血。而且凡下利阴伤热化而不愈之证，亦"必圊脓血"。总之，此便尿血及脓血，除少阴属于虚寒滑脱外，皆当为火热之气为病。

4.蓄血

论中蓄血的"蓄"，有的版本写作"畜"，古写义同。蓄意为积，血积必瘀，所以"蓄血"即"瘀血"，主要瘀在脏腑组织的脉络之中。蓄血为病，主要见于太阳、阳明二经。便血中"太阳病不解，热结膀胱"之证，即为形成蓄血之渐，唯因"血自下"或攻下其热，可得愈。若重者，亦太阳"表证仍在"，如见"脉微而沉"或"沉结"，"其人发狂"或"如狂"，"少腹鞕"甚至"鞕满"，但"小便自利者"，即"太阳随经，瘀热在里故也"，是邪热循经下入已成为血热相抟的"蓄血"之证。太阳病蓄血，即此一种，只有轻重的不同。阳明病里的蓄血，多见于胃中素有瘀血久蓄，如溃疡病慢性出血之类，其病状表现为"屎虽鞕，大便反易，其色必黑"，如柏油凝固样，热盛则便鞕，血凝却不燥之故。另外也有攻下后，气血"合热则消谷喜饥，至六七日，不大便者，有瘀血"之证，亦如前述，为病在经脉，下后热陷胃腑，气血瘀结。

5. 热入血室

血室当为冲脉，亦称"血海"，男女皆有，其脉与任、督同源，起于会阴之内，女子起于胞宫，而出于气街，循腹前两侧，与阳明、少阴经脉相并，夹脐上行，经胁肋肝经所在部位，贯膈至胸中。由于肝为藏血之脏，主司生发，又冲脉为"十二经之海"，为人体血气之要冲，经脉相通，故与肝经关系密切。热入血室之证，乃因妇人行经期间，血室空虚，肝血疏泄，邪热可由上焦过少阳而下陷肝络，遂入于冲脉，与血相持而成。"妇人中风，发热恶寒"而"经水适来"，血室空虚，"得之七八日"，厥阴之气当由阴出阳，而此时经行不止，且见"脉迟""身凉""谵语"者，为"热入血室"。主要表现为经行不止，色深量多，余皆为兼见症状。"妇人中风"初时也有经水，到"七八日续得寒热"，症状才重，且"发作有时"而"经水适断"者，则又是"热入血室"，此经水适断为主要症状，余皆为兼见症状。续得寒热之发作有时，当多在入夜以后至凌晨之间。入夜是邪热之气乘阳入阴之际，欲从厥阴而入；凌晨则厥阴之气乘阴尽阳生之际欲从少阳而出，俱可引起正邪相争而寒热发作，但主要皆在夜间。此为病在太阳，关键却在少阳，而其根本又在厥阴故也。

阳明病中，也有"热入血室"，其症状是"下血谵语"。因阳明主经脉，即化生气血为十二经脉之源，其经又与冲脉相并，而冲脉既为十二经脉之海，所以热在阳明，即可直接陷入冲脉，成为热入血室。此阳明病的热入血室，在妇人经期，亦当同上证；但不论男妇，又可因冲脉血虚而泄入肠中，遂见大便下血。至于谵语机理，可见后述。

（八）神志症状

此包括烦躁、懊憹、惊狂、谵语、喜忘和嗜卧等内容，分述于下。

1. 烦躁

"烦"为心胸烦闷不舒，不得宽畅；"躁"是躯体躁扰不宁，不得安静。但二者互有关联，所以往往"烦躁"并称。在《伤寒论》中，无论三阴三阳，寒热虚实，均可见及。从病理上讲，烦多表现在心，属阳，躁多表现在肾，属阴，且一般是烦轻躁重，烦浅躁深，烦甚则躁，而现烦躁较微，躁烦较剧，因此病多有烦而不躁的和烦躁并见的。但也并不是尽然，有的就表现为不烦而躁，所以烦与躁，在性质上应有区别，不可混同。大体是由于邪干于心，血郁或虚，心阳困扰则烦；由于邪干于肾，精伤或竭，命火失养，则躁。但又必是心肾水火互不为用，或阳不运阴，或阴不济阳，甚至阴阳两逆或相离，才能致此。肾中元气（即命火）附丽，则为心阳；肾中元精（即真阴）上承，则为心阴。因此，烦躁之作，其标在心，其本在肾，所以当分经合并讨论。

病在太阳，"伤寒一日"，"若躁烦"，是邪伤太阳之表，少阴里虚受扰，扰肾则躁，扰心则烦，故为太阳气弱，抗邪无力，其病即有传入他经的可能。"初服桂枝汤，反烦不解者"，是邪闭经脉，气液为郁，胸阳不出，心中热闷之故。若伤寒反见表虚而"心烦"，是荣气不足，心阴内亏，虚阳浮扰所致。如更见"烦、躁"并作的，则已是阴阳两虚，心肾不足。如"不汗出而烦躁"，则多由于表实外闭，热郁胸中，气液两滞，心肾受扰。"二阳并病"而"其人躁烦"，是"阳气怫郁在表不得越"，当汗不汗，邪必内逆，遂下扰于肾则躁，上壅于心则烦。"伤寒发汗已解，半日许复烦"，是余邪未尽，汗后化热，胸阳犹滞之象。下后复汗"昼日烦躁不得眠"，是邪微正虚，其阳外越，白昼阳升出表用事，而心肾之气虚衰不支，故神志受扰，失于镇纳所致。但如汗后若下，"病仍不解，烦躁者"当不分昼夜，是汗伤心液，下伤肾阳，里虚气弱，邪复内逆，神机不转，上郁下迫所致。另外，"大汗出，胃中干"，虚热内生，心液失滋，肾水失济，上下交困，亦"烦躁不得眠"，即所谓"胃不和，则卧不安"之理。若"小便不利"，"烦"，则又是水蓄膀胱，气化不行，津液不升，表里两滞，亦心胃失润之故。还有"发汗吐下后，虚烦不得眠"，此则心胃阴伤，余热复扰之证。或"烦热胸中窒"，是心胃阴伤，热郁气滞于上焦。或"心烦腹满，卧起不安"是心胃阴伤，热郁气滞于中焦。但如"身热不去，微烦者"，则又是大下伤中，气阴两虚，邪未全入，热化不甚之状。"太阳病，二日反躁"，是少阴阳虚于下，太阳阳热上浮，阳明胃气不降，失于温镇之故。若"躁、烦"并作，则又是"大热入胃"，胃中水竭，中焦燥结，下寒上热所致。"太阳病，中风，以火劫发汗"，而致"手足躁扰"的，是火气内攻，阴液外脱，心脾肝肾俱损，虚风窜扰为病，总为阳极阴竭。若"以火熏之，不得汗，其人必躁"，亦是火气内攻，但表实外闭，遂致热入下焦，肾阴受灼之故。"火逆"太阳，无汗则"烦"，是"邪无从出"，热郁心胸，当然汗出邪解，烦即可愈。"火逆下之，因烧针烦躁者"，火逆太阳，下伤少阴，外实内虚，复加烧针，迫汗外出，气液皆损，心肾受扰，烦躁乃生。"太阳病吐之"，胸胃阴伤，其阳反郁，热自内生，所以"反不恶寒，不欲近衣，此为吐之内烦也"，"内烦"即有热闷感。"结胸证悉具，烦躁者亦死"，是热实胸脘，气液全结，心肾不交，神机不出，水火两困，阴阳阻隔。一般大结胸证，也应见"短气躁烦"，理同上述，只气液未全闭结，心肾未至隔绝，故尚不致死。水寒闭郁胸阳及轻证热结上焦，则只见"心烦"。"心下痞，表里俱虚"之证，"复加烧针，因胸烦"，是"阴阳气并竭"，运津化汗功能衰极，火邪扰攘不出之故。他如胃气上逆，心胸受扰等证，亦当见"心烦"。至于"风湿相抟，骨节疼烦"，此烦当为酸困重滞或胀闷感，非同于烦躁之烦。

病入阳明，有"大汗出后，大烦渴不解"，和"口燥渴心烦"，均是津液大伤，气热炽盛，胸胃受灼的经证。如邪实于胃，胃气不降，实热上壅，亦当"心烦"，实甚烦重，实微烦轻，皆为腑证。如见"烦乱"，则为"阳明内结"，热极上壅，气阴大伤，邪实正虚，已见心神恍惚之象。阳明病而热盛表里，证兼太少，反"加温针，必怵惕烦躁不得眠"，是火热相合，内逆三阴，心脾肝肾阴液大伤之故。阳明重证，"燥屎"闭结，扰心伐肾，阴液受灼，亦当"烦躁"并作。谷疸之作，"饱则微烦"，是胃热湿困，浊气上逆。"大下后，烦不解"，是"本有宿食"，未得尽下。若"烦躁心下鞕"，是邪结高位，津液大伤，燥热之气上灼下烁，亦如结胸热实，闭结不通之义。一般说来，凡阳明病，均可见"烦热"。其烦关键在胃。

邪入少阳，本属木火为病，故多上扰心胸而见"心烦"或"胸中烦"。特别是少阳中风，由于风火相煽，气热壅滞，则见"胸中满而烦"。若少阳伤寒误汗伤津，心胃阴虚，火热内扰，则亦可见"烦而悸"。少阳病"无大热，其人躁烦者"，为"阳去入阴"，邪逆三阴之状。又胆腑受邪，郁滞不通，上逆犯胃，使胃气失降，亦可见"郁郁微烦"，是热轻而实甚之证。

太阴为病，一般少见烦躁。太阴中风而"四肢烦疼"之烦，性质同于太阳病风湿相抟，非烦躁之烦。另有"暴烦下利"，此是里阳转盛，故为"脾家实，腐秽当去"之象。

少阴病，烦躁亦多，且为重证。因为少阴本属心肾水火为病，所以无论寒化热化，扰心则烦，伤肾则躁。如"少阴病形"中就首提"心烦"，是气液为郁，心阳受扰之象，此本阳衰。也有虚寒"下利"或"恶寒而踡"，见"烦"为欲愈的，是阳回于里，驱寒外出之兆，其理基本同于太阴。但必须具备其他相应的脉症，才能肯定。不然，若"吐利躁烦"，有的是寒湿中阻，上逆下迫，邪干心肾，病较轻；有的则其吐为阳气上越，其利为阴液下脱，必是心肾两伤，水火不济，即恐阴阳离决。所以，先不烦而后见烦躁的，即为病进。更见"不得卧寐者，死"，是已阴阳离决。"不烦而躁"，又是生气下陷，心阳已败，正不抗邪，命火孤危，元气将绝，故死。少阴热化，心阴受灼则"心中烦，不得卧"。也有阴液下脱，阳热上壅，则"胸满心烦"。而水热相合，上下攻窜，则又可见"咳而呕渴，心烦不得眠"。

在厥阴病中，脏厥之证，是气血皆败而俱逆，故"其人躁无暂安时"，属纯阴无阳之象。蛔厥的"静而复时烦"，是蛔虫上扰，心阳胃气两逆。热厥轻证，邪热内犯，气血为郁，本可见"烦躁"；若病进化火，火性炎上，则又必循经上逆，而更见"胸胁烦满"。厥阴下寒犯肾，上火犯心，阴阳不复，神机不出，亦必见"烦躁"。若"心下满而烦"，是"病在胸中"，为寒邪与包络之火相结，化为痰热，郁而不越之证。如"下利后更烦"，则为气阴两伤，虚热内生。至于病愈后"小烦"，此多为胃气弱而"新虚不胜谷气"，食入热郁上扰之故。

2. 懊憹

懊憹与心烦相似而困扰更甚，有扰攘郁闷难挨不支，无可奈何，甚至不知所措之感。其重点在胃与膈之间，多为气液受损，邪热困扰，特别是阴伤热扰尤为多见，属正虚邪实。

太阳病，"发汗吐下后"，心胃阴伤，邪热留扰于心胃之际，内不得降，外不得散，正虚邪逆，所以为"虚烦不得眠；若剧者，必反覆颠倒，心中懊憹"。结胸证因"胃中空虚，客气动膈"，也要见"心中懊憹"与躁烦并作，此亦邪实正伤，"阳气内陷"，结于心下。

阳明病胃气不盛，湿热瘀阻，而致"发黄"的，即可见"心中懊憹"。若热郁三阳而误下，仍可致"胃中空虚，客气动膈，心中懊憹"，是伤中而太少邪逆之故。至于燥屎闭结，是肠胃津液大伤，邪热炽甚，当然更可见"心中懊憹而烦"。

3. 惊狂

惊则气乱，狂则神乱，总为精神慌乱、意志不定。然惊虚狂实，又是一般规律，而虚实交错、惊狂并作的情况也可见。

太阳病中，风温之证"若被火者"，由于火热相加，风乘火势，火仗风威，耗阴劫液，窜扰经脉，伤神散气，故"剧则如惊痫，时瘈疭"。"热结膀胱"，血瘀下焦，肾志为蒙，心神独用，不得潜镇，又热随血升，上扰心神，即动乱不宁，而"其人如狂"，甚则"发狂"。太阳病，若为火攻，"亡阳必惊狂"，又是心液大伤，火热复扰，神气浮越，散乱不宁，故既惊且狂。伤寒八九日误下，致伤少阳之气，必枢折火逆，三焦不利，气机为郁，而神机受扰，遂见"胸满烦惊"。"太阳伤寒者，加温针必惊也"，是寒闭阳郁，温针助火，实以虚治，邪无从出，内灼心神，故而致惊。另外，少阳中风而误用吐下，中气受伤，枢机逆转，风火之气上扰心神，下动肾志，则"悸而惊"。

4. 谵语

　　"谵语"即神识昏糊,语无伦次,俗称"说胡话"。其中亦包括"郑声",为神识颠倒,语言重复,呢喃不休。"夫实则谵语,虚则郑声"是基本病理。故谵语是邪蒙心神,多见于外感病;郑声是意识不清,多见于内伤病。谵语最多见于阳明为病,"胃气不和谵语者",是因胃之大络上通虚里,正在左乳下心尖部,胃热上壅,气郁虚里,心神为蒙,意识受扰,即神识不清而谵语。"伤寒十三日",正值气回太阳之时,若"过经谵语者",又是病从热化,邪传阳明不得外出之故,因此说"以有热也"。若"伤寒八九日",又值气行阳明少阳之期,"下之"而见"谵语"的,则是邪陷入胃,火热困扰,气机不转所致。"肝乘脾"证亦见"谵语",因肝藏魂,脾藏意,肝郁脾困,气逆热壅,上犯心神,则使神魂不宁,意识不清。"太阳病中风,以火劫发汗",津液大伤,火热内炽,邪实正虚,阳明少阴俱病,故"久则谵语"。凡用火攻,或大汗伤津,或阴液素亏,火邪内入,均可致"谵语"。"太阳与少阳并病",本为枢机不转,火热闭郁,若"发汗则谵语",是津伤火盛,气逆上壅,胃热阻郁,神明为扰。"热入血室"而见"谵语",则又是邪热循冲脉逆于肝与心包,神明为蒙。往往入夜为甚,是邪热随阴入血上扰之故。"发汗多,若重发汗,亡其阳,谵语",是初汗而胃津伤,再汗而心液竭,故心气内乱,神无所依,胃热阴虚,而见谵语,此当有郑声之状。若吐下伤中,津液内竭,邪反独留,燥热必盛,戊癸化火,即伤少阴,故轻者心神为蒙而见"谵语",重者肾志亦困而见昏冒惊惕。另外,阳明病大便鞕的,"鞕则谵语";燥屎闭结的,更多"谵语";若大便难的亦"久则谵语"。总为腑热上壅。至于三阳合病而见"谵语""遗尿",是开阖皆滞,神机不出,热极阴伤,心肾为郁。他如二阳并病而邪入阳明,阳明为病而证兼太少,少阳误治而火热入胃等,均可见"谵语"。皆为热困中焦,不得泄越之故。

　　"少阴病,咳而下利谵语者,被火气劫故也",是火邪内逆,阴液下脱,阳气上越,热扰心神之故。厥阴病而"下利谵语者",为胃有燥屎,复为肝火窜扰，致成热结旁流之证。

5. 喜忘与嗜卧

阳明病，"其人喜忘者"，是血瘀中焦，上下阻格，心神不能下交肾志，故意识犹清而记忆难存，因而"必有蓄血"。"太阳病，十日以去，脉浮细而嗜卧者，外已解也"，为病愈之兆。但若"阳明中风"，风热壅阻，兼病太少，开阖枢皆滞，气郁神困，亦必"嗜卧"。另外，少阴病有"但欲寐"之主证，是心肾两虚，精神疲惫，似睡非睡之状，为晚期重证。

（九）颜面、五官与七窍

"颜面"是指从气色上辨证，"五官七窍"主要指从功能形态上辨证。

1. 颜面

"面色反有热色"，为发红，是表邪未尽，阳气怫郁，"以其不能得小汗出"之故。若"面色缘缘正赤"，是二阳并病，理同上述，只热郁更盛。"面目及身黄"色鲜者，为阳明发黄；若色暗，则又是太阴发黄。"面色青黄"，可见于汗下不解，"表里俱虚，阴阳气并竭，无阳则阴独，复加烧针"，火热内攻，气败血伤，土衰木旺，虚风内动，故面色不荣。若"色微黄"，是土气未败，血气犹可再生之象。还有阳明病"面合色赤"，亦为阳气怫郁在表。三阳合病而见"面垢"，是热盛上壅，开阖枢皆滞，脂液外溢于面部之故。少阴病而"面色赤"，是里寒外热，阴盛格阳之状。厥阴病"面少赤"，是下虚上实，亦邪不外解，与上证均称为"戴阳"。

2. 眼目

"目黄"，为白睛色黄。"目瞑"，即目欲闭合不愿睁视之状，为血热上壅，太阳阳明经脉瘀滞，欲作衄血的前兆。"目眩"是少阳火旺，引动肝风，循经上逆的总纲证之一。"目赤"则更为少阳中风，风火相煽，气血壅郁之状。"目中不了了，睛不和"，即视物不清，转动不灵，眼睛无神之状，见于阳明病土燥水亏，热极伤阴，肾精大损，肝血亦伤之证。"眼中生花"，是视物时眼中如见云雾恍惚，星移蚊飞之状，见于阴阳易证，为精室血海空虚，邪热乘虚侵入肝肾，上扰清室所致。

3. 耳

"耳前后肿"，为阳明中风，证兼太少，开阖两难，枢机不转，风热郁阻于少阳经脉所过之耳前后部。"两耳无所闻"，则因少阳中风，风火壅塞于少阳之经，听觉为蒙所致。

4. 鼻

"鼻息鼾"，为太阳风温上壅肺窍，连及颃颡，郁滞不利。"鼻鸣"，则为太阳中风，风阳化燥上盛，肺窍闭塞，且又失润。"鼻燥"与"鼻干"同义，多为阳明燥热之气循经上灼于鼻；亦可见于兼病太阳，肺气闭郁，津液不升之证。"鼻衄"已见前述，此不多赘。

5. 口苦

"口干舌燥"，总为热盛伤阴，津液耗损，或气化不行，津液不升所致。如"太阳中风，以火劫发汗"，热灼伤荣；阳明经证，热盛伤津和热入血分；太阳病水痞，气化不行，和结胸热实，水热互结，可致津液不升；少阴病热极伤阴，心、肾、脾、胃同损等，均可见此。

"口不仁"，为三阳合病，重在阳明，热盛伤气，苔垢遂生，即味觉不灵，甚至语言不清。"口苦"，是少阳病胆火上炎所致；阳明里热兼病少阳火炎，更当见此。"口伤烂赤"，可见于厥阴病热厥误汗，津液大伤，火热上攻。"口中和"，多为少阴初病，寒在其经，脏腑未伤。

"舌上胎者"，可见于太少邪未尽解，而误下伤阴，邪热复扰之证，此苔多为薄黄而燥。如见"舌上白胎"，则为阳明病而少阳气滞，枢机不转，上焦不通，津液不下之证，其苔亦薄而燥。若"舌上白胎滑者"，则又是脏结之证，为心脾阳损，阴邪内结，胃气虚陷，湿浊不化之象。

6. 咽喉

咽气通于地（胃），喉气通于天（肺），心经挟于咽，胃经循于喉，且凡属阴阳邪正升降出入，皆通过咽喉。"咽中干燥"和"咽喉干燥"，多见于伤寒荣卫两虚而误汗，因津液越出，心胃阴伤，土气内燥，咽中即干。他如阳明热盛，少阳火炎，少阴热极等，亦均见咽干、咽燥。重证心肾之阴大损，当急下存阴者，亦"口燥咽干"。而阴液素亏之人，虽病在表，亦必"咽喉干燥"。

"咽痛"和"喉痹"，主要见于少厥二阴。如太阳病误下，阳邪逆于少阴心经；阳明病，风热上逆于咽；少阴病，汗出亡阳，或阴盛格阳，使心火上越；或邪热上盛，热郁其经等，均可见"咽痛"，甚至"咽中伤生疮"。若太阳病中风，误用火攻，火毒内盛，逆于阳明或少阴之经，则可见"咽烂"。厥阴病阳复太过，心包热盛，或误下伤阴，火化在上，亦均可见"咽痛喉痹"。

十、关于《伤寒论》的辨证施治问题

《伤寒论》以六经分病为纲领进行辨证施治。除了病因、病种等基本理论以外，还要明确内外因相结合的问题，"八纲"辨证与"八法"施治的关系。

（一）《伤寒论》重六气的变化而不重六淫的致病

六经的理论，是以六气为基础的，体内六气的变化，也就是六经病理的根本所在。而这种变化，主要是通过自然界六淫之气和身体内六经之气在互相作用中而产生的。自然界风、寒、热、湿、燥、火六淫，为致病的条件，人体内太阳、阳明、少阳、太阴、少阴、厥阴六经，为发病的根据。因此，六淫之气在侵入人体后，必然不是它原来的单纯属性，至少也不能是它原来的全部属性，其一切变化，主要应视伤于何经，即与何经之气共同合化。

六经分病有三种意义，即疾病区域的划分、疾病发展的阶段、疾病性质的确定。此三者之中，最重要的是疾病性质的确定，而确定疾病的性质，唯一的方法，就是认识邪正二气的合化，以六气的属性来划分和论述。据此，我们可以说，论六淫是专指致病的外因，而论六气则是泛指发病的机理。

自然界气候的变化，一般规律是以寒热二气分居南北，从我国所处的地域来看，南热为上，北寒为下，而以风气流通于其间，贯穿于六气之内。因此，风气正常，则其他气候亦正常；风气反常，则其他气候亦反常。古人的"四时八风"之说，就是按季节风向论述这个道理的。同时风气也有太过和不及之变，反常的风向和太过、不及等，都是致成六淫的原因，所以说"风为百病之始"（《素问·骨空论》），"风为百病之长"（《素问·风论》）。风中夹寒，就叫"风寒"；风中夹热，就叫"风热"；若风中兼见燥、湿、火诸气，则又往往以风字冠于其首，以说明其性质。那么，《伤寒论》中既以中风、伤寒为病种（证种，又在前边提到风温），可见此即有风寒、风热（无论新感或引动伏邪）所致之病。若其风不偏寒热，则为中风。由此可见，《伤寒论》虽以风、寒二邪为主要病因，但在辨证即证候表现上，则是以风、寒、温热为其眼目而分型的。这种分型方法，也有人称为"三纲鼎立"之法。不过因风为阳邪，易于化热，且寒闭阳郁，亦易化热，所以温热之证，散见于六经之中。至于燥、湿、火三气，亦均见于六经病理变化之中。所以《伤寒论》虽以风、寒二邪为主要病因，实际却是结合六经，统讲六气为病的。据此，我们可作如下的理解。

1. 中风

风为阳邪，其性疏泄，风动则伤人。风邪为病，初入太阳必与卫气相加，使太阳之气从开太过。而荣阴守护、调节之力不及，就成为卫强荣弱表虚有汗之证。若结合温热，则其性蒸灼，使卫阳盛极，荣阴大伤，遂成为卫亢荣损身发高热之证。若风邪传经内逆，入于阳明则化为燥热，入于少阳则化为风火，入于太阴则为风湿，入于少阴则化热，入于厥阴则上火之气更甚，这是一般规律。而风阳化燥，是其特性。结合温热，则更明显，且伤阴为甚。

2. 伤寒

寒为阴邪，其性凝敛，多随风伤人。寒邪为病，初入太阳，必与荣气相加，使太阳之气从开不及，而卫阳的温煦、透发之力必不足，就成为卫闭荣郁表实无汗之证。若冬时受寒，人体阳气怫郁，守护于里，至春转盛，化热外达，就成为伏气温病。若寒邪化热内逆，入于阳明反可化为燥热或为湿热，入于少阳其火为郁，入于太阴寒湿相加，入于少阴则化寒，入于厥阴则下寒之气亦重，这又是一般规律。而阴寒化湿，是其特性，入于阴经，则更明显，且伤阳为甚。

至于温病，则更火热气盛，必劫液耗阴，兹不赘述。

总之，《伤寒论》虽以风、寒二邪为病因，但在伤人之后，根据六经特点，即可见风、寒、热、湿、燥、火六气的变化，我们可因证识病，进行施治。所以说《伤寒论》是重（体内）六气的变化，而不重（外界）六淫的致病。上述仅是一般规律，而不是特殊规律，更不是绝对规律，临证当举一反三。

（二）《伤寒论》辨证施治与八纲、八法的关系

八纲是辨证纲领，包括阴阳、表里、寒热、虚实；八法是施治纲领，包括汗、吐、下、和、温、清、补、消。

1. 八纲

八纲中的阴阳二纲有两种含义，一为其他六纲的总纲，也就是一切证候的总的分类；一为具体反映人体真阴、真阳的变化情况，因而也就有阴虚、阳虚和亡阴、亡阳等内容。表里二纲，是讲病位。寒热二纲，是讲病性。虚实二纲，是讲病势。合起来就构成了八纲辨证。从《伤寒论》的六经分病来看，三阴三阳，自然构成了阴阳总纲；而病入少阴，寒化则阳虚，热化则阴虚，甚至可见亡阴、亡阳之变。在表里上，广义

来讲，三阳为表主外，三阴为里主内，但具体到阳经来说，即太阳为表，阳明为里，少阳为半表里。三阴之表里，可随三阳划分，不过少阴更主于全身阴阳气血，其神机出入无所不至，心肾水火，又无所不涉，因此即可有上述阴阳虚亡之证。在寒热上，大体是三阳病多热化，三阴病多寒化；但六经又各有寒热，不可一概而论。在虚实上，一般也是三阳主邪实，三阴主正虚；当然六经亦皆各有虚实。总之，《伤寒论》的六经分病，实际已完全包括八纲辨证，反过来，用八纲辨证指导人们认识六经分病，又是不可缺少的一环。

然而，笔者认为用八纲辨证解释六经病理，在反映病质上存在缺欠。上述阴阳虚亡之证，病质就是精、血、津液的存亡、盛衰和瘀阻、流通情况。但在六经分病之中，各经皆可有此不同程度的变化，非独少阴一经为然。如太阳中风和伤寒，阳明腑实和发黄，少阳、太阴及厥阴的寒热变化等，都与病质有关，所以在八纲中应加辨别病质一项。一句话，就是应该加上"燥湿"二纲，才较全面。这样，对六经分病的辨证，即可准确无误。若果如此，我们对八纲的称谓，就可叫作"二总八纲"。二总就是阴阳，而八纲即为表里、虚实、寒热、燥湿。那么，对六经为病的病位、病势、病性、病质，即可一览无遗。最后，表、实、热、燥为阳，里、虚、寒、湿为阴，又归纳出阴阳两个总纲，以统率其他八纲，并可做出真阴、真阳是否虚衰、亡竭的判断。

2. 八法

八法中的汗法，用于病位在表即太阳皮毛，使邪从外解。汗法有辛凉、辛温之分，而在《伤寒论》中，除风寒化热，邪乘胸肺之证外，一般皆用辛温。即《素问·六元正纪大论》所说"发表不远热"之义。如有汗表虚，用桂枝汤解肌以发汗；无汗表实，用麻黄汤开腠以发汗。此二方为汗法的代表方，他如大小青龙、桂枝加葛根和葛根汤等，亦皆属此类。但不论何方，皆是随太阳经气从开外出之机，以解散体表及胸肺的无形病邪。吐法，用于胸中及上脘的病，为有形病物如痰食等结聚，使邪从上越而去，如瓜蒂散即是。此亦是从太阳之开，驱邪上升、外出之法。下法，用于病在里，重点在阳明肠胃，也有结胸或太阳腑病蓄血等证，亦皆为有形病物如燥屎、水热及瘀血等结聚。除温下寒实的白散方外，他如三承气汤、大陷胸汤和抵当汤等，皆为寒下热实之剂，亦是《素问·六元正纪大论》所说"攻里不远寒"之义。皆通过便泄而愈，所以又必从阳明之阖而施。和法，是调和疏解之法，用于病在半表半里即少阳之分，外不能汗，内不能下，故必用和解之法，以疏通表里，协调上下，使气液流畅，病即能愈。此法代表方是小柴胡汤，其他兼病可随症加减。另外，像黄连汤、干姜黄芩黄连人参汤等，亦属此法。总为根据少阳为枢之机，以调和胆胃，疏理三焦，或沟通上下。温法，针对阴盛阳虚、病从寒化而用。一般可分温中散寒和回阳救逆两种，前者如理中汤，后者如四逆汤，主要用于太少二阴为病。清法，针对阳盛阴虚，病从热化而用，一般又可分清热生津和清热养阴两种，前者如白虎和白虎加人参汤，后者如黄连阿胶汤。消补二法，论中较少涉及，五泻心汤的消痞散结，五苓散的化气行水等，可属于消法。各种方剂里凡加入益气、养阴、扶阳、补血及生津之品，即可算作补法。外感病，很少纯虚之证，因而扶正必须驱邪，驱邪又必须兼顾其虚。

最后，我们可以认为，《伤寒论》的辨证施治，是不能离开八纲八法的，而且六经分病，实际已是八纲八法的始祖和典范。

证治类注

中编

本编继上编理法概说之后，将《伤寒论》原文分类归纳加以注释。原文编号，根据 1959 年重庆市中医学会编注的《新辑宋本伤寒论》而来，较概括地将同类各条的辨证论治进行阐述。有关方药，留待下编收辑。后世之经证、腑证或脏证，原文未明确提出，所以本编除必须指出者外，也不单独分立名目。病变的重点在何部，就是何部之证，读者一览便知，故不赘述。

一、伤寒发病与辨证论治总则

〔原文〕 病有发热恶寒者，发于阳也；无热恶寒者，发于阴也。发于阳七日愈，发于阴六日愈，以阳数七阴数六故也。（7）

病人身大热，反欲得近衣者，热在皮肤，寒在骨髓也；身大寒、反不欲近衣者，寒在皮肤，热在骨髓也。（11）

本发汗，而复下之，此为逆也，若先发汗，治不为逆。本先下之，而反汗之，为逆；若先下之，治不为逆。（90）

〔注释〕 此为一切外感（内伤也不例外）的阴阳发病和寒热表里的辨证论治纲领，总括六经为病而无遗。执此可统率一切临床法则。

第七条上半段，以发热恶寒为疾病发生在阳经，无热恶寒为疾病发生在阴经。因为六经的阴阳，都是在标气上划分，标气主外、阳能化热主实，阴能化寒主虚，所以当以发热和无热来辨阳经和阴经。恶寒是外感风寒之邪初入，伤于太阳的本气所致。因本气主内，故如此。以此推论，则三阴三阳发病，初必在表，故均不例外。然而若具体而论，则此阴阳发病，主要指太阳少阴而言，因太阳统荣卫，司气立，主一身之表，其气本寒标阳而其阳最盛，所以外邪初入，多首犯太阳，遂可见发热恶寒。少阴统气血（阴阳水火），司神机，主于全身并为太阳之里，其气本热标阴，若太阳标阳气虚，必少阴本热不足，邪虽初入太阳，亦必反应出恶寒甚而无发热的少阴性质。但此不是专指阴阳病位，而是指病变的性质，虚实寒热。因此，即使病均在表，也有其发于阴阳的性质不同，即发于阳为热、为实，发于阴为寒、为虚。

第七条的下半段，是由上段引申出阴阳发病的预后问题，这里专指痊愈的日数而言。按仲景说病发于阳的七日痊愈，病发于阴的六日痊愈，原因是"以阳数七阴数六故也"。结合实际，我们可以这样理解：阳性（主要是太阳）发病，正气旺盛，其气逆转，六日六经周遍，病程经过一个周期，而邪气已解，其病当愈，但由于正气抗邪所致之亢阳化热犹在，故邪虽退而热不解，必待七日正气来复于太阳之表，其热方可得汗出而散，所以就愈于七日。若阴性发病，正气虚弱，其气逆转，亦六日六经周遍，至厥阴阴尽得阴阳平衡，其病即愈。这是因无正气抗邪所化之热，所以不必散热，邪退正复，气平遂愈。这是言其自愈，而非治愈。

至于第十一条之寒热辨证，云"身大热""身大寒"，均指他觉症状；"欲得衣""不欲近衣"，均指自觉症状。他觉为表，自觉为里。表浅里深，表假里真，所以此又是寒热真假的辨证。当然，这又须从太阳少阴来看，太阳本寒标阳，所以可见身大热而反欲得衣；少阴本热标阴，所以可见身大寒而反不欲近衣。若更具体来讲，则太阳主肌肤（表），少阴主骨髓（里）。

第九十条的"复"字，即"反"的意思。本条是借汗下两法，以说明六经的表里治则，当然可概括其他方法。主要精神是：病在表，即当救表；病在里，即当治里。若表里同病，即当分清缓急先后施治。

二、太阳病篇

（一）太阳病提纲

[原文] 太阳之为病，脉浮，头项强痛，而恶寒。（1）

[注释] 六经均各有一两条纲领性原文列于卷首，作为分经识病的提纲。因此，"脉浮，头项强痛，而恶寒"，即太阳病的基本脉证，特别脉浮和恶寒是太阳病初起的必备脉证。凡见此脉证，即为太阳病；或一提太阳病，即当想到这些脉证。《伤寒论》的六经分病辨证，就是以各经的提纲脉证为标准的。

太阳病提纲证中的脉浮，表示病位在表，正气外应，即太阳气化的抗邪反应；头项强痛，是邪在太阳，经气为郁；而恶寒，又是太阳受邪，其本气的反应。因恶寒是太阳病的本质，所以就表现为内在的自觉症状。

（二）太阳病中风、伤寒和温病、风温主证

〔原文〕 太阳病，发热汗出，恶风脉缓者，名为中风。（2）

太阳病，或已发热，或未发热，必恶寒、体痛、呕逆、脉阴阳俱紧者，名为伤寒。（3）

太阳病，发热而渴，不恶寒者，为温病。若发汗已，身灼热者，名风温。风温为病，脉阴阳俱浮，自汗出，身重，多眠睡，鼻息必鼾，语言难出；若被下者，小便不利，直视失溲；若被火者，微发黄色，剧则如惊痫，时瘈疭；若火熏之，一逆尚引日，再逆促命期。（6）

〔注释〕 六经之首，是讲分病；而此中风、伤寒等，是讲辨证。病位和基本属性虽在六经，但病情和具体性质，却又在一经病中表现出多种证候。而此处三条，是讲太阳病中的中风、伤寒和温病、风温的主要脉证，为后边的辨证论治打下基础。

要分析一经病中的各种证候，首先要根据提纲证结合具体病情来看。那么此处之中风，除发热汗出外，其恶风亦必微有恶寒，而脉当为浮缓。此处之伤寒，除或已发热、或未发热、恶寒较重及体痛呕逆外，其脉必阴阳俱为浮紧。至于温病（主要指伏气成温），则发热必重，故渴而不恶寒。若为风温，必开始恶风，因而给予发汗，才见身灼热等一系列脉证。太阳病中的头项强痛一证，无论风、寒、温热，均当见及，只寒重、风轻、热微而已。

太阳中风因有汗出、脉浮缓，就称为"表虚"；太阳伤寒因无汗出（体痛明显）、脉浮紧，就称为"表实"（或称作"表寒"）；温病则高热而渴，风温则灼热而脉浮盛，就称为"表热"。此为风、寒、温三证的特点。

太阳中风的病机是：风为阳邪，其性疏泄，伤于太阳，必助卫阳而使强，泄荣阴而使弱，因此太阳从开太过，病即发热，且肌腠疏松而有汗出，卫强则恶寒轻，但肌疏则有风必畏，更因汗出而脉管舒张，所以

就应见浮缓的脉象。总起来讲，均不外卫强荣弱。

太阳伤寒的病机是：寒为阴邪，其性凝敛，伤于太阳，必遇卫阳而使闭，敛荣阴而使郁，因此就使太阳从开不及，轻则或已发热，重则或未发热；且肌腠紧密而无汗出，遂见恶寒体痛明显；并因寒邪由表内逆，胸阳受阻，上焦宣肃不利，必引起胃气（上脘之气）反逆而见呕逆；更由于无汗体痛而脉管拘急，所以就脉阴（尺）阳（寸）俱见浮紧。总起来讲，均不外卫闭荣郁。

关于温病之说，古代主要是从伏气成温而言，《内经》认为是"冬伤于寒"和"冬不藏精"所致。即使病在太阳之表，也总认为夏至日前发病的就属于这一范畴，后世称为"春温"。其性质是热从内发，所以除不恶寒外，更有热甚口渴，事实上已具有里热的征象，但热在上焦，是其特征。因伏气温病是由里出表，所以在病机上，不恶寒和口渴，就区别于新感，这是由于太阳本寒之气，已为伏热所伤之故。

若先有伏气，后复新感中风，则其证初发，亦必类似单纯中风之证，而有汗出恶风。所以医者不察，才致误用桂枝汤发汗伤津，遂使风火交煽，身见灼热，而成风温。实际上，新感夹有伏邪，即使不经误汗，亦当发展而成温病，不过误汗者其热更甚、变化更速罢了。风温的病机，因表里俱热，所以脉必阴（尺）阳（寸）俱浮且盛，和伤寒正好形成对照。热蒸于荣，温损阴气，故自汗出；邪伤于卫，风泄阳气，故身沉重；热郁上焦，神机不出，则多眠睡；肺气不宣，则鼻息鼾；神气两逆，则语言难出。此为风温误汗的较重之证。已经一误，不可再误，若再被攻下，必致阴分重伤，邪入下焦，膀胱气化不行而小便不利，肝肾阴液大伤则目睛直视；甚至气阴俱脱，肾失制约而见小便失溲。若误被火攻，轻者热逼荣液外溢，身体微发黄色；剧则热灼少阴心肾，即神志不宁而时如惊痫，热灼厥阴肝包，即血虚生风而时见抽搐。如更以火熏，必火上浇油，而致阴竭阳绝。所以说一逆尚引日，再逆促命期。总之，此温病、风温均当为卫亢荣损之证。

以上三条所述，为太阳病中风、伤寒、温热的辨证提出了原则的根据。但后不再提温病，其机理均散见于热化证中。

（三）太阳病传经与不传经辨

[原文]　伤寒一日，太阳受之，脉若静者，为不传；颇欲吐，若躁烦，脉数急者，为传也。（4）

伤寒二三日，阳明少阳证不见者，为不传也。（5）

[注释]　第四条是讲传经与否的预见证；第五条是讲传经与否的已知证。

在预见证中提出，脉若静者，为不传，太阳病不论中风、伤寒或温病、风温等，其脉证均如上述，符合其病机反应者，即是脉静之意，此为太阳气旺，故不传经。否则，若少阴里虚，使太阳气弱，可有想吐的意思（此非伤寒之呕逆，实为心气虚衰温温欲吐，复不得吐之状），或者烦躁不安（亦心肾受扰），再加脉数急而不静，即正气不足，为邪所迫，这就是传经的预兆。但传于何经，尚视内在条件而定。

在已知证中，解决了传于何经的问题。一般太阳病邪盛内传，多入于阳明或少阳；若正虚内传，多入于三阴。此处举阳明、少阳，以概见其理，可以说不见他经之证，即为不传；否则，即为传。

至于论中提出一、二、三日之数，是因伤寒第一天邪气初入，绝大多数是先伤太阳而发病。随之正气逆转，第二天过于阳明，第三天过于少阳，依次相推，以至于三阴。若邪气内传，亦多循此规律，按日而入。故二、三日阳明、少阳等证不见，即为不传。

（四）太阳病经尽自愈和旺时欲解说

[原文]　太阳病，头痛至七日以上自愈者，以行其经尽故也。若欲作再经者，针足阳明，使经不传则愈。（8）

太阳病，欲解时，从巳至未上。（9）

风家，表解而不了了者，十二日愈。（10）

[注释]　此三条总论太阳病自愈的日数和病解的时辰。

在伤寒发病总纲中和太阳病传经与否的注释中已经提到，从"伤寒一日，太阳受之"之后，其气因受邪伤而逆转，日过一经，至六日，六经周遍，至七日来复于太阳，因而可得自愈，即"发于阳者七日愈"的"阳数七"之理，此处不再多述。所谓"行其经尽"，即六经周遍之意。因此，"若欲作再经"，即欲再过一个六经周期，就须"针足阳明"，使经气不再逆转而传，即可痊愈。那么，为什么不在伤寒一、二日针足阳明，使经不传而愈呢？这是因为伤寒初起，邪气盛，正气伤，未至欲愈之期，所以必待邪已衰而气欲复，顺其自然，才有针足阳明而截经自愈的可能。可上取迎香，下取三里，留针得气而助之。或有人问：太阳有病，行其经尽，为什么是指六经？要知六经虽各有所主，并分阴阳，但总不外一气流行，无有终始；何况太阳一经，居人体最外，内通于六脏六腑，实包罗其他五经，而其他五经之气，亦必凭借太阳经气运行于全身，所以有这样的机理。

太阳病，不但有自愈的日数，在一日之内，还有病解的时辰，我们称为"旺时"，即太阳正气最旺、抗邪力量最强的时间。六经皆有，不独太阳为然。太阳气旺欲解，是在巳、午、未三个时辰，基本相当于上午 9 点到下午 3 点之间，此时正在日中前后，自然界阳气最盛，可助太阳气旺，而其病得解。太阳为三阳，是与自然界的阳气最盛相合之理。因此，太阳病至七日而欲自愈，亦必愈于巳、午、未三时之间，此即现代所谓生物钟之意。

但是，太阳病头痛至七日以上虽可能自愈，然而也有愈不彻底的情况。所以第十条指出，太阳中风，因旧有风邪（风家），虽"表解而不了了者"，则又当在"十二日愈"。这是又作再经，即又过一个六经周期，才能痊愈。但不愈于十三日太阳之气的再度来复，却愈于十二日厥阴主气之日。第一，其邪气已大衰，正气已大复；第二，风为阳邪，见阴则平；第三，因表解已无亢阳所致之余热须散，且厥阴外出，亦正交太阳。有此三因，所以愈于十二日。（或亦为"发于阴六日愈"之理，此阴即指厥阴，观"风家"二字可疑）

（五）太阳病中风、伤寒的正证正治

1. 太阳中风的正证正治

〔原文〕 太阳中风，阳浮而阴弱，阳浮者，热自发，阴弱者，汗自出，啬啬恶寒，淅淅恶风，翕翕发热，鼻鸣干呕者，桂枝汤主之。（12）

太阳病，头痛发热，汗出恶风，桂枝汤主之。（13）

太阳病，发热汗出者，此为荣弱卫强，故使汗出。欲救邪风者，宜桂枝汤。（95）

〔注释〕 太阳中风的主脉主证已于前述，此处又做出进一步的解释，并提出治法，所以称为"正证正治"。

论中十二条说"太阳中风，阳浮而阴弱"，有两重含义：其一是指病理，其二是指脉象。就病理来说，阳代表卫气，阴代表荣血，阳浮而阴弱，即卫强荣弱，卫气呈现病理性的有余称为"卫强"，荣血呈现病理性的不足称为"荣弱"。因邪风鼓动卫气使从开太过而阳趋于表故发热，使荣血相对守护不足而津随阳泄故汗出，是为表虚之证。就脉象来说，阳代表寸脉，为卫气所主，阴代表尺脉，为荣血所主。病理上的卫强荣弱，必然要反映到脉象上来，所以可见寸浮、尺弱。合起来，亦即前述"浮缓"的脉象。其证见啬啬恶寒，是寒在皮毛而不深；淅淅恶风，是有风则甚，无风则微，有一阵一阵发作之感；翕翕发热，亦热在肤表而不重。再加风阳上扰，肺窍不利，鼻塞而燥，故见鼻鸣；风邪内干，胃口不和，津少气逆，故见干呕。皆指出太阳中风的机理及其所致的脉证。

第十三条则在十二条的基础上，抽出其中的主要证候，即头痛发热，汗出恶风，为太阳中风的必备之证。

第九十五条"荣弱卫强"一语，就道破了中风一证的全部机理。究其原因，总为"邪风"所伤。

在太阳中风的正治方面，由于发热汗出，伤津燥化，总为卫强荣弱，所以必须施以调和荣卫、解肌散邪、滋液祛风，寓止汗于发汗之中的桂

枝汤。

2. 太阳伤寒的正证正治

[原文]　太阳病，头痛发热，身疼腰痛，骨节疼痛，恶风无汗而喘者，麻黄汤主之。(35)

[注释]　此条所举，正是太阳伤寒的典型一证，只将前述主证中的恶寒改为恶风，呕逆改为喘，而加一无汗，少一脉象。其头痛，是邪伤太阳经病；发热当为阳盛或已发热；身疼腰痛，骨节疼痛，即体痛一词的申述，是邪闭太阳的气机；恶风亦恶寒之互词；无汗即肌腠紧缩而体痛的必然结果；至于喘，是邪逆上焦，肺气为寒邪所郁，宣肃不利之故。皆太阳伤寒的表实之象，虽未言脉，亦必阴阳俱见浮紧。

由于恶风（寒）、无汗、寒凝湿化，总为卫闭荣郁，所以必须施以疏通荣卫、开腠发汗、透表散寒、纯属汗法的麻黄汤。

（六）太阳病中风、伤寒的类证类治

1. 太阳中风的类证同治

（1）汗下不解证

[原文]　太阳病，下之后，其气上冲者，可与桂枝汤，方用前法，若不上冲者，不得与之。(15)

太阳病，初服桂枝汤，反烦不解者，先刺风池、风府，却与桂枝汤则愈。(24)

服桂枝汤，大汗出，脉洪大者，与桂枝汤，如前法。(25上)

[注释]　此三条之证，原皆当为太阳中风表虚之证，所以不论汗下先后，均当给予桂枝汤为治。

第十五条是因误下而其气上冲的，说明邪未内陷，正气犹欲上升外出，抗邪于表，即可再与桂枝汤解表。否则，表邪内陷，形成传变，即当按传变之证而施治。所谓"其气上冲",即胸腹腔内有气上冲、热涌头面之感。第二十四条开始虽为正治,但因风邪较盛或正气较虚,太阳经气为邪所郁,运行布散不得畅通,所以热闭胸表而反烦不解,即不得汗出。当先刺风池、风府,以疏通太阳经气,然后再给桂枝汤,即可汗出而解。第二十五条则是汗不如法,虽大汗出而邪反不去,仍在肌表,所以其脉浮大,且有汗多津伤,表邪化热之象。若为里热,则脉浮沉皆大而有力且当有烦渴。因其尚为表气不和,卫强荣弱,所以仍当以桂枝汤为治。

（2）脉浮主表证

[原文] 太阳病,外证未解,脉浮弱者,当以汗解,宜桂枝汤。（42）

太阳病,先发汗不解,而复下之,脉浮者不愈。浮为在外,而反下之,故令不愈。今脉浮,故在外,当须解外则愈,宜桂枝汤。（45）

伤寒发汗已解,半日许复烦,脉浮数者,可更发汗,宜桂枝汤。（57）

[注释] 此三条重点是凭脉断病,当然亦须有外在佐证。一见脉浮,即知其病在表。所以第四十二条的外证未解,是原即中风,经过治疗而表证犹未全解之意,再加脉浮弱,亦典型的太阳中风阳浮阴弱之象,其证未变,因此仍当以桂枝汤发汗解表为治。第四十五条则不论原为中风或伤寒,已经汗下不解,而脉仍见浮者,即当断为病在表,以桂枝汤解外则愈。第五十七条原为伤寒,但已经发汗,病解又烦,可知治未彻底,即有邪扰复发之象,再加其脉浮数,不但病仍在表,且有伤津热化之势。表热宜散,惟已发汗而成表虚,所以当以桂枝汤解表。

（3）外犹未解证

[原文] 太阳病,外证未解,不可下也,下之为逆。欲解外者,宜桂枝汤。（44）

[注释] 此条属有表复有里的证候,在治疗原则上,当先解表而后

攻里，所以说"外证未解，不可下也，下之为逆"。要想解外，就须发汗，看来此证必原为表虚或表实已汗，才致伤津内实，所以宜桂枝汤解肌散邪。表解后乃可攻里。

（4）表虚便秘证

[原文] 伤寒不大便六七日，头痛有热者，与承气汤。其小便清者，知不在里，仍在表也，当须发汗。若头痛者必衄。宜桂枝汤。（56）

[注释] 此条原为伤寒，不大便六七日而头痛有热，多为转属阳明，外证身热汗自出，内证则不大便而成为胃家实，所以与承气汤攻下里实。但阳明实热在里，除不大便外，其小便颜色必黄，而今小便清者，可知其外证的头痛、有热且见汗出，非阳明为病，而病仍在表，所以当须发汗，宜桂枝汤。因为太阳卫气盛而从开太过，上升外出有余，影响阳明之气从阖不足，内入下降无力，故大便不出。若给予发汗而使表气平衡、荣卫和调，则里气亦当自顺。惟在汗后仍然头痛的，则又是表邪化热、内迫荣血，虽汗而卫热得泄，却荣热不解，反上逆为衄。衄后其病亦解，即所谓"红汗"之意，是热随衄出，邪有泄路。

（5）杂病表虚证

[原文] 病常自汗出者，此为荣气和，荣气和者，外不谐，以卫气不共荣气谐和故尔。以荣行脉中，卫行脉外，复发其汗，荣卫和则愈。宜桂枝汤。（53）

病人脏无他病，时发热自汗出，而不愈者，此卫气不和也。先其时发汗则愈。宜桂枝汤。（54）

[注释] 此二条之自汗出，并非外感，亦无内伤，皆卫气不和所致。但情况各有不同，第五十三条是卫气偏亢，从开太过；第五十四条是卫气偏虚，从开不足。从开太过的，就经常汗出，终至不止，由盛转虚，故无热象；从开不足的，就平时无汗，必蓄积转增，由虚转盛，冲开肤表，故时发热而自汗出。二者均为卫气不和，所以必须调荣和卫，宜桂枝汤。

2. 太阳中风的类证异治

（1）经俞胸肺证

[**原文**] 太阳病，项背强几几，反汗出恶风者，桂枝加葛根汤主之。（14）

喘家作桂枝汤，加厚朴杏子佳。（18）

太阳病，下之微喘者，表未解故也，桂枝加厚朴杏子汤主之。（43）

[**注释**] 第十四条有明显的太阳中风外证，即汗出恶风。以下两条虽未明言，但十八条所以要作桂枝汤，亦必外有汗出恶风；第四十三条，以方测证，当然亦不例外，所以均列为太阳中风类证。

唯第十四条突出项背强几几，可见风邪的重点已深入太阳经俞，障碍经气。所谓几几，即强直不遂。每欲抬肩伸背舒展的状态。

下两条均突出微喘，一是素有喘疾，肺气不利而复感风邪；一是误下气折，邪逆胸中而呼吸不畅，总为病变重点已入胸肺。对于邪入经俞之证当予以桂枝加葛根汤，在解表的基础上疏通经俞；对于邪逆胸肺之证，当予以桂枝加厚朴杏子汤，在解表的基础上以宣通胸肺。此二证均可得解。

（2）表里阳虚证

[**原文**] 太阳病，发汗遂漏不止，其人恶风，小便难，四肢微急，难以屈伸者，桂枝加附子汤主之。（20）

太阳病，下之后，脉促胸满者，桂枝去芍药汤主之。（21）

若微寒者，桂枝去芍药加附子汤主之。（22）

[**注释**] 第二十条是由于汗不如法，导致表阳虚脱，所以漏汗不止。毛窍开疏，故其人恶风；津液大伤，故小便难；肌腠失养，故四肢微急、难以屈伸。对此就当以桂枝加附子汤，在调和荣卫的基础上，温阳固表、止汗敛液，则其病可愈。下两条，则重点是指里阳虚。但第二十一条是因误下而导致心胸阳郁，所以心动加速，复为邪逆，而见脉促胸满；第

二十二条则肾阳亦伤，所以更见微有恶寒。对此二证，当以桂枝去芍药汤，旺心阳而通荣卫，以治脉促胸满；更加附子温助肾阳而兼去恶寒，可使里阳得复，心肾两旺，邪去正安。

（3）脾虚停水证

［原文］ 服桂枝汤，或下之，仍头项强痛，翕翕发热，无汗，心下满微痛，小便不利者，桂枝去桂加茯苓白术汤主之。（28）

［注释］ 此条服桂枝汤或下之后，仍头项强痛，翕翕发热，可见表犹未解；但不恶风寒，则知此证重点已有转移。无汗，知其气不达表；心下满微痛，是邪滞于里；而又见小便不利，可见在里是停水之证。水停心下，或因素日脾虚湿盛，所以服桂枝汤反使液聚不行；或因误下伤脾，中气不运，亦使水气不转。当以桂枝去桂加茯苓白术汤，重点健脾利水，以治中焦，且太阴亦为开，故脾健、水行则气可达表而其表亦解。

（4）气虚液脱证

［原文］ 发汗后，身疼痛，脉沉迟者，桂枝加芍药生姜各一两，人参三两新加汤主之。（62）

［注释］ 太阳伤寒，本身疼痛，脉见浮紧，但汗后当解。而今发汗后，身反疼痛，脉见沉迟，可见病非风寒，主要由于素体虚弱，汗伤气液，经脉肌肉失养所致。对此当仍以桂枝新加汤调和荣卫，增益气液。

3. 太阳伤寒的类证同治

（1）伤寒脉浮证

［原文］ 太阳病，十日以去，脉浮细而嗜卧者，外已解也；设胸满胁痛者，与小柴胡汤；脉但浮者，与麻黄汤。（37）

脉浮者，病在表，可发汗，宜麻黄汤。（51）

脉浮而数者，可发汗，宜麻黄汤。（52）

［注释］ 太阳伤寒本脉皆当浮紧，然此三条之脉均不见紧，可见是

伤寒转化之证，但皆当以麻黄汤施治，可见必无汗表实，是为要点。

第三十七条明言太阳伤寒十日以去，其证可能有所变化。如见脉浮细而嗜卧者，是外证已解而邪去正虚，所以能气平安卧。但如更见胸满胁痛，则又是邪离太阳之表而入于半表半里的少阳之部，其浮细之脉当为弦细。否则，若证候未变，而但见浮脉，不见紧象，只能说明病仍在表，惟邪气已轻，与正相争不够剧烈。治之之法，因其表实，仍当开腠发汗，所以应与麻黄汤。

第五十一条脉浮之理与上条同。至于第五十二条之脉浮数，主要是因表实外闭、阳盛化热之故。但热在表，仍当散之，所谓"体若燔炭，汗出而散"，亦即"火郁发之"之理，所以亦宜与麻黄汤。

（2）伤寒衄血证

[原文]　太阳病，脉浮紧，无汗发热，身疼痛，八九日不解，表证仍在，此当发其汗。服药已微除，其人发烦目瞑，剧者必衄，衄乃解。所以然者，阳气重故也。麻黄汤主之。（46）

太阳病，脉浮紧，发热身无汗，自衄者愈。（47）

伤寒脉浮紧，不发汗，因致衄者，麻黄汤主之。（55）

[注释]　此皆讲太阳伤寒的衄血之证。前于太阳中风类证同治的表虚便秘证中亦提出汗后衄血，可见太阳为病，不论伤寒或中风，只要是表邪化热，由卫逆荣，使血热沸腾，皆可从太阳经脉的睛明，下迫阳明经脉的颃中以至迎香，造成衄血。但衄后有两种情况，一种是衄乃病解，此必卫分之热全部入荣，所以衄血成流而解；一种是卫分之热未全入荣，或者尚有部分寒邪外束，即衄血点滴不畅而病不能解，此需治疗，仍发汗表解可愈。

第四十六条所讲之证，即伤寒表实，但未提恶寒，此即表邪化热。以麻黄汤发汗，其病微除，是卫分已解，但又发烦，是热已入荣，内逆心胸；目瞑，是血热壅盛，上郁头目。因此，若荣血热甚，必致衄血。但衄后必解，此即热随衄泄，是阳气重而衄血成流之证。所谓"阳气重"，即温药与病热相合之意。

第四十七条和上条的病机相同，但未经发汗，卫分之热自然旺盛，外不得汗，必内逆于荣，是其所异。

第五十五条指出虽衄不解之证，仍当以麻黄汤发汗，解散其卫分寒闭热郁之邪。

4. 太阳伤寒的类证异治

（1）邪入经俞证

[原文]　太阳病，项背强几几，无汗恶风，葛根汤主之。（31）

[注释]　此条与太阳中风类证并治的邪入经俞之证基本相同，所异者此无汗而彼有汗，此似刚痉而彼似柔痉，即此重彼轻。所以在治疗上，此证就当用葛根汤，在开腠发汗的基础上，重点疏通其经俞，而不能用桂枝加葛根汤。

（2）表实阳郁证

[原文]　太阳中风，脉浮紧，发热恶寒，身疼痛，不汗出而烦躁者，大青龙汤主之。若脉微弱，汗出恶风者，不可服之。服之则厥逆，筋惕肉瞤，此为逆也。（38）

伤寒脉浮缓，身不疼，但重，乍有轻时，无少阴证者，大青龙汤发之。（39）

[注释]　此处所谓表实，是指外无汗出；所谓阳郁，则言其化热内闭。但第三十八条虽为太阳中风，却外见伤寒表证，而内有烦躁不安，是典型的表实阳郁之象。因风阳外闭，从荣（阴）内逆，邪正异性，相争剧烈，太阳标本，两气皆困，故外见表实无汗，内见阳郁化热，除中风而现伤寒证型外，热扰心胸，内干少阴，因而又见烦躁不安。当以大青龙汤外开表实而发汗，内解阳郁而清热，随汗透邪外出，是为大法。但必须注意，如见脉象微弱，汗出恶风，则是表里两虚，阴阳俱伤，即不可与服。不然，必因攻表清里，而出现厥逆、筋惕肉瞤，气液将脱、阴阳俱伤、三阴内败，而为大逆。

第三十九条，则虽伤寒，除外证发热恶寒、不汗出外，为脉浮缓，身不疼，但重，乍有轻时，又不像伤寒；而内证当亦有烦躁，只是省文笔法，不多重复。阴寒之邪亦从荣阴内逆，寒闭即当表实无汗，但邪正同性，相争不烈，故反见脉浮缓，身不疼，阳气不出则但重，惟病在太阳而非少阴，其阳虽郁而尚时欲出，故乍有轻时；但亦因阳郁化热，内扰心胸，干于少阴，而见烦躁。因此，只要脉浮发热，不见少阴之证者，即可与大青龙汤，由里出表，透达其邪，所以称为"大青龙汤发之"，即发越其寒闭热郁之气的意思。当然，如见少阴证（脉微细、但欲寐、无热恶寒、四肢厥逆等状）而服之，必导致亡阳，其命将殆。

（3）寒闭水气证

［原文］ 伤寒表不解，心下有水气，干呕发热而咳，或渴，或利，或噎，或小便不利，少腹满，或喘者，小青龙汤主之。（40）

伤寒心下有水气，咳而微喘，发热不渴，服汤已，渴者，此寒去欲解也。小青龙汤主之。（41）

［注释］ 此二条亦表实，为寒闭卫气不解之证。因卫气生于肾阳，出于胸阳，内关心肺，所以寒邪从卫内逆，往往会造成水饮不化，心阳肺气均不得宣发，而使水气停蓄在心下即膈间，下于胃口（上脘）则干呕；上逆于肺系（气管）则咳嗽；太阳标气外呈（外有表证）则发热。或者水饮不化，津液不生则口渴；或者水走肠间则微利；或者寒滞食管则微噎；或者水蓄膀胱、气化不行而小便不利、少腹满；或者水入肺中、宣肃不行而见喘。总之，此皆寒闭水气为病，当用小青龙汤及其加减之方，以发表散寒，温阳化水。

下一条补充上条，重点指出如寒闭水气于心下，多不口渴，若服小青龙汤而见口渴的，即说明此已寒去水化，病为欲解。

（七）太阳病邪微正虚、荣弱卫闭的证治

［原文］ 太阳病，得之八九日，如疟状，发热恶寒，热多寒少，其人不呕，清便欲自可，一日二三度发，脉微缓者，为欲愈也；脉微而恶寒者，此阴阳俱虚，不可更发汗更下更吐也；面色反有热色者，未欲解

也，以其不能得小汗出，身必痒，宜桂枝麻黄各半汤。（23）

服桂枝汤……若形似疟，一日再发者，汗出必解，宜桂枝二麻黄一汤。（25 下）

太阳病，发热恶寒，热多寒少。脉微弱者，此无阳也，不可发汗。宜桂枝二越婢一汤。（27）

[**注释**]　此三条皆言太阳病迁延不愈，当为邪正相持多日，已行其经尽，并作再经，以至邪微正虚，但属荣弱卫闭之象，故又有发热恶寒、如疟状的发作，即荣弱不敛，卫闭不开，正欲出而邪复滞。

第二十三条点出太阳病已八九日，至再经之阳明、少阳主气之期，如邪传阳明，则可见大便不利而小便色黄；邪传少阳，则可见喜呕。但现在却是"其人不呕，清便欲自可"，却有"如疟状，发热恶寒，热多寒少"的"一日二三度发"之证，知此尚属太阳为病。因为发热恶寒是太阳病的主证之一。而热多寒少，是邪气已微。惟此热多寒少并非经常，只一日二三度发作，更可见正气亦虚，只多在早上阳升，正气欲出，中午阳旺，正气转盛，日晡阳降，邪气欲入之际，引起正邪相争，有如疟状。据此则又可知，荣弱多病从热化，卫闭即不得汗散，所以也是热多寒少之理。此证尚有如下几种转归：

一种是脉微见缓象的，则正虽虚而邪已解，故为欲愈。

一种是脉微而恶寒甚的，仲景已说此为阴阳俱虚，即荣卫气血皆伤，而正虚邪逆较重，故不可再施以汗、吐、下的单纯祛邪之治了。否则，即易导致阳亡阴竭。

而最多见的一种是，面色反有热色的发红，这是病不欲解，因为卫分犹闭，所以不能得小汗出仍热壅于上之故，且气行皮下而其身必痒。对此，就宜用桂枝麻黄各半汤，一以和荣，一以开卫，小其剂量，使微汗出而愈。

第二十五条下段，已服桂枝汤而见如疟状，一日二次发，且不言热多寒少，可知此正气更虚，邪气更微，所以必以桂枝二麻黄一汤，增其和荣扶正之力，减其开卫散邪之功。

第二十七条，看来有省文，以方测证，必其病热化较甚，可有口渴心烦、体温升高，所以用桂枝二越婢一汤，在调和荣卫的基础上，重点宣散其肌表邪热，不同于以上纯用温散之法者。脉微为阳虚，脉弱为阳伤，惟见脉微弱仲景说此无阳也，是统指气液大亏，亦荣卫内败，所以就不可发汗而用此方。

这里还需要说明一点，此太阳病的发热恶寒，如疟状，是发作时寒热并作，不同于少阳病的往来寒热。往来寒热是，寒时不觉热，热时不觉寒，均为自觉症状，非同于太阳病的身虽发热，却自觉恶寒。

（八）太阳病桂枝汤、麻黄汤禁忌证

1. 桂枝汤禁忌证

（1）坏病和表实证

〔原文〕 太阳病三日，已发汗，若吐，若下，若温针，仍不解者，此为坏病。桂枝不中与之也，观其脉证，知犯何逆，随证治之。桂枝本为解肌，若其人脉浮紧，发热汗不出者，不可与之也。常须识此，勿令误也。（16）

〔注释〕 "坏病"，即误治变坏的逆证。"若"即或如的意思。不论发汗、吐、下、温针治坏之病，因已非原来的中风表虚之证，即不当再与桂枝汤，当随其逆乱的病情而救治。此其一。

其二是太阳伤寒表实证，切忌使用桂枝汤。不然的话，误用以后，必使病情加重，病程延长，这是因为桂枝汤性本柔缓，恋邪不解，汗反不出之故。应当牢记，不要误用。

（2）酒客和胃有湿热者

〔原文〕 若酒客病，不可与桂枝汤，得之则呕，以酒客不喜甘故也。（17）

凡服桂枝汤吐者，其后必吐脓血也。（19）

［注释］　酒客即素有酒癖之人，其胃中必湿热较盛，所以和因病而胃有湿热者基本相同。桂枝汤味甘助湿，性温助热。甘能壅气，热能上逆，所以虽患中风，亦不能与服。若误服，必使呕逆不下，是其胃不喜桂枝汤的甘温性味之故。

仲景进一步又总结说，凡服桂枝汤而见呕吐的人，必胃中湿热素盛，又与桂枝汤的甘温相合，服后必蓄积不化，腐伤气血，而发为胃痈，吐出脓血。

2. 麻黄汤禁忌证

（1）阳气和阴血不足的里虚证

［原文］　脉浮数者，法当汗出而愈。若下之，身重心悸者，不可发汗，当自汗出乃解。所以然者，尺中脉微，此里虚。须表里实，津液自和，便自汗出愈。（49）

脉浮紧者，法当身疼痛，宜以汗解之。假令尺中迟者，不可发汗。何以知然，以荣气不足，血少故也。（50）

［注释］　此二条皆凭尺中脉象，断其阳气或荣血的不足。因寸脉主表，尺脉主里，表的基础就在于里，所以里虚者，不论虚于阳气或荣（阴）血，皆令其表不足，气液不生而不能发汗。

第四十九条脉浮数，是病在表而有热化之象，热在表当散之，所以法当汗出而愈。但反因误下伤里，造成少阴阳虚，就要身重心悸。尺中脉微，此已是心肾火衰，神机不出，其阳不布，心动无力，所以说此为里虚。要知津液生于阳气，须里气实而后表气足，才能津液自和，充盈表里，自汗出而愈。若不愈，此时发汗亦可愈。

第五十条是脉浮紧，身疼痛，为伤寒表实之证。于理此亦当发汗解表，尺中脉迟是滞涩不行之象，非指一息三至之寒，所以仲景说以荣气不足、血少故也，亦即阴虚之意。荣血内亏，化生气液的物质基础受损，当然不可发汗。此与上条同理，亦须表里实，才能津液自和，汗出而愈。

此二条皆言里虚，仲景均欲待其自然转化而愈，重点是讲禁汗。实际上，皆可施以扶阳救阴之法，促其向愈。

（2）精气津液血脉和胃气亏损证

[原文] 咽喉干燥者，不可发汗。（83）

淋家，不可发汗，发汗必便血。（84）

疮家虽身疼痛，不可发汗，汗出则痓。（85）

衄家，不可发汗，汗出必额上陷，脉急紧，直视不能眴，不得眠。（86）

亡血家，不可发汗，发汗则寒栗而振。（87）

汗家，重发汗，必恍惚心乱，小便已阴疼，与禹余粮丸。（88）

病人有寒，复发汗，胃中冷，必吐蛔。（89）

[注释] 此仲景汇集所有禁汗证，示人以准绳，从证候上鉴别。

第八十三条咽喉干燥者，是少阴阴液亏虚之象，手少阴心脉挟咽，足少阴肾脉循喉咙，阴液亏虚，必不能循经上济。汗之则阴液将竭。

第八十四条淋家，是指素有淋疾的人。素有淋疾，则膀胱与肾两皆受病，一方面表现为火炎于内，另一方面表现为阴虚于下，所以不可发汗。发汗更使液枯火盛，小便涩滞不出，伤于血络，就必尿血。

疮家即素患疮疡之人，复感伤寒，此人必津液精血亏耗而火毒更甚，当然不能发汗。若发汗，则必使津血枯涸。火毒内攻，热极生风，拘紧挛急，而成痓病。原文"痓"字，古义为恶病，后人均解作痉。

衄家是素有各种衄血之证者，最多见于鼻衄和齿衄。这种人已阳经上伤，如再发汗，必使太阳、阳明脉络空虚，而见额上肌肉陷下，平塌不起，其脉象拘紧急迫；火旺血亏，太阳、阳明津液大伤，不能上濡于目，即直视不能瞬动；心液外越，心血大亏，就不得睡眠。

不论外伤或吐、便、崩、漏，造成大出血的，均可称为亡血家，包括贫血较重的病人。这种病人不仅阴血亏虚，其阳气亦必亡脱，所以更不能发汗。发汗必使气液大伤，特别阴不承阳，血不养气，阳气外亡，则见寒栗颤抖。

素有自汗疾患的称为汗家。若重发汗，必使心液大亏，不能涵养心神，就要恍惚不安，心乱不宁；且肾阴亦伤，膀胱水竭，所以小便已阴疼，是尿道干涩抽搐的反映。

第八十九条，病人有寒，指中气虚寒，胃气不盛。若又发汗，则其脾阳外越，胃中更冷，引起呕逆；如素有蚘虫，就失去制约，蚘上入胃而吐蚘。

以上七条皆指精气、津液、血脉和胃气素虚者，就不能用麻黄汤发汗。

（九）太阳腑证及其治法

1. 蓄水证

［**原文**］　太阳病，发汗后，大汗出，胃中干，烦躁不得眠，欲得饮水者，少少与饮之，令胃气和则愈。若脉浮，小便不利，微热消渴者，五苓散主之。(71)

发汗已，脉浮数，烦渴者，五苓散主之。(72)

中风发热，六七日不解而烦，有表里证，渴欲饮水，水入则吐者，名曰水逆，五苓散主之。(74)

伤寒汗出而渴者，五苓散主之；不渴者，茯苓甘草汤主之。(73)

太阳病，小便利者，以饮水多，必心下悸；小便少者，必苦里急也。(127)

［**注释**］　太阳腑证，是太阳表邪不解，循经下入于腑而成。伤其腑气的，即气化不行而为蓄水；伤其腑血的，即血脉瘀阻而为蓄血。

原文第七十一条，太阳病发汗，本为正治，但有两种转归：一种是邪解津伤，胃中干，即胃气不和，虚热内生，上下扰攘，烦躁不得眠，根据其欲得饮水，少少与饮之，令胃气得润、和调则愈。但不宜多饮，因非阳明实热，多饮恐造成停水之患。另一种是邪不解而反因表气外泄，乘虚下入于腑，使膀胱气化不行，经腑同病，所以仍可见脉浮而又小便不利。病已入腑，不全在表，就外见微热；水不化气，津液不生，则里有消渴（虽饮亦不解渴）。对此蓄水之证，当用五苓散化气行水，使微汗

133

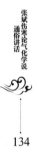

出而小便利，经腑两解则愈。

第七十二条，其理同于第七十一条，惟其病更见热化，所以脉象浮数，既渴且烦，当然小便亦为不利。仍以五苓散主之，水去其热即解。

第七十四条是中风不解、病从热化、邪自内传的蓄水证，除发热、烦渴、小便不利外，更因邪热盛而水气上逆，由小肠入胃，所以水入则吐，名为"水逆"。亦当以五苓散主之。

第七十三条，在治法上，又增一茯苓甘草汤。口渴的为病从热化，重在膀胱（下焦），就当施以五苓散化气行水；口不渴的为病从寒化，重在胃腑（中焦），就当施以茯苓甘草汤温胃行水。而病从寒化口不渴之证，又多见心下悸，是为要领。

最后一条指出水饮所致之证的上下鉴别。所以饮水多而小便利的为无热，多见水停在胃，出现心下悸，是寒水阻隔、心阳不能下降之证。若饮水多而小便少即不利的为有热，又必苦里急，是欲尿不畅，少腹有胀满急迫之感，为水蓄膀胱、肾气不能外透之证。

总之，太阳腑病蓄水证有在上在下，亦即寒化热化两种情况，当分别施治。

2. 蓄血证

[原文] 太阳病不解，热结膀胱，其人如狂，血自下，下者愈。其外不解者，尚未可攻，当先解其外，外解已，但少腹急结者，乃可攻之，宜桃核承气汤。（106）

太阳病，六七日，表证仍在，脉微而沉，反不结胸，其人发狂者，以热在下焦，少腹当鞕满，小便自利者，下血乃愈；所以然者，以太阳随经，瘀热在里故也。抵当汤主之。（124）

太阳病身黄，脉沉结，少腹鞕，小便不利者，为无血也。小便自利，其人如狂者，血证谛也，抵当汤主之。（125）

伤寒有热，少腹满，应小便不利；今反利者，为有血也，当下之。不可余药，宜抵当丸。（126）

〔**注释**〕 此处四条皆言太阳腑病蓄血证，主要是在小肠膀胱之部的循环障碍，非在腑腔管道之中。因此，不影响分泌渗泄的气化功能，而为小便自利，是其特点。

第一百零六条是热结膀胱，当然是血为热瘀的蓄血。其主证就是其人如狂，少腹急结。此为病变初起，热重瘀轻之证。

其所以如狂，是因血瘀下焦，使肾志不能上交心神。神主动而志主静，心主血复为热扰有动无静，则神气必乱，故如狂。其少腹急结，乃拘急鞕结之感，为血瘀下焦、循环障碍的特征。治之之法，外不解，就当先解其外，然后施以桃核承气汤，重在泄热而兼活血，其病可愈。血自下者，热随血出，或服桃核承气汤而下血者，均当得愈。但临床服此汤，很少见有下血者，可见此方是泄热为主而兼活血，热解则血不为结，循环通畅，其病即愈。总之，此条为蓄血证初起，热重瘀轻。

第一百二十四条是瘀热俱重之证。表证仍在。但脉微而沉，微则正气虚，沉则邪入里。反不结胸，则知不在上焦。又见其人发狂，病理同前所述且更重，则知热在下焦，因此，少腹当鞕满。结合发狂，可见为瘀热并重。邪不在气分，气化功能尚好，所以小便自利，而不同于蓄水。用药攻下其瘀血，病才可愈，因此，无血自下或服桃核承气汤而得痊愈的可能性，须以抵当汤主之，峻下其瘀热。里解则气可外达，其表亦解。

第一百二十五条是瘀重热轻之证。观其身黄，是循环障碍，复为热蒸而荣气外溢于肌肤之故。脉沉结，则知其瘀即较沉微为重。少腹鞕而不满，可见其热更深入血分。而无表证，小便自利，其人如狂，所以说血证谛也。因此，当以抵当汤重点下其瘀血而兼泄热为治。

第一百二十六条是瘀热俱轻的类型。外有发热，即病未完全入里；少腹满而不鞕，即血为热结不重。所以在治疗上，就不可大剂用药，而只以抵当丸轻泄其血热，并散其血结即可。

太阳腑病蓄血证主要当与蓄水证鉴别，方不致误。鉴别不难，就在于小便的利与不利和有无神志症状。

（十）太阳病的误治变证

1. 治伤表里阴阳的变证

（1）表里阴阳两虚证

[原文] 伤寒脉浮，自汗出，小便数，心烦，微恶寒，脚挛急，反
与桂枝欲攻其表，此误也。得之便厥，咽中干，烦躁，吐逆者，作甘草
干姜汤与之，以复其阳；若厥愈足温者，更作芍药甘草汤与之，其脚即
伸。若胃气不和谵语者，少与调胃承气汤。若重发汗，复加烧针者，四
逆汤主之。（29）

问曰：证象阳旦，按法治之而增剧，厥逆，咽中干，两胫拘急而谵
语。师曰：言夜半手足当温，两脚当伸，后如师言，何以知此？答曰：
寸口脉浮而大，浮为风，大为虚，风则生微热，虚则两胫挛，病形象桂
枝，因加附子参其间，增桂令汗出，附子温经，亡阳故也。厥逆咽中干，
烦躁，阳明内结，谵语烦乱。更饮甘草干姜汤，夜半阳气还，两足当热，
胫尚微拘急，重与芍药甘草汤，尔乃胫伸。以承气汤微溏，则止其谵语，
故知病可愈。（30）

下之后，复发汗，必振寒，脉微细，所以然者，以内外俱虚故也。
（60）

[注释] 此处的第二十九条是讲证治，而第三十条则是对上条病
理的补充说明，唯文义较乱，所以重点对第二十九条加以理解即可。第
六十条则是对阴阳两虚证的概括。

第二十九条首言伤寒而见脉浮，自汗出，微恶寒，恐已是汗不如法，
而致卫表不固，虚阳外越；更见小便数，心烦，脚挛急，则是液随气脱，
其阴亦弱。当仿桂枝加附子汤方意，温阳固表，固护阴液。反与桂枝汤
解肌发汗，以攻其表，这是错误的治法，必导致变证续生。因此，下边
就揭示出进一步的变证和救逆方法。

得之便厥，是因汗而表里阴阳不相顺接；咽中干，是心肝阴液大

伤（二脏经脉均挟咽）；烦躁是上下阴阳不相交会；吐逆，则是中焦阳气更虚（受纳运化两皆逆乱）。据此，必首复其阳，所以作甘草干姜汤与之，直从中焦，以温煦上下四旁，就可厥愈足温；继复其阴，更作芍药甘草汤与之，亦从中焦，以灌溉上下四旁，当然其脚即伸。到此，可得痊愈。

如果阳复太过，由于阴液不足而致胃热腑实的，就要胃气不和上扰心神，出现谵语，此为由虚转实，当少与调胃承气汤，以轻泄其胃热而止其谵语，不可过剂，以防阳气再伤。

此证若重发汗，又加烧针逼汗，则必阴竭阳亡，就须用四逆汤回阳固阴了。

后两段则皆为预变而设，示人以病情的虚实转化，甚为复杂，不可执一而论。

第三十条实际是重复第二十九条之意，这里就不再多赘。其中所谓"阳旦"，就是指太阳中风而言。"证象阳旦"，是说伤寒反见太阳中风之状，实际不是太阳中风证。所以"按法治之"与桂枝汤"而增剧"。至于提到"寸口脉浮而大，浮为风，大为虚"等语，也就是误诊的脉象根据，所以说"病形象桂枝"。但有表阳已虚而漏汗不止之象，如与桂枝汤，就当加入附子，但反而"增桂令汗出"，是错误的。以下解释上条所用治法的意义，当为重复。

第六十条是下法和汗法先后倒置，在太阳病来说，更为错误。所以先下而病不愈，已伤里阴；后汗而仍不愈，复损表阳，表里阴阳两虚。阴不生阳，阳虚则寒冷；阳不运阴，阴虚则振颤。再加脉微为阳气虚，脉细为阴血虚，更证明此因误治而使表里阴阳两虚了。因此，仲景说此为内外俱虚之证。

（2）内外阳虚阴盛证

[原文]　下之后，复发汗，昼日烦躁不得眠，夜而安静，不呕不渴，无表证，脉沉微，身无大热者，干姜附子汤主之。（61）

发汗，若下之，病仍不解，烦躁者，茯苓四逆汤主之。（69）

〔注释〕 此处二条，上一条是邪微正伤阳气欲脱的烦躁证，下一条是邪盛正逆阳气孤危的烦躁证。但均为阳虚，所以并列而论。

第六十一条说，下之后，是里气已伤；复发汗，则表气亦伤。随之出现昼日烦躁不得眠，当知人之阳气是昼日出表用事，今若因汗下倒置，已伤内外之阳而阳气虚衰，则其出表用事，必扰动不宁，所以就见烦躁；至夜则阳入于里，得以平复，故而安静。但究竟其邪何在，不呕不渴，是病不在少阳、阳明；无表证，更不在太阳。然脉沉微，则知其阳虚在三阴；而身无大热，尚有小热，可见既非纯阴无阳，邪盛内逆，又非阴盛格阳，虚阳外越，所以当为其邪亦微。邪微正虚，看似平淡，究恐正气不复，终至阳亡，因此，又必以干姜附子汤，急回下焦生阳，上济胸表之阳。使君相火旺，表里气复，其病自解，烦躁自平。

第六十九条之证，是发汗或攻下，病仍不解，而烦躁发生，不分昼夜，可见是邪盛正伤，阴气内逆之象。阴气内逆，必阳气孤危，下伐命火，上扰君火，故烦躁大作，不分昼夜，甚至入夜更甚，绝不同于上证。所以当用茯苓四逆汤，养心气，伐阴邪，回命火，助心阳，则其病可愈。

观此二证用药的轻重缓急，可知邪正之微盛顺逆了。

（3）阴阳虚实转化证

〔原文〕 发汗病不解，反恶寒者，虚故也。芍药甘草附子汤主之。（68）

发汗后恶寒者，虚故也；不恶寒但热者，实也，当和胃气，与调胃承气汤。（70）

〔注释〕 此处第六十八条，实际亦内外阴阳两伤证，只阴伤于内，阳伤于外，是其特点。因发汗卫阳荣阴俱泄，所以阴不济阳于内，阳不固阴于外，而见汗出恶寒。此当用芍药甘草附子汤，益阴扶阳，敛液固表为治。

第七十条，则言发汗后有热实和虚寒两化的变证。所以发汗后恶寒的，是如上证的虚寒之象；若不恶寒但发热时，又为热实之形。大体是伤阳重的，即化为虚寒；伤阴甚的即化为实热。虚寒则多主于少阴，亦即病在太阳荣卫，实热则多主于阳明，亦即病在本经肠胃。治法，虚寒者，如上证，用芍药甘草附子汤；实热者，则当用调胃承气汤，以轻泄其燥热实邪，其病可愈。此因汗后津伤，邪微病轻，重剂反恐伤正。

（4）伤阴伤阳下利证

［原文］ 太阳病，桂枝证，医反下之，利遂不止，脉促者，表未解也；喘而汗出者，葛根黄芩黄连汤主之。（34）

太阳病，外证未除，而数下之，遂协热而利。利下不止，心下痞鞕，表里不解者，桂枝人参汤主之。（163）

［注释］ 太阳病，无论中风、伤寒，表未解皆不可下，特别是里无实邪者更当禁下。此二条，即因下而伤在里的阴阳之气，病邪内陷而有寒热二种下利之证的出现。

第三十四条本为太阳病中风证，因风阳之邪与卫气相加，即荣弱卫强，病多热化。医反下之，下则伤阴，邪热内陷，即热迫津液下行而下利不止。此时如脉尚见促，说明其邪未完全入里，正气犹与邪相争于表里之间，欲驱邪仍从表出，惟因下伤，脉促不宁，所以说表未解也。如更见喘而汗出，又是邪热上逆于肺，外蒸于表，可见确是表里同病。其病机主要是伤阴热化，就当治以葛根黄芩黄连汤，清热坚阴，厚肠止利，两解表里，驱邪外出。

第一百六十三条之证，与上条相反。太阳伤寒，阴寒之邪加于卫气，造成卫闭荣郁，其病易从寒化。寒则伤阳，医反下之，必更伤脾阳胃气，其外邪未全入，仍有发热之象，但下利不止，即为协热下利。而寒邪即滞于胸脘之间，升降两难，遂又见心下痞鞕，实际是表里不解。病机主要为伤阳寒化。治法当以桂枝人参汤，温中化寒，益气止利，通阳出表，两解表里。

此处二证，表面看来似不当列入伤阴伤阳的范畴之内。然而，伤阴热化多实，伤阳寒化多虚，且又皆表里同病，故列于此论述。

2. 治伤五脏之气的变证

（1）邪热乘肺证

[原文] 发汗后，不可更行桂枝汤。汗出而喘，无大热者，可与麻黄杏仁甘草石膏汤。（63）

下后不可更行桂枝汤，若汗出而喘，无大热者，可与麻黄杏仁甘草石膏汤。（162）

[注释] 此二条，一言汗后，一言下后，但所见结果皆同，均为误治所致。此病原来就已热化，或为温邪所伤，并有内逆于肺之势，复经辛温误汗，肺阴受伤，或表不解而误下，正气虚陷，均可致在表的邪热乘肺。外蒸皮毛则汗出，内郁于肺则喘，其重点已不在表。且有汗出则其热可得部分放散，所以也就身无大热了。当用麻黄杏仁甘草石膏汤，宣肺清热，利气平喘为治。

（2）汗损心阳证

[原文] 发汗过多，其人叉手自冒心，心下悸，欲得按者，桂枝甘草汤主之。（64）

[注释] 汗为心液，发汗过多，则心液大伤，液脱气虚，阴不养阳，所以出现心动无力，心阳不降，而为心下悸，即上逆、跳动不安之状。以其为虚证，所以欲以手按压而叉手自冒心。当以桂枝甘草汤，助心阳、旺心血、缓动悸、镇冲逆。

（3）汗动肾阴证

[原文] 发汗后，其人脐下悸者，欲作奔豚，茯苓桂枝甘草大枣汤主之。（65）

[注释] 按：此证悸动在于脐下，且有上冲心胸、令人不得息的趋势，所以称为"欲作奔豚"。奔豚之作，是肾阳内歉，水寒之气忽聚而上冲之证。然亦属心阳外散，不能下入肾中以温助肾阳、镇冲降逆之故。

就当以茯苓桂枝甘草大枣汤主之，助心阳、益脾胃、养心气、伐肾邪，其病当愈。

（4）汗伤脾气证

〔原文〕 发汗后，腹胀满者，厚朴生姜半夏甘草人参汤主之。（66）

〔注释〕 此又是因汗而使太阳之气外越。脾气之升有余，肺气下降不足，因而胃气亦不能正常从阖下达，痰食阻滞，遂见肚腹胀满。就当理气消胀，降逆化痰，而以厚朴生姜半夏甘草人参汤主之。

（5）伤中肝旺证

〔原文〕 伤寒若吐若下后，心下逆满，气上冲胸，起则头眩，脉沉紧。发汗则动经，身为振振摇者，茯苓桂枝白术甘草汤主之。（67）

〔注释〕 此证有人解作伤中停饮证，不为错误。但深入一层来看，则不但伤中停饮，且有肝气上逆之状，所以就称为伤中停饮肝旺证。

伤寒吐下，病不解而脾阳胃气必伤，伤则水饮停蓄，所以心下逆满。但中阳不足，必导致肝寒上犯，所以夹水饮而又见气上冲胸。阴盛于下，必格阳于上，阳主动主升，所以起则头眩，实为夹肝风上扰。沉紧是寒水夹肝气在里为病之脉象。发汗则动经，更知因汗而经脉空虚，肝风窜扰不宁。所以总为伤中脾虚、肝气挟寒水上犯为病。治当扶脾化饮，温肝散寒，两降冲逆，以茯苓桂枝白术甘草汤主之。

3. 治伤胸脘阴阳的变证

（1）汗伤胸阳证

〔原文〕 未持脉时，病人手叉自冒心，师因教试令咳而不咳者，此必两耳聋无闻也，所以然者，以重发汗，虚故如此。发汗后饮水多必喘，以水灌之亦喘。（75）

〔注释〕 胸阳统指心阳肺气而言，其本为宗气，因宗气能贯心脉，行呼吸，所以表现在心肺功能上。而今汗伤胸阳，也就是因汗而使心阳肺气外泄，宗气大伤。据论中所言，但看病人手叉自冒心，即前述汗损心阳而心下悸动；两耳聋无闻，因耳为肾窍，心又寄窍于耳，心阳虚衰，则浊阴上逆，清窍遂蒙。至于饮水多必喘，以水灌洗其身亦喘，则皆肺气虚衰之状，形寒饮冷则伤肺，不得输布宣肃，遂郁于肺而为喘。总之，此为汗伤胸阳，宗气亏耗，心肺两虚之证。

（2）汗伤中阳证

［原文］　发汗后，水药不得入口为逆，若更发汗，必吐下不止。（76上）

病人脉数，数为热，当消谷引食，而反吐者，此以发汗，令阳气微，膈气虚，脉乃数也。数为客热，不能消谷，以胃中虚冷，故吐也。（122）

［注释］　中阳，即中焦脘腹之阳，亦即脾胃之阳，上至膈，下及脐。若发汗致伤，初伤在胃，继则伤脾。发汗后，水药不得入口，是胃阳随汗泄越，胃气不能下阖而上逆，受纳腐熟两皆障碍。若更发汗，必胃阳更伤，且损及脾阳，非但不能受纳，而且不能运化，所以更见吐下不止，为中气虚寒，水液停蓄，下迫上犯，逆乱已极。此为第七十六条上段之证。

至于第一百二十二条之证，则胸脘之阳皆伤，惟重在中阳。但看病人脉数而不能食反吐，可知此非因热而数，必为虚数，实乃心阳不足，心动无力而加快。所以如此，是因发汗而胸阳外越，心阳不降，宗气虚微，以致气不下达，火不生土，即不能消谷；胃中虚冷，其气上逆，反而呕吐。其所谓"客热"，即是因虚而产生的假热之象，非其本质，如客的外来，因而是假热。假热当为真寒。

（3）吐伤中阳证

［原文］　太阳病，当恶寒发热，今自汗出，反不恶寒发热，关上脉细数者，以医吐之过也。一二日吐之者，腹中饥，口不能食；三四日吐之者，不喜糜粥，欲食冷食，朝食暮吐。以医吐之所致也，此为小逆。（120）

［注释］　此条由吐所致之证，当为表解而里伤。原本太阳病，太阳

为开，吐法亦从太阳之开，所以吐后即有自汗出而反不恶寒发热，可见原为表实，今因吐而表气已开。但自汗出，究非无病之征，下文说一二日吐之者，腹中饥，口不能食，是已伤胃气，不能受纳；三四日吐之者，不喜糜粥，欲食冷食，朝食暮吐。可见已伤脾阳，不能运化。此因二日气行阳明，四日气行太阴之故。惟欲食冷食，是阴盛内烦，同气相求之理；阴盛则食不得化，才至夜上逆，而朝食暮吐。所以说以医吐之所致也。尚可救治，故称小逆。

（4）吐伤胸阳证

〔原文〕 太阳病吐之，但太阳病当恶寒，今反不恶寒，不欲近衣，此为吐之内烦也。（121）

〔注释〕 此条在论中提出内烦，与上条欲食冷食之内烦同理。只上条是病在中焦，故其烦在脾胃；此条则病在上焦，故其烦在胸表。太阳病不但不恶寒，反不欲近衣，有恶热之感，乃因吐而上焦的心阳肺气外越于表，亦即荣不济卫，卫气浮越，是为假热。若为真热内烦，当有身热口渴，或潮热心烦之状，是为伤阴。此则不然，故为伤阳假热。

（5）阳虚水泛证

〔原文〕 太阳病发汗，汗出不解，其人仍发热，心下悸，头眩身𣊟动，振振欲擗地者，真武汤主之。（82）

〔注释〕 此证是因胸脘之阳外越，火热之气大伤，致使下焦水寒之气上泛为病，称为阳虚水泛证。太阳病汗出不解，其人仍发热，是过汗而邪反不除，阳越于表。心下悸则是水寒上逆，心阳不降。头眩身𣊟动为虚阳窜扰清空经脉，失其镇降，亦如虚风内动之状。所以振振然颤抖而有站立不稳，意欲托扶，以防摔倒之态。总为汗伤胸脘之阳，而使水寒之气泛滥上逆为病。宜真武汤助脾温肾、镇水化寒为治。

（6）伤阴热扰证

〔原文〕 发汗吐下后，虚烦不得眠。若剧者，必反覆颠倒，心中懊憹，栀子豉汤主之。若少气者，栀子甘草豉汤主之。若呕者，栀子生姜

豉汤主之。（76下）

发汗若下之，而烦热胸中窒者，栀子豉汤主之。（77）

伤寒五六日，大下之后，身热不去，心中结痛者，未欲解也，栀子豉汤主之。（78）

〔注释〕 第七十六条上段指出汗伤胸脘之阳，此下段则是汗吐下伤胸脘之阴为病。其原因就在于病本阳虚者，即易伤阳；病本阴虚者，即易伤阴。

发汗吐下后而致虚烦不得眠，可知是胸脘阴液大伤，胃中空虚，膈上生热，扰攘心神，故不得眠。虚甚热重的，更见反覆颠倒，心中有无可奈何、莫可名状的烦扰不安之感。当以栀子豉汤泄热滋液、抑阳救阴。

若少气，是中气亦伤，加甘草缓补中气。若呕，是胃气犹逆，加生姜降逆止呕。各随方名而用。

第七十七条则是热郁于肺，气滞为主，所以心烦热甚而胸中窒闷。第七十八条则又是热郁心包，血滞为主。但身热不去，其邪尚未深入，所以皆当泄热滋液、流通上下、两解表里，其气血郁滞均可得解。正所谓治病求本之理。

（7）胸热胃实证

〔原文〕 伤寒下后，心烦腹满，卧起不安者，栀子厚朴汤主之。（79）

〔注释〕 此证之心烦，即为热扰于胸。然肚腹胀满，则又是邪实于胃。此必因下之后，伤阴邪陷所致。当以栀子厚朴汤，一泄胸中之热，一开胃中之实，两解其邪为治。

（8）胸热脾寒证

〔原文〕 伤寒，医以丸药大下之，身热不去，微烦者，栀子干姜汤主之。（80）

〔注释〕 伤寒表实，医以丸药大下，丸缓留中，必泻之又泻，即导致脾胃虚寒。且身热不去，一方面邪未全陷，另一方面其上有热，所以说此为胸热脾寒，因而心烦即微。当以栀子干姜汤清上热而温中寒，扶正祛邪为治。

（9）栀子汤禁忌证

[原文] 凡用栀子汤，病人旧微溏者，不可与服之。（81）

[注释] 此因栀子苦寒油润、滑利性强，再加豆豉之增液滋燥，阴性较盛，所以凡病人旧微溏者，必脾阳素虚、寒湿较重，即不可与服之，恐反伤中焦阳气。

（10）伤阴胸脘两逆证

[原文] 太阳病，过经十余日，心下温温欲吐，而胸中痛，大便反溏，腹微满，郁郁微烦。先此时自极吐下者，与调胃承气汤；若不尔者，不可与。但欲呕，胸中痛，微溏者，此非柴胡汤证，以呕故知极吐下也。（123）

[注释] 太阳病而过经十余日，可见已至气行少阴或厥阴之期。心下温温欲吐，是少阴心气受扰之象；又胸中痛，更知心气为郁；大便反溏，是脾受邪干；腹微满，郁郁微烦，是热困中焦。此证之成有两种情况，一种是自极吐下，使津液越脱，表邪反入，化热而上郁于胸，中困于胃，下迫于肠；更加胃之大络虚里正在心尖部，胃受邪干，必气逆而上扰于心膈，所以心下温温欲吐。另一种则是邪自传入，多少阴为病，属于里虚邪滞，就当别论。对于前一种自极吐下，伤阴热化，胸脘两逆者，当以调胃承气汤轻泄其热，以和胃气，而保存津液。此病不在少阳，故非柴胡汤证。

4. 太阳治伤自愈证与救逆证

（1）亡血伤津自愈证

[原文] 凡病，若发汗，若吐，若下，若亡血、亡津液，阴阳自和者，必自愈。（58）

大下之后，复发汗，小便不利者，亡津夜故也。勿治之，得小便利，必自愈。（59）

[注释]　此二条总结上述各种误治之证的可得自愈者。病邪已解，惟因治不如法而造成阴阳津血亡失者，才可能自然恢复，不治自愈。其关键就在于阴阳来复而自和，即可阳生阴长，气血津液乃成。所以上一条重点提出了"阴阳自和"，即阴阳平衡而无偏胜，气血乃生。下一条"得小便利"，亦即阴阳和而津液再生，所以皆可得愈。

（2）表里气虚救逆证

[原文]　伤寒，医下之，续得下利，清谷不止，身疼痛者，急当救里；后身疼痛，清便自调者，急当救表。救里宜四逆汤，救表宜桂枝汤。（91）

病发热头痛，脉反沉，若不差，身体疼痛，当救其里。（92）

太阳病，先下而不愈，因复发汗，以此表里俱虚，其人因致冒。冒家汗出自愈，所以然者，汗出表和故也。里未和，然后复下之。（93）

太阳病未解，脉阴阳俱停，必先振栗汗出而解。但阳脉微者，先汗出而解；但阴脉微者，下之而解。若欲下之，宜调胃承气汤。（94）

[注释]　此四条皆讲表里阴阳虚衰的逆证和救逆之法，对于后人的辨证论治启发很大。

第九十一条是因太阳伤寒误下，以致少阴里虚，寒邪深入，肾阳大伤，所以续得下利，清谷不止。而且阳不外达，神机不出，其表犹滞，所以身体疼痛。此为表里俱病。但少阴为太阳之本，太阳为少阴之标，此证当以少阴为主且重，因此急当救里，即首先急治少阴。待下利止而后身疼痛，则急当救表，以治太阳。救里要用四逆汤以恢复下焦的生阳之气；救表就用桂枝汤以调和荣卫而解肌散邪。第一，前有下利而后不当峻汗；第二，服四逆汤之温阳化寒；第三，病非脉浮紧、发热汗不出之原发太阳伤寒邪盛之证。有此三因，故可用桂枝汤。

第九十二条重申少阴为太阳之里，即太阳之本的意思。病发热头痛，是证见于太阳，脉反沉，是气虚于少阴，因而脉证不符。病如不解，身体疼痛的，虽不见少阴之证，亦当谨防传里，所以当救其少阴之里。仍当以四逆汤为治。

第九十三条为汗下倒置所致太少表里俱虚之证。因先下里气已虚，病不解复予以发汗，则其表气液不充，无力透达，外不得出，内不深入，阳热之气遂郁于头部而见昏冒迷蒙之状。当使里气转盛而汗出，昏冒可自愈，是因为汗出则表气和之故。如因里气转盛，又汗出津伤，则热实于腑，出现里未和者，复下之令和。考虑亦当用调胃承气汤，轻缓润下即可。

第九十四条，太阳病未解，是为前提。但脉阴阳俱停，而非阳浮阴弱或阴阳俱紧。俱停的含义，历来论者说法不一，观其下文，似属脉伏不见，无寸尺之异。见此脉者，当属正为邪郁，气液滞涩不行，神机、气立的出入升降两皆障碍。下述阴阳脉微，亦非一般常识中的微为阳虚之意，乃微见。若要病解，必先振栗汗出正邪相争，正气奋力外出，但邪阻又甚，就有战汗的出现。如但见阳脉（寸脉）微的，是太阳气郁，不能升举，汗出表和气可外达而解；但见阴脉即尺脉微的，是少阴气郁，不能沉降。下之里和气可内达而解；发汗可与桂枝汤，下之宜调胃承气汤。

此四条皆为救逆而设。逆者不顺，即越乎常规的病变，无论误治，无论原发，皆可出现。重要的是示人以太阳少阴的表里关系。太阳病的虚实寒热转化莫不与少阴有关，不可不知。

5.火攻致误证

（1）火热伤津两化证

[原文]　太阳病，二日反躁，凡熨其背，而大汗出，大热入胃，胃中水竭，躁烦必发谵语。十余日振栗自下利者，此为欲解也。故其汗从腰以下不得汗，欲小便不得，反呕欲失溲，足下恶风；大便鞕，小便当数，而反不数，及不多。大便已，头卓然而痛，其人足心必热，谷气下流故也。（110）

太阳病中风，以火劫发汗，邪风被火热，血气流溢，失其常度。两阳相熏灼，其身发黄；阳盛则欲衄；阴虚小便难；阴阳俱虚竭，身体则枯燥。但头汗出，剂颈而还，腹满微喘，口干咽烂，或不大便，久则谵语，甚者至哕，手足躁扰，捻衣摸床。小便利者，其人可治。（111）

　　〔注释〕　此二条均为火劫发汗而伤津胃热。但前者可得自解，后者虽治犹未必愈，所以是两种变化和转归。

　　上一条，太阳病二日反躁，为太阳伤寒，下焦阴盛，合并表邪，肾阳受扰。因此以熨背火攻发汗之法，欲救其肾阳，但病本阳热在上，所以必因外热相加而大汗出。汗多津伤，火热内攻，必传里入胃，使胃中水竭而热盛于上。因此，除躁而外，又必发烦，"阳烦阴躁"，于此可见。且胃热上扰，心神昏乱，所以发谵语。然此证究属胃热腑实于上，阴盛脏寒于下，所以至十余日少阴主气之期，肾中水寒之气必欲上济，乃与胃热相争，而津回液复，遂振栗自发下利，其病即欲自解。这是因为原来熨背发汗之时，汗出虽多，但从腰以下不得汗，且欲小便又不得，反而呕逆，又有遗尿感，两足下则怕冷恶风，此皆为阴盛于下，阳越于上，气化不行，水寒窜扰，上逆下迫，不得疏泄之故。故以大便鞭的胃热腑实而言，小便应当次量皆多，肠中水气才少，而今却次量皆少，因此才有这种变化转归。大便已毕，则又感头卓然而痛，足心发热，是因谷气下流，阳热下达，为头中空痛。

　　第一百一十一条，明提为太阳病中风，则风阳化燥，偏有热性。而又以火攻如上熨背之法，以劫发其汗，则其邪风被火热之气相迫，必使血气流散，营液外溢，失去其运行的正常规律。风阳之邪又被阳热火气熏灼，必然使荣液流散于皮下而其身发黄；邪阳火气太盛，热迫荣血上溢而欲作衄血；津液亏耗，尿量必少而尿出困难；这样，其本身的阴阳气液皆失生化而致虚竭，当然经脉亏虚，肌肤枯燥。而且阳盛津少，火性炎上，故但头汗出，剂颈而还（头为清阳所在，汗液易于蒸发）；内热大盛，腑实气逆，就腹满微喘，口干咽烂，或不大便（病入阳明，气不下达）；当然，时间一久，热扰心神，就要谵语，甚则火败胃气，就要呃逆，已至危殆。从而出现手足躁扰、捻衣摸床的神游无主，气竭阳亡，心肾两败，肝风内动的险象。此证若小便利者，其阴未绝，津液犹能再生，所以可治。否则，即为不治之症。

此二条皆火攻伤津，正如温病之理，但留得一分阴液，其病虽险可愈。火热为病，临证者自可借鉴，不同于伤寒以扶阳为主。

（2）火攻惊狂救逆证

[原文] 伤寒脉浮，医以火迫劫之，亡阳必惊狂，卧起不安者，桂枝去芍药加蜀漆牡蛎龙骨救逆汤主之。（112）

太阳伤寒者，加温针必惊也。（119）

[注释] 此二条，一为亡阳，一非亡阳，但因皆有惊状，故合并论述。

上条说伤寒脉浮而不言紧，可见病在太阳且有热化之象。但医者却以火攻之法迫劫汗出，火热相加，汗出必甚，因而导致液脱阳亡。汗为心液，其亡阳之证即为心阳外亡。心阳亡则神气浮越、妄动不宁，所以必发惊狂，卧起不安。对此就当急以桂枝去芍药加蜀漆牡蛎龙骨救逆汤主治，以复心阳、安心神，祛痰镇惊，名曰救逆。

第一百一十九条直言太阳伤寒加温针必惊，《素问·生气通天论》说："因于寒，欲如运枢，起居如惊，神气乃浮。"本来太阳伤寒就寒闭阳郁，气难外达，神机不出，困扰上动，若再加温针，火热内攻，外不得汗，必内逆少阴，热扰心神，因而心惊。这就是太阳伤寒加温针必惊之理。所谓温针，即燔针焠刺，俗称"火针"，或针上加灸。

（3）火逆伤阴动血及邪痹证

[原文] 形作伤寒，其脉不弦紧而弱，弱者必渴，被火必谵语。弱者发热脉浮，解之当汗出愈。（113）

太阳病以火熏之，不得汗，其人必躁。到经不解，必清血，名为火邪。（114）

脉浮热甚，而反灸之，此为实。实以虚治，因火而动，必咽燥吐血。（115）

微数之脉，慎不可灸，因火为邪，则为烦逆，追虚逐实，血散脉中，火气虽微，内攻有力，焦骨伤筋，血难复也。脉浮，宜以汗解，用火灸之，邪无从出，因火而盛，病从腰以下，必重而痹，名火逆也。欲自解者，必当先烦，烦乃有汗而解。何以知之？脉浮故知汗出解。（116）

［注释］ 此处四条，除第一百一十六条下段外，原皆为阴血亏虚之证，因火而逆，遂出现伤阴动血之变。

第一百一十三条之形作伤寒，是证象风寒外感，但其脉不弦紧而弱，却非伤寒少阳太阳之象，而为阴虚之脉。阴虚者，必其阳偏盛而津少内热，所以弱者必渴。此证若再被火攻，必胃阴大伤而胃热转盛，上扰心神，发生谵语。此弱脉如能外见发热，且转为浮脉，可见其阴渐生，其阳热之气即能出表而转为太阳正证，这时就当发汗治之。

第一百一十四条是太阳病以火熏之而不得汗，可见亦阴液不足而表邪闭拒，所以其火邪必内逆少阴，下伤于肾，阴虚热扰，遂见躁动不安，经脉筋骨皆走窜动扰而不得宁静。此证若到七日经尽，太阳气复之时，犹不能得汗而解，则其火邪必循经脉由气入血，由经入腑，血热妄行于下焦，所以一定要出现便血。此便血就名为"火邪"。

第一百一十五条的脉浮热甚，本是太阳病热化已甚或原即为温病，此证属热实于表，并非虚寒。反而给以灸治，以助其用，这就是实以虚治，因为灸治的火邪必伤津动血，且火性炎上，而热盛于胸，所以必咽喉干燥而咳吐出血。此咳吐出血，亦应名为火邪。

第一百一十六条上段，则气阴两虚、血亏更甚，所以脉见微数。微数之脉，即虚数较甚之象，当然不能认为此必是"客热"；或者解为微见数象，亦当为有热。因此，凡见微数之脉而确为有热者，对于灸治之法就不可用。因为误用必成火邪，火邪内攻，就要烦热闷乱。这就是追其阴虚而伤之，逐其热实而助之，必然使荣血消亡、散乱。所以说火气虽微，内攻有力，以致失却阴液，焦骨伤筋，而血难恢复。

对第一百一十六条下段，则又当别论，仲景是二者互举对比而言。脉浮宜以汗解，指一般太阳伤寒表实之证。但如用火灸之，不得汗而邪无从出，必因火而阳热转盛于上，痹阻其津液（寒水）荣气于下，所以病从腰以下必沉重而麻痹。寒热不得交融，气液不得流通，这就叫"火逆"。此证欲得自解，必有先烦，津腾气升，邪热出表，乃有汗而解，气液得通。这是因为脉浮未变，病仍在表，所以知汗出得解。

（4）火发奔豚烦躁证

［原文］ 烧针令其汗，针处被寒，核起而赤者，必发奔豚。气从少腹上冲心者，灸其核上各一壮，与桂枝加桂汤，更加桂二两也。（117）

火逆下之，因烧针烦躁者，桂枝甘草龙骨牡蛎汤主之。（118）

［注释］ 此二条皆论因烧针火攻而诱发的病证。所谓烧针，即燔针焠刺，或针上加灸，以针导热攻邪之法。上一条是太阳伤寒而烧针温攻令其发汗，汗虽出，但针孔处为寒凉所袭，遂寒闭其穴，气血郁阻，即结核而色红，这种情况一定要诱发奔豚。因为心肾之阳先因汗散，后又均趋向针孔御寒，其水寒阴气必乘虚上犯，即气从少腹起，上冲心胸，甚至呼吸窒息，如豚之上奔，所以称为奔豚。当用桂枝加桂汤，在解散表邪的基础上温镇水寒，降泄其奔豚之气。

下一条是先因火逆，已见如第一百一十六条所述，病从腰以下沉重麻痹之证，此当发汗治疗。但又经误下，则气液大伤，里虚而外邪复逆。医者见病不解，遂烧针欲令汗出，虽有汗出，反增烦躁，是心肾的阳气阴液外越，扰攘不宁之状。故以桂枝甘草龙骨牡蛎汤扶阳固气，守中敛液，纯以救正为治。

以上四类十条皆火攻所致之证及救误之法。太阳阳盛，气液皆足，无论伤寒中风，热化者居多，如再用火攻，必助热伤阴，益邪损正。不仅太阳，凡三阳为病，皆禁火攻，不可不知。

6.结胸证

（1）结胸的主证、成因和通治法

［原文］ 问曰：病有结胸，有脏结，其状何如？答曰：按之痛，寸脉浮，关脉沉，名曰结胸也。（128）

病发于阳，而反下之，热入因作结胸。……所以成结胸者，以下之

太早故也。结胸者项亦强，如柔痉状。下之则和，宜大陷胸丸。（131下上）

[注释] 此处二条通论结胸证治成因。主证即胸中及心下结聚，按之则痛。脉寸浮，是邪拒于上焦，关沉是正结于膈下。而其项亦强，如柔痉状，是邪由太阳而入，尚在高位，故经气阻滞；此亦当为结胸的主证之一。论中原文对柔痉的"痉"字，亦作"痓"。

结胸的成因，就是病发于三阳，尚在经而未入腑，反下之，正伤邪陷，热入胸膈，与正气津液（水饮）相抟结而成。所以说：以下之太早故也。后人称为"水热互结"。病位就在横膈上下。

结胸初起尚见项强之际，即当以大陷胸丸，从胸中高位泻下其水热之邪，流通气液，其病当愈。

（2）结胸证的治禁和死证

[原文] 结胸证，其脉浮大者，不可下，下之则死。（132）

结胸证悉具，烦躁者亦死。（133）

[注释] 结胸证而脉浮大，是指三部，必关尺亦不沉。此属邪结于里，气脱于外，所以不可下。下之则根气必绝，表里不续，乃至于死。此即太阳少阴，气立神机两皆孤危之象。

若结胸的脉证完全具备，更出现烦躁的，乃已至太少气绝、心肾两败的程度，即所谓"出入废则神机化灭，升降息则气立孤危"之证。虽不下，亦当死。

（3）大结胸的证治

[原文] 太阳病，脉浮而动数，浮则为风，数则为热，动则为痛，数则为虚。头痛发热，微盗汗出，而反恶寒者，表未解也。医反下之，动数变迟，膈内拒痛，胃中空虚，客气动膈，短气躁烦，心中懊恼，阳气内陷，心下因鞕，则为结胸，大陷胸汤主之。若不结胸，但头汗出，余处无汗，剂颈而还，小便不利，身必发黄。（134）

伤寒六七日，结胸热实，脉沉而紧，心下痛，按之石鞕者，大陷胸汤主之。（135）

但结胸无大热者，此为水结在胸胁也；但头微汗出者，大陷胸汤主之。（136下）

太阳病，重发汗而复下之，不大便五六日，舌上燥而渴，日晡所小有潮热，从心下至少腹鞕满而痛不可近者，大陷胸汤主之。（137）

[注释] 此四条皆言大结胸的类型和证治。第一百三十四条则兼论形成大结胸的过程及详细脉证。

第一百三十四条开始所说的脉证，皆太阳中风，病从热化之状，由其脉浮数可知。关于"动则为痛"是阳邪搏于阴正，故其微盗汗出，即表热有由卫逆荣，由阳入阴之势；而"数则为虚"，即正气已有不支之象。但尚有恶寒，可见其病未全化热入里，故表犹未解。此时仍当汗解，但医反下之，使动数之脉变为迟脉，迟为滞涩不畅之象，为表邪内陷与正气相结之征。但看膈内拒痛，即知结于胸中，是邪实于上；而胃中空虚，是正虚于下。因此，上入之邪必冲动横膈，使膈肌不得升降自如，就要短气；心肾阴阳为之阻隔，就要躁烦；水热之邪郁于心胸，就心中懊侬；阳热正气内陷膈间，就心下因鞕。总上脉证，即成为结胸。且此证已至热实较重，病位已不偏高而正在横膈上下，所以就称为大结胸证。用大陷胸汤急下其水热互结之邪，以救其气立孤危之险，其病可愈。

至于"若不结胸，但头汗出，余处无汗，剂颈而还，小便不利"之证，则又是水饮邪热弥漫于三焦，湿热瘀阻。外不得化汗，下不得化尿，胆道为郁，复为热蒸，即成为阳明证的湿热发黄，将于阳明篇中详述。

第一百三十五条是水热并重、正邪剧争的大结胸证，所以称为结胸热实，而脉见沉紧，且自觉心下痛、按之石鞕，为邪深结甚，所以亦当以大陷胸汤主之。

第一百三十六条下段是水重于热，所以"但结胸无大热"。因水不化气，结于胸胁，上焦不得如雾而宣发外透，所以见但头微汗出。此虽为热轻，但水结较重，因此仍当以大陷胸汤峻下水饮，其气得通。

最后第一百三十七条之证则又是热重于水，太阳病，汗之又汗，必伤津液；表不解而又攻下，其邪必入，亦结于胸膈。由于前已重发汗而津伤热盛，阳明肠胃燥热特重；后攻下而邪陷胸膈，又必热结水饮不得下行。终成上湿下燥、太阳阳明同病、热重于水的大结胸证，而为从心下至少腹鞭满而痛不可近的三焦俱病。因合并阳明燥热腑实，所以表现出舌上燥而渴、日晡所小有潮热的腑中燥热实邪蒸腾之状。当以大陷胸汤两下其水邪燥热，使气畅腑通。

（4）小结胸的证治

〔原文〕 小结胸病，正在心下，按之则痛，脉浮滑者，小陷胸汤主之。（138）

〔注释〕 此所谓小结胸的病变，其成因亦同于大结胸证，惟其病位范围小，病邪轻，属少量的痰热互阻于心下。所以不按不痛，按之则痛；脉不沉紧，只见浮滑。可见邪虽实而结不深，因此，当用小陷胸汤轻泄痰热。

（5）寒实结胸的证治

〔原文〕 病在阳，应以汗解之，反以冷水潠之，若灌之，其热被劫不得去，弥更益烦，肉上粟起，意欲饮水，反不渴者，服文蛤散；若不差者，与五苓散。寒实结胸，无热证者，与三物小陷胸汤，白散亦可服。（141）

（小陷胸汤本三味，是治热实结胸的轻证即小结胸病，不宜用于此寒实结胸之证。白散正治此证，亦三味，估计小陷胸汤为衍文，当为三物白散。或另有三物小陷胸汤，亦未可知，因白散后有亦可服三字，故存疑）

〔注释〕 此条对寒实结胸分层叙述，由轻到重，以见此病形成的一般过程和治法。

病在太阳，应当发汗治疗，以解散风寒之邪而发越其阳热正气，使达于平衡。但反以冷水喷洒或灌洗头身，必令其表热不得放散，汗不得出。邪不外解，就要内逆肌腠心胸，更加烦闷。初起热为寒闭，阳为阴郁，里热外寒，就欲饮水；水寒束表，津液不转，当然反而不渴，即不能饮。此当服文蛤散化饮解烦。如不效，当与五苓散化气行水，使表里双解而愈。

上证均为阳郁于里，邪犹较浅，未成结聚，所以其外证当有热象。如寒水与胸阳相结，邪盛于里，则成为寒实结胸，其内证亦如热实结胸，只不见心烦、舌燥、口渴，外证则不见发热，是阳伏不达，当与三物白散，温通其阳，急泻其邪，使寒水去而阳气出，邪解正安则愈。此证之脉当见沉紧或沉伏。

（6）心下有寒致结和下后凭脉辨证

［原文］ 太阳病，二三日，不能卧，但欲起，心下必结，脉微弱者，此本有寒分也。反下之，若利止，必作结胸；未止者，四日复下之，此作协热利也。（139）

太阳病，下之，其脉促，不结胸者，此为欲解也；脉浮者，必结胸；脉紧者，必咽痛；脉弦者，必两胁拘急；脉细数者，头痛未止；脉沉紧者，必欲呕；脉沉滑者，协热利，脉浮滑者，必下血。（140）

［注释］ 太阳病，二三日，气行阳明少阳之时，病在表，若另有所因，往往会出现里或半表半里气化不和之证。如不能卧，但欲起，心下必结，其脉微弱，是因为里气有寒，阳虚而气行无力，表邪复逆。太阳水寒本气不能正常从胸外出，遂结于心下。卧则水寒冲逆，心阳更不能下达，所以但欲起而使气畅。对此就当温阳化寒，以助太阳之开。若反予攻下，则气虚必甚而表邪内陷。邪陷有两种转化：其一是，下利止必邪正互结，成为结胸；其二是，下利未止，邪更深入，如于四日气行太阴之时又予攻下，必伤中焦，即造成里气虚寒协同外有发热的下利之证，称为"协热利"。当依桂枝人参汤法治。

第一百四十条所述下后的凭脉辨证，历来注者疑义较多，今依原文解。其脉促，不结胸，无下利，可见正气又复，与邪剧争，为病欲解。若脉浮，即寸浮之义，必结胸。若脉紧，则为寒闭少阴之经，故咽痛。若脉弦，则为邪逆少阳之经，故两胁拘急。脉细数，是阴虚热化、阳扰于上，即头痛未止。脉沉紧，是阳虚阴盛，寒邪犯胃，必欲呕。脉沉滑，

中编　证治类注

155

则邪实于里而气泄，故协热利。脉浮滑，则阳盛伤阴而血脱，故下血。以上所论，实际是依脉测证，在临床诊断上，必须脉证合参，方不致误，万不可专凭脉象。

7. 脏结证

（1）脏结的脉证、性质和预后

[原文]　何谓脏结？答曰：如结胸状，饮食如故，时时下利，寸脉浮，关脉小细沉紧，名曰脏结。舌上白胎滑者，难治。（129）

脏结无阳证，不往来寒热，其人反静，舌上胎滑者，不可攻也。（130）

[注释]　脏结之证，亦如结胸。饮食如故，时时下利，是因为此证本结于肝脾，不在肠胃，且气虚下泄之故。其脉寸浮，亦如结胸，是邪从上入。但关脉小细沉紧，小细为阳虚气弱，沉紧则阴盛邪深。所以说脏结无阳证，内无烦渴，外无发热，亦不往来寒热，其人反静，舌上白苔而滑，均属一派阴寒之性。因此，不但不可攻下，而且终亦难治。

（2）脏结死证

[原文]　病胁下素有痞，连在脐傍，痛引少腹，入阴筋者，此名脏结，死。（167）

[注释]　此为素有肝脾肿大的五积痞块之证，肝大特甚，连在脐傍，痛引少腹，且使阴茎内缩。因肝脉环阴器抵少腹，寒则痉挛收引于肾。病属旧有沉寒，复感新邪，气血瘀结，真阳又败，所以为三阴死证。

8. 痞证

（1）痞的成因和主证

[原文]　病发于阴，而反下之，因作痞也。（131 中）

脉浮而紧，而复下之，紧反入里，则作痞。按之自濡，但气痞耳。（151）

〔注释〕 第一百三十一条所谓的病发于阴，即无热恶寒之证。这主要从病性上讲，因正气里虚，病即表现为阴性。若从病位上讲，则仍在表在外，而肌腠皮毛之部，因三阴的经气，均外合三阳，互相转化，互相调剂。所以一百五十一条就说，脉浮而紧，浮即主表、主外，紧则属寒、属阴。由此可知，其性亦非纯阴，乃为阳中之阴，只其阳较弱罢了。因此，无论病在表或半表，只要误下，均可能造成痞证。

第一百五十一条的"复"字，亦作"反"讲，病发于阳，气充液足，病在表外，尚不可下；病发于阴，气液不足，就更不可下。所以论中对误下而成结胸的，明确提出是因下之太早，而对致成痞证的，就不提下之太早，可见里虚阴性之证，迟早均不可下。因此，本条紧接"脉浮而紧"，就说"而复下之，紧反入里"，指出是里虚邪陷，使正气阻隔于心下胃中，上下不通即成痞证。此非结胸之水热互结，实为正气因虚不运，所以按之自濡（虚软），但气痞耳。不同于结胸之心下鞕、按之痛，或不按亦痛。

另外，致痞的原因较多，除误下外，其他因素亦可促成痞证，所以痞的病情亦较复杂，证候多样，性质各异，当分别叙述。

（2）痞的恶化变证和预后

〔原文〕 太阳病，医发汗，遂发热恶寒，因复下之，心下痞。表里俱虚，阴阳气并竭，无阳则阴独。复加烧针，因胸烦。面色青黄，肤𥆧者，难治；今色微黄，手足温者，易愈。（153）

伤寒吐下后，发汗，虚烦，脉甚微。八九日心下痞鞕，胁下痛，气上冲咽喉，眩冒，经脉动惕者，久而成痿。（160）

〔注释〕 此二条为痞证中的恶化变证，总因重伤表里阴阳气血津液所致。因此，预后不好。

第一百五十三条太阳病发汗而发热恶寒加重，是汗不如法，使表气大伤。因又攻下，则气虚邪陷，津伤内燥，升降不行而成心下痞。表（太阳）里（阳明）气虚，阳气阴液都伤损殆尽，缺少生化之力的阳热正气，只有阴邪痞结之气。又加烧针，欲火攻发汗，但气液已竭，只有火邪深入心胸，郁而不出，遂见胸烦。成为太阳、阳明和少阳三经同病之证，所以惟视胃气的强弱，以定预后的善恶。面色青黄，是胃虚肝旺；肤𥆧，是气液不生，虚风窜动。胃气已败，病为难治。色微黄，是胃气尚强；手足温，是阴阳相接，气液流通。如此后天气复，病为易愈。

第一百六十条的伤寒，先吐下必伤里，后发汗又伤表，治法倒施，病必不愈。至八九日，又值气行阳明少阳之期，邪陷胃腑（阳明），即心下痞鞕；邪滞少阳，即胁下疼痛。阳明不阖，所以气上冲咽喉；少阳失枢，所以风火上炎而眩冒，窜扰全身而经脉动惕。故为气液大伤，正虚邪逆。若胃气不复、精血不生，必经络空虚、筋骨肌肉失养，久而肢体必然萎废不用。

此二条预后均不好，皆为阳明胃气伤重。一部《伤寒论》始终以保护胃气为要，有其一定道理。

（3）热痞的辨证论治

〔原文〕 心下痞，按之濡，其脉关上浮者，大黄黄连泻心汤主之。（154）

心下痞，而复恶寒汗出者，附子泻心汤主之。（155）

伤寒大下后，复发汗，心下痞，恶寒者，表未解也，不可攻痞，当先解表，表解乃可攻痞。解表宜桂枝汤，攻痞宜大黄黄连泻心汤。（164）

〔注释〕 此三条的主证皆为热痞，但兼证不同，故当分别论治。

第一百五十四条的心下痞，按之濡而不痛，当为气病。其脉关上浮，浮为阳主热，但不同于洪大，所以又为虚性的气热壅郁之象，即为热痞。此热痞即因太阳标阳不出，少阴本热内伏，因下而与邪相抟，逆于心下胃口而成，所以脉浮即见于关上。治之之法，当以大黄黄连泻心汤泄热消痞。

第一百五十五条，其痞仍为热痞，但又恶寒汗出，脉不见寸浮，可知此恶寒汗出并非表邪未解，只因表阳不足、表气失固所致，即为热痞兼表阳虚证。宜用附子泻心汤，于泄热消痞的同时，兼扶阳固表。

第一百六十四条是热痞兼表未解证，亦有恶寒，但无明显汗出，且其脉必然寸浮，再加其他表现，即可证明。当先解表而后攻痞，因已经发汗，所以解表就用桂枝汤，攻痞则仍宜大黄黄连泻心汤。

总之，热痞的形成大多由中风误下所致。正气虽虚，但邪易化热，误下邪陷，易与少阴本热相合，郁于心下。

（4）寒热交痞的辨证论治

[原文]（本少阳病而误下），若心下满而鞕痛者，此为结胸也，大陷胸汤主之。但满而不痛者，此为痞，柴胡不中与之，宜半夏泻心汤。（149下）

伤寒汗出解之后，胃中不和，心下痞鞕，干噫食臭，胁下有水气，腹中雷鸣下利者，生姜泻心汤主之。（157）

伤寒中风，医反下之，其人下利日数十行，谷不化，腹中雷鸣，心下痞鞕而满，干呕心烦不得安。医见心下痞，谓病不尽，复下之，其痞益甚。此非结热，但以胃中虚，客气上逆，故使鞕也。甘草泻心汤主之。（158）

[注释] 此三条以寒热交痞为主，而兼其他，所以在治疗上当有所别。

第一百四十九条下段，是少阳病误下后，形成结胸与痞的两种不同变证，部位的重点同，结胸痛而痞不痛是其异，鞕度亦差，所以称但满而不痛者，此为痞。因少阳本为一阳，阳气较少，又伤于寒，若经误下而重伤其气，使枢机不转，必寒邪内陷而郁阻不达，所以成寒热交痞之证。此证当以半夏泻心汤分消寒热，和胃散结。

第一百五十七条本质上亦为寒热交痞，但因原有宿食不化，或新食不消，以致胃气逆乱，所以胃中不和而且痞鞕；阻隔不通，上见干噫食臭（饮食气味）；水谷不化而肠道不利，即胁下（此当为横结肠部）有水气，腹中雷鸣下利。故为痞夹食滞。因此用生姜泻心汤，在半夏泻心汤分消寒热的基础上，突出开胃降逆，以消水食。"噫"通"嗳"。

第一百五十八条是胃虚特甚之证。伤寒或中风已经误下，脾胃大伤，所以下利日数十行，谷不化，腹中雷鸣，并见心下痞鞕而满，干呕心烦不得安，脾气不升，胃气不降，表邪内逆，扰攘上下。医见心下痞，又误认为虽下而病不尽，再次给予攻下，则其痞更重。胃虚特甚，邪由上逆，正气不得升降运行。所以与甘草泻心汤，仍依半夏泻心汤法，在分消寒热的基础上，重点益气填中，以消其痞鞕而止其呕、烦、下利。此证之烦、呕为热，下利为寒。

（5）类痞各证和治法

[原文] 太阳中风，下利呕逆，表解者，乃可攻之。其人漐漐汗出，发作有时，头痛，心下痞鞕满，引胁下痛，干呕短气，汗出不恶寒者，此表解里未和也。十枣汤主之。（152）

本以下之，故心下痞，与泻心汤，痞不解。其人渴而口燥烦，小便不利者，五苓散主之。（156）

伤寒服汤药，下利不止，心下痞鞕。服泻心汤已，复以他药下之，利不止。医以理中与之，利益甚。理中者，理中焦，此利在下焦，赤石脂禹余粮汤主之。复不止者，当利其小便。（159）

伤寒发汗，若吐若下，解后，心下痞鞕，噫气不除者，旋覆代赭汤主之。（161）

病如桂枝证，头不痛，项不强，寸脉微浮，胸中痞鞕，气上冲喉咽，不得息者，此为胸有寒也，当吐之，宜瓜蒂散。（166）

[注释] 所谓类痞，就是心下或胸中痞鞕，但其证因和治法均不以痞为主，属于痞的类似证候范围。

第一百五十二条是悬饮致痞证。其下利呕逆，是饮邪攻冲于胃肠上下。若有表证，必待表解乃可攻下饮邪。这是原则提法。这种证候当见漐漐然汗出较多，是饮邪逼阳外越；发作有时，多见于中午太阳气旺上升从开之时；头痛，是阳为阴格于上；心下痞鞕满，是邪气痞结于中；引胁下痛，是此证之本，为水饮停蓄于胁内，与痞气相引；干呕短气，则为水饮滞膈，下迫于胃、上逆于肺所致。汗出而不恶寒，知此已表解而里犹未和，当用十枣汤攻下其悬饮。即使饮邪入于肠胃而下利呕逆并见者，亦当以此汤施治。

第一百五十六条是蓄水成痞之证。误下致痞，与泻心汤而痞不解，是先有蓄水之证合并而成。所以其人渴而口燥烦、小便不利者，乃太阳腑病蓄水的典型证候。当以五苓散化气行水，其痞当解。

第一百五十九条是痞而利在下焦证。原文中先服汤药，下利不止，心下痞鞕，必是用攻下之药，以致邪陷气脱，因此，当服甘草泻心汤以消痞和胃而止利。但服泻心汤后，又以他药攻下，可见是痞虽消而利不止。今下后又利，所以医者认为脾气虚寒，便以理中汤丸与服，欲温中散寒、补虚止利，然而却下利尤甚。这是因为中焦得温药相助，运化加强，水谷下行通畅，而下焦肠道却滑脱不禁，约束无权，当用赤石脂禹余粮汤温肾涩肠，固脱止利。若不效，是肠中水液吸收不良，当利其小便，可选用五苓散。

第一百六十一条是痞而噫气不除证。噫气不除，多为痰凝气滞，病在中焦。伤寒发汗或吐或下后，表证已解，但心下痞鞕、噫气不除，必为表邪内陷，与胃中痰气相抟，壅逆上出使然。此已至气逆不降，当用旋覆代赭汤化痰消结，理气降逆。

第一百六十六条是另一类型的痰结胸中痞鞕证。所以病如桂枝证的太阳中风，有轻度发热而汗出恶风，但头不痛、项不强，这是因为胸有痰涎，心荣肺卫两滞，升降出入受限，影响其表气之故。所以寸脉微浮，是病在胸中；胸中痞鞕，即痰气郁结；气上冲喉咽不得息，是心阳不降，痰气上逆，肺失宣肃。总起来为胸有寒证。"寒"即寒邪逆于胸中，与水饮相抟，郁而不出，化为痰热之意。因此痰热结于气管食道之部，其高者因而越之，所以用瓜蒂散，快吐其痰。

以上五证皆有痞鞕的兼证，所以均列于类痞中叙述，以明此非中风伤寒的五痞正证。

（十一）太阳病杂证辨治

1. 肝乘脾肺证

[原文] 伤寒腹满谵语，寸口脉浮而紧，此肝乘脾也，名曰纵。刺期门。（108）

伤寒发热，啬啬恶寒，大渴欲饮水，其腹必满。自汗出，小便利，其病欲解，此肝乘肺也，名曰横。刺期门。（109）

162

〔注释〕 此肝乘脾肺二证，即后世所谓"夹气伤寒"类。因肝主七情，其气亢而易动，动则横逆犯脾、上逆犯肺，即乘其所胜、侮其所不胜而为病。伤寒见此，当然病情既杂且重。

第一百零八条，伤寒而见腹满谵语，似为阳明腑实的里证，但寸口脉浮而紧，并非沉滑洪大，可见此病不在阳明。浮紧而又不见表证则为弦，弦主肝脉，其腹满，即为肝气犯脾。脾气不得升清，必胃气不得降浊。升降不行，又必郁而化热，上扰心神，即见谵语。所以说，此为肝气乘脾，因属乘其所胜，可以放纵无忌，故名曰纵。就须从肝经的募穴期门而刺，以泄其气热，其病当愈。这是一种捷径，效果甚好。

第一百零九条，伤寒而外有发热、啬啬恶寒，似其表未解。本不当口渴，此却大渴欲饮水，且饮水多，吸收排泄不良，所以其腹必满。原因是肝气上逆犯肺，使肺的宣肃不行，汗尿皆少，气化不出，津液不生，所以反见燥渴。此证如能自汗出、小便利，肺气就得行，其病当愈。这是肝气乘肺之证，仍当刺期门，以泄肝邪而解肺郁。

2. 上热下寒证

〔原文〕 伤寒，胸中有热，胃中有邪气，腹中痛，欲呕吐者，黄连汤主之。(173)

〔注释〕 此条之胸中有热，为上热；邪气即外入之风寒，故为下寒。上热多烦，下寒多逆，寒热相争，升降不得。寒凝则气滞上逆而腹中痛，热郁则烦扰胃口而欲呕吐。此证之成，乃因邪气从表内迫，胸阳不出而胃气困阻，太阳不得其开，阳明不得其阖，气机逆乱所致。对此寒热不调、胸胃不和之证，就当以黄连汤清上温下，理气散邪。

3. 风湿相抟证

〔原文〕 伤寒八九日，风湿相抟，身体疼烦，不能自转侧，不呕不渴，脉浮虚而涩者，桂枝附子汤主之。若其人大便鞕，小便自利者，去桂加白术汤主之。(174)

风湿相抟，骨节疼烦，掣痛不得屈伸，近之则痛剧，汗出短气，小便不利，恶风不欲去衣，或身微肿者，甘草附子汤主之。（175）

[注释] 此为素有风湿，复感伤寒，风寒湿三气相合，成为慢性急发之证。

第一百七十四条之伤寒八九日，八日阳明主气，九日少阳主气，太阳从开之气即感不足，邪欲随阳明或少阳气机内逆，即由皮毛而下入肌肉、腠理之分。若其人素有风湿，正好伤寒与风湿相抟于肌腠之间，伤于肌则身体疼烦（即酸困闷痛），伤于腠则不能自转侧。此因阳明主肌肉，其气为阖，少阳主腠理，其气为枢之故。但不呕，则不是少阳本病，不渴亦不是阳明本病，这是因为邪由太阳只逆于肌腠，与风湿相抟，而未入于阳明少阳之经，故不见阳明少阳的气化为病。所以其病尚属太阳，即见脉浮虚而涩。浮为在表，虚则气虚，涩则因风湿，使气虚复滞，不得通畅流行。当以桂枝附子汤，温阳化寒，祛风除湿为治。

若其人大便鞕、小便自利，当是表气犹通而里气不利，所以当用去桂加白术汤，逐其风湿，由里出表，由肌到肤为治。此方又名白术附子汤。

第一百七十五之证则较上条正更虚而邪更深，痛在筋骨。所以风湿相抟，骨节疼烦，掣痛不得屈伸，近之则痛剧，简直不能触动。阳气外泄，即汗出短气；湿郁气虚，即小便不利；阳虚汗出，当然就恶风不欲去衣；或者湿郁通体，即见身有微肿。凡此诸症，皆损及三阴所主之筋骨及肌肉之部，当以甘草附子汤，使由里达表、由阴出阳、扶正祛邪为治。

此二条是伤寒风湿相抟，由浅入深的辨证施治大法，层次分明，虽寒伤太阳，却病及六经所属之部。由此可见太阳统营卫、司气立、包罗六经之理。

4. 脏气虚衰证

[原文] 伤寒，脉结代，心动悸，炙甘草汤主之。（177）

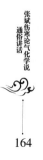

脉按之来缓，时一止复来者，名曰结；又脉来动而中止，更来小数，中有还者反动，名曰结阴也。脉来动而中止，不能自还，因而复动者，名曰代阴也。得此脉者必难治。（178）

〔注释〕 此二条皆论脏气虚衰所见之脉证。上一条是脉证治法的综述，下一条则专论脉象，作为上一条的补充说明。

伤寒本为寒邪外感，病在太阳之表，但脉见结代，是脏气里虚，心中气液虚衰。因此，其心即要动悸不宁，表现出无力支撑、勉强搏动之状。当以炙甘草汤主之，通阳益气，养阴和血，而止悸复脉。所以炙甘草汤也称为复脉汤。

关于结代脉的具体形象，已于上编中专题详述，这里就不多赘述。简单来说，结脉为血行障碍者多，而代脉则心气受损者多。总的讲皆为脏气虚衰、无力运行，故为阴脉，是其根本。只有程度上的不同，即结较轻而代特重罢了。

太阳病篇至此已毕，始于太阳之气，结于少阴之脉，亦可见太阳少阴本为统一体的两个方面，以分主全身的神机、气立、生命活动，而为人的先天之本。

三、阳明病篇

（一）阳明病提纲

〔原文〕 阳明之为病，胃家实是也。（180）

〔注释〕 胃家，统指肠胃而言，包括经腑在内，邪气盛则实，所以称为胃家实。

（二）阳明病分类

〔原文〕 问曰：病有太阳阳明，有正阳阳明，有少阳阳明，何谓

也？答曰：太阳阳明者，脾约是也；正阳阳明者，胃家实是也；少阳阳明者，发汗利小便已，胃中燥烦实，大便难是也。（179）

[注释]　此处说明阳明病有三种类型，即太阳阳明、正阳阳明、少阳阳明，基本包括所有阳明证。

进一步解释说：太阳阳明证就是脾约，正阳阳明证就是胃家实，而少阳阳明证是因发汗利小便致伤津液，促成胃中燥烦实的大便难证。

所谓脾约，是因脾为胃行其津液之力强，助胃而进行消化之力弱，造成的阳盛阴虚、大便鞕结之证。即脾对胃约束索取有余、调剂滋润不足之意。太阳、阳明与太阴之脾有关，因为太阳、太阴同为开，若太阳有病而从开太过，或发汗过多，必影响阳明之阖不足，相对的即太阴之开亦有余，脾阳过盛，遂成为脾约之证。

所谓胃家实，即上述阳明病提纲之证。因阳明本燥标阳，邪入阳明，其阳不出，蓄积转增，即化热过盛；燥热相合，必津液大伤而腑实不通，经热亦甚，所以称为胃家实。

少阳阳明的大便难，即因发汗利小便伤津而成。少阳木火亢盛，疏土太过干犯胃肠，胃中津少则燥，火盛则烦，邪逆则实。但因胆本主疏泄，所以疏土之意，即促使胃肠增强蠕动，进行消化以送糟粕下行，却又因津少而燥，所以大便欲出而困难，就称为大便难。

（三）阳明病成因及其内证

[原文]　问曰：何缘得阳明病？答曰：太阳病，若发汗，若下，若利小便，此亡津液，胃中干燥，因转属阳明，不更衣，内实，大便难者，此名阳明也。（181）

[注释]　此以太阳病为例，说明阳明病的成因，多因汗、下、利小便亡津液而胃中干燥，邪热遂入。包括少阳和他经转属阳明者，总因伤津而成。若病变自然形成，其人胃热素盛、津液素亏，则为先决条件。至于转属阳明后的胃肠证候表现，则是不更衣、无所苦的脾约证；内实，

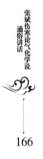

即腑气不通、痞满燥坚的胃家实证；大便难，亦即大便干燥而排出困难的少阳阳明之证。

（四）阳明病外证及其机理

〔原文〕 问曰：阳明病外证云何？答曰：身热汗自出，不恶寒反恶热也。（182）

问曰：病有得之一日，不发热而恶寒者，何也？答曰：虽得之一日，恶寒将自罢，即自汗出而恶热也。（183）

问曰：恶寒何故自罢？答曰：阳明居中，主土也，万物所归，无所复传，始虽恶寒，二日自止，此为阳明病也。（184）

本太阳，初得病时，发其汗，汗先出不彻，因转属阳明也。伤寒发热，无汗，呕不能食，而反汗出濈濈然者，是转属阳明也。（185）

伤寒三日，阳明脉大。（186）

〔注释〕 此处五条，总叙阳明病的外证及其机理，最后补出脉象。

第一百八十二条就是阳明正病外证的综述。由于燥热在里，气不下阖，反而蒸身上壅，从开外出，所以就见身热、汗自出、不恶寒、反恶热之外证。

第一百八十三条说的是阳明其性本燥标阳，其气为阖，其位在里，邪气初入阳明，尚未即时形成燥热之气，亦不能即时转阖为开，升腾外达，由里出表，所以第一天必反见太阳的本寒之气而不发热，且恶寒。但如果是邪气真入阳明，即恶寒很快自罢，而汗出恶热了。

第一百八十四条，则紧接解释恶寒自罢的原理，阳明居于中焦，其位属土，其性本阳，阳即为热，土为万物所归，归则无所复传，必从其阳而热化，所以始虽恶寒，二日自止，即蒸腾外越四旁，汗出而恶热。

第一百八十五条则又是从汗上说明阳明外证的机理。先举病由太阳转属阳明之理，是因发汗而汗先出，病未彻底消除，即转属阳明。其证如太阳伤寒而发热无汗，且呕不能食（即太阳伤寒主证所述），反汗出濈濈然的，就是转属阳明的证据。所谓濈濈，是汗出湿润之状。合上三条，就解释了身热、汗自出、不恶寒、反恶热的机理。

第一百八十六条是阳明病的基本脉象。阳明主里，与太阳正好相反，其脉应沉。但阳明为病，里热蒸腾，实际是表里俱热，所以其基本脉象就应为洪大，而浮沉均见。如腑实邪深特甚，亦必沉中兼大，所以说阳明脉大。"伤寒三日"，则是指二日邪传阳明，三日脉证反应才明显表现出来。

总起来讲，身热汗自出，不恶寒反恶热，脉大，就是阳明正病的外见脉证。

（五）伤寒太阴转系阳明证

〔原文〕 伤寒脉浮而缓，手足自温者，是为系在太阴。太阴者，身当发黄，若小便自利者，不能发黄。至七八日大便鞕者，为阳明病也。（187）

伤寒转系阳明者，其人濈然微汗出也。（188）

〔注释〕 此以伤寒由太阴转系阳明之证，说明阳明居中主土、万物所归，各经之病，皆可入于阳明之理。

脉为浮缓，手足不热不冷，而维持自温。那么既非太阳中风的表虚汗出，必阴邪加于阴正，两气同性，互不剧争，故脉不紧而缓。且肺主皮毛，与太阳相合，脾主肌肉及四末，手足禀气于胃，犹能自温，据此则可知是伤寒而系在太阴，即病位在太阳之表，其性质却系于太阴之里，而为寒湿之证。

此阴性寒湿之证，从发展上看，必困阻肠胃，影响胆的疏泄，就有发为阴黄的可能。若小便自利，其湿下行，不能发黄。至七八日太阳阳明主气之期，阳气来复而大便鞕，则是阴从阳转，湿去热化，而为阳明病。这种转化，就叫转系。即其性质又系于阳明。

第一百八十八条说伤寒由太阴转系阳明之证，除小便利、大便鞕外，还当有濈然微汗出，方为典型的燥热合化的阳明正证。

（六）阳明中风、中寒及其转化辨

〔原文〕 阳明病，若能食，名中风；不能食，名中寒。（190）

阳明病，若中寒者，不能食，小便不利，手足濈然汗出，此欲作固瘕，必大便初鞕后溏，所以然者，以胃中冷，水谷不别故也。（191）

阳明病，初欲食，小便反不利，大便自调，其人骨节疼，翕翕如有热状，奄然发狂，濈然汗出而解者，此水不胜谷气，与汗共并，脉紧则愈。（192）

[注释]　阳明病，若能食，必其胃阳未伤而胃气犹盛，因风为阳邪，其性疏泄，入于阳明反助胃而能食，所以为中风之证。若不能食，必其胃阳受伤而胃气虚弱，因寒为阴邪，其性凝敛，入于阳明，必碍胃而不能食，所以为中寒之证。中寒，亦伤寒之义，只因入于阳明之里，故而改称中寒，以示寒邪深入之意。且此证多为直中风寒而发，若为传经，则大多热化而入，即无须另立名目（可参考前阳明病成因和分类）。

至于阳明中风和中寒之证的转化，主要从其腑肠胃的功能上看，亦即本气上的转化，外及标气。第一百九十一条之证，原为阳明中寒，不能食。而且胃中冷，清浊难分，水液转输无力，即小便不利。但手足濈然汗出，与小便不利相反。若手足濈然汗出，见于大便鞕，乃胃热灼伤津液而蒸动脾阳外越于四末。此小便不利，必胃中水液未伤，这是由于胃气已虚，阴盛于内，反而格拒脾阳外越之故。然而究竟浊阴盘踞，胃失和降，阳明不阖，所以外必仍有发热，而大便则初鞕（气液泄）后溏（胃中冷），欲作固瘕。瘕者，为聚，假气以成形之证，此固瘕即腹中因沉寒痼冷凝结不化而形成之积聚类证候，多见于结肠下端。所以这样，总因胃中冷，阳明标本二气互不协调，以致燥化不足，水谷不别。胃冷不下利，反作固瘕，故为转化。

第一百九十二条，初欲食，当是阳明中风。阳明中风则胃中水谷当别，清浊当分，就应小便利，今小便不利，所以说反不利。小便不利是肾虚膀胱气化不足，则水气当还入胃中，大便即自调而不燥结。正因如此，水气随风邪流窜于全身溪谷之部，即骨节疼痛。水阴之气闭郁其阳明标阳，则翕翕如有热状而无汗身热不显。此证若见突然烦极似狂而濈然汗出的，其病即解。这是因为阳明中风，胃气未伤，虽少阴肾虚，水寒停蓄，必因阳热转盛，与谷气相合，蒸液化汗，逐水气外出而解。所以说此水不胜谷气，与汗共并。发狂汗出之时，由于阳热与寒水相争，则其脉必紧，脉紧则愈。水寒闭郁，为风阳所胜，即转化之义，这也是戊癸化火的一例。

此二条说明，阳进则病愈，阴胜则病重；且说明人以胃气为本。

（七）阳明病气旺欲解时

[原文]　阳明病，欲解时，从申至戌上。(193)

[注释]　从申至戌上，又称为日晡时，下午以至入夜，正符合阳气下降、由阳入阴之际。此时人体之阳由太阳之表入于阳明之里，亦称为阳入地中，其气为收、为阖，符合阳明功能。阳明有病至此三时，即气旺欲解。

（八）阳明经证及其治法

1. 邪盛热化的证治

[原文]　伤寒脉浮滑，此以表有热，里有寒，白虎汤主之。(176)

[注释]　邪由太阳化热内传于阳明，使阳明经气为郁，而出现表里俱热的邪盛之证，所以其脉当见浮滑。脉浮热盛于表，脉滑邪实于里，此即由里至表的热实之脉。表热当身热汗出，里热当心烦胸闷。惟论中说：表有热，里有寒。表有热当无问题；里有寒的寒字，实是指伤寒的外邪而言，寒邪由表传里，入于阳明，必化而为热即表里俱热。当以白虎汤清解其邪热。

2. 伤津热化的证治

[原文]　服桂枝汤，大汗出后，大烦渴不解，脉洪大者，白虎加人参汤主之。(26)

伤寒若吐若下后，七八日不解，热结在里，表里俱热，时时恶风，大渴，舌上干燥而烦，欲饮水数升者，白虎加人参汤主之。（168）

伤寒无大热，口燥渴，心烦，背微恶寒者，白虎加人参汤主之。（169）

伤寒脉浮，发热无汗，其表不解，不可与白虎汤。渴欲饮水，无表证者，白虎加人参汤主之。（170）

[注释] 此伤津热化证，已为邪盛正虚，非如上述纯为邪实之证，所以白虎汤中加入人参。

第二十六条，太阳病服桂枝汤大汗出后，大烦渴不解，脉洪大（浮沉皆为洪大）；第一百六十八条又指出伤寒（太阳病）若吐若下后，到七八日阳盛不解，而热结（此结当作壅盛解）在里，表里俱热，亦大烦渴。以上都是指伤津热化，邪入阳明，气热蒸腾表里之证。其所以时时恶风，并非太阳表虚，实为伤津而肌腠疏松，且有汗出，所以有风必恶，无风不寒，是辨证要领。

第一百六十九条之伤寒无大热，是指表无大热，且背微恶寒，亦因汗出过多，气液外泄特甚，致使太阳标阳一时反虚之故。但阳明里热特重，所以口燥渴，心烦。因此不论表（太阳）里（阳明）俱热，还是只见里（阳明）热特重而伤津的，均可用白虎加人参汤，清热祛邪，益气生津。第一百七十条述，伤寒脉浮，发热无汗，当先解表，其表不解，不可与白虎汤（包括白虎加人参汤）。只有邪传阳明，或表里俱热，而见渴欲饮水，无太阳恶寒无汗表证的，才可以与服白虎类。此为辨证和用药要领。

3.三焦阴伤热化的证治

[原文] 阳明病，下之，其外有热，手足温，不结胸，心中懊憹，饥不能食，但头汗出者，栀子豉汤主之。（228）

阳明病，脉浮而紧，咽燥口苦，腹满而喘，发热汗出，不恶寒反恶热，身重。若发汗则燥，心愦愦，反谵语；若加温针，必怵惕烦躁不得

眠；若下之，则胃中空虚，客气动膈，心中懊恼，舌上胎者，栀子豉汤主之。（221）

若渴欲饮水，口干舌燥者，白虎加人参汤主之。（222）

若脉浮发热，渴欲饮水，小便不利者，猪苓汤主之。（223）

阳明病，汗出多而渴者，不可与猪苓汤，以汗多胃中燥，猪苓汤复利其小便故也。（224）

[**注释**] 此处分论阳明经证误治后的三种类型。第二百二十八条云：阳明病，下后，胸脘阴伤而表里俱热，且其热动膈而胃中空虚，除心中懊恼、饥不能食外，还见但头汗出，知此为下伤胸脘而液亏，热郁内外而不达，所以用栀子豉汤，清热滋液，宣肃并行。此为误下伤阴，热郁不出，内扰心胸、上蒸头部之证。

第二百二十一条说，阳明病，脉浮而紧，是邪热与太阳表寒相争；咽燥口苦，是邪热与少阳相火相合；腹满而喘，是热困太阴，湿郁气逆；其发热汗出，不恶寒反恶热，则是兼病三阳之气而重在阳明；而身重，则一为开、阖、枢三气皆滞，二为太阴湿郁所致。此兼变复杂的阳明为病，在治疗上相当困难。若发汗，即汗出火炎，肾阴伤则躁，心液亏则心愦愦（昏乱不精），热扰心神就反谵语；若加温针，火邪深入，伤于心肾，也必怵惕（惊恐不宁）、烦躁而不得安眠；若给予攻下，因腑无实邪，必使胃中空虚，邪热反入而客气动膈，阴伤热郁则心中懊恼，且因热困上焦，所以舌上必有微黄薄苔。当以栀子豉汤清热滋液，宣泄其邪。

第二百二十二条紧接上条而言。若见渴欲饮水、口干舌燥，是伤于阳明的胃脘之津，当用白虎加人参汤清热生津。

第二百二十三条又是伤其下焦的气阴，阴弱则阳浮，所以脉浮发热；水停不化气，所以渴欲饮水；膀胱气化不行，即小便不利。总为伤阴热化、水蓄不行之证。当用猪苓汤养阴清热而利水。但第二百二十四条指出：汗多津伤内燥口渴者，即禁用，因猪苓汤复利其小便之故。

此处三条，栀子豉汤证为病在上焦，白虎加人参汤证为病在中焦，

171

猪苓汤证为病在下焦。所以为三焦阴伤热化的证治。但皆以阳明的气化性质为依据，不可不知。所以后人称此为阳明清法三方三证。

（九）阳明腑证及其治法

1. 燥热上盛的证治

［原文］ 伤寒十三日，过经谵语者，以有热也，当以汤下之。若小便利者，大便当鞕，而反下利，脉调和者，知医以丸药下之，非其治也。若自下利者，脉当微厥，今反和者，此为内实也，调胃承气汤主之。（105）

阳明病，不吐不下，心烦者，可与调胃承气汤。（207）

太阳病三日，发汗不解，蒸蒸发热者，属胃也，调胃承气汤主之。（248）

伤寒吐后，腹胀满者，与调胃承气汤。（249）

［注释］ 此处四条皆调胃承气汤所主之证。燥热之气壅盛于胃中，上蒸心胸体表，烦扰中脘，上腹膜胀。所以当为阳明腑证，但未必为有形的实热结聚。

前在太阳病篇治伤表里阴阳的第二十九条中，就已提到阳复太过、热扰心胸的谵语之证，当用调胃承气汤施治。此处第一百零五条，重点亦在谵语。此条说的伤寒十三日，过经谵语者，即由太阳过于阳明之意。由于病入阳明，多从热化，所以说：以有热也，当以汤下之。因热入胃腑，胃之大络正在虚里，所以其热上扰，心神为蒙，而见谵语。其标在心，其本在胃，所以说当以汤下之，即用承气汤类，下其邪热，谵语自止。然而，此证若小便利，水液外泄，大便当鞕，这是常理。反而下利，脉象又不疾不迟，更不微细，为与热实之证相符的沉而有力，即为调和，证明此又非病变转化的下利，知医用丸药攻下之故。因丸缓留中，续自泻下，糟粕虽行，而邪热不去，所以说非其治也。如为自下利，必里虚而脉当微弱、手足见厥，现在却脉和手温，可知此虽下利，必为邪实于里。因此当用调胃承气汤，且从胃中轻泻其燥热实邪，其病当愈，而下利谵语自止。

第二百零七条，不吐不下心烦，当然是胃有邪实，实热上扰，所以也可与调胃承气汤攻下其邪热。

第二百四十八条之发汗不解，蒸蒸发热，也是病在胃，为邪热势甚，不能弥漫放散，必一股股地蒸腾炎上而热壅上焦，外透于表。也当与调胃承气汤主治。

第二百四十九条为吐后腹胀满。如符合《素问》病机"诸胀腹大，皆属于热"之证，可与调胃承气汤。否则，即不可与之。

总之，此四条连同第二十九条热化之证，皆邪热上盛于胃，郁而不发所致。若能弥漫布散于表里上下，即为白虎汤类所治之经证，而不为腑证了。

2. 实热便鞭证治

〔**原文**〕 阳明病，其人多汗，以津液外出，胃中燥，大便必鞭，鞭则谵语，小承气汤主之。若一服谵语止者，更莫复服。（213）

太阳病，若吐若下若发汗后，微烦，小便数，大便因鞭者，与小承气汤，和之愈。（250）

〔**注释**〕 此二证均为小承气汤所主之实热便鞭。腑气不通，但其邪较轻，所以只用小承气汤通其腑实，微和胃气，其病即愈。

第二百一十三条，阳明病因于多汗，使津液越出，胃中干燥，里热转盛而糟粕不行，大便遂鞭。其热不降，上扰于心，而见谵语。此证之谵语为标，大便鞭为本，当先治本，用小承气汤通其腑实，下其鞭便，谵语自止。谵语止后，更莫复服，以免伤正。

第二百五十条，其伤津便鞭之理同于上条。因吐下发汗，正气亦显不足，故比较轻，只见微烦，不见谵语，但大便鞭则一。因此也当用小承气汤轻泻其邪，胃和则愈，勿令重伤其气。

3. 燥热实甚的证治

[原文] 伤寒若吐若下后不解，不大便五六日，上至十余日，日晡所发潮热，不恶寒，独语如见鬼状。若剧者，发则不识人，循衣摸床，惕而不安，微喘直视，脉弦者生，涩者死。微者，但发热谵语者，大承气汤主之。若一服利，则止后服。(212)

阳明病，谵语有潮热，反不能食者，胃中必有燥屎五六枚也。若能食者，但鞕耳。宜大承气汤下之。(215)

汗出谵语者，以有燥屎在胃中，此为风也。须下者，过经乃可下之，下之若早，语言必乱，以表虚里实故也。下之愈，宜大承气汤。(217)

阳明病，下之，心中懊侬而烦，胃中有燥屎者，可攻。腹微满，初头鞕，后必溏，不可攻之。若有燥屎者，宜大承气汤。(238)

大下后，六七日不大便，烦不解，腹满痛者，此有燥屎也。所以然者，本有宿食故也。宜大承气汤。(214)

病人小便不利，大便乍难乍易，时有微热，喘冒不能卧者，有燥屎也，宜大承气汤。(242)

腹满不减，减不足言，当下之，宜大承气汤。(255)

病人不大便五六日，绕脐痛，烦躁，发作有时者，此有燥屎，故使不大便也。(239)

[注释] 此处所选八条，皆阳明腑燥热实邪俱备而大盛之证，亦即后世所谓痞满燥实坚俱备之证。从肠胃本身来看，主要是燥屎闭结，腑气不通，且耗阴劫液，往往形成危急的重证。所以也可称为燥屎闭结证，或从治法直称为大承气汤证。较燥热上盛（以无形的燥热之气在胃为主）和实热便鞕（以有形的实热之邪在肠为主）二证均重，肠胃俱见邪气盛实。

第二百一十二条为邪气盛实于肠胃、耗阴劫液、正气反虚之证。原本太阳伤寒证，误用吐下，已伤其里气而邪反内陷，即成阳明之证。津液大伤，燥热即重，所以不大便五六日，上至十余日，为燥屎形成。因此，至阳明气旺的日晡时（申酉戌），正邪相争，不能下出，就发潮热，正虚邪实，心液亏竭，神气恍惚，就独语如见鬼状。更严重的，其潮热独语发作时，心神不清而不识人，虚风内动则循衣摸床，肾志不用则惕而不安。总为心肝肾三脏之阴大损。阴竭则阳越，肾不纳气即微喘，阴不济阳即直视，此已至危殆。然而若见脉弦的，弦则为减，减则为寒，且弦主春生之气，就有阳极阴生，以阴和阳，生气来复之机，所以说生。反之，若见涩脉是阴液已竭，孤阳无依，必死。如其病较轻，只见发潮热而谵语的，虽邪热较盛，而阴液未竭，就用大承气汤，峻下其燥热实邪，燥屎一去，腑气得通，其阴自复。一服得利，即止后服，无使邪去正伤，损及无辜。

第二百一十五条所述谵语有潮热，一般应为阳明中风，胃热能食。反不能食，可知肠胃为有形实邪阻塞不通，所以说胃中必有燥屎五六枚也。这里所说的胃中，统指消化道而言，当是结肠中有燥屎，较为合理。当然，如果能食，即非燥屎，只为大便鞕。这是因为大便鞕，尚可自动排出，若为燥屎，必不能大便，下窍不通，上窍即不能入。对于上述有燥屎证，当用大承气汤攻下。若仅大便鞕，参考第二百一十三条，则小承气汤即可。

第二百一十七条，汗出谵语，并无潮热。"以有燥屎在胃中，此为风也"。即因太阳中风表虚，风阳化燥，汗出津伤，气机从开太过，从阖不足，使糟粕不行，形成燥屎。燥屎当下，但必待其邪过经于阳明，即外不恶风，而见潮热，脉浮转沉，乃为过经。下之若早，语言必乱，"以表虚里实故也"。意即表邪未解而误下，必气虚邪入，邪入则里气更实，表气更虚，风邪犹滞，汗出不止，遂成为表里同病。当然，如果完全过经，即下之愈，也宜大承气汤峻下其邪。

第二百三十八条，本为阳明病，下之而反见心中懊恼而烦，必原为阳明经证，腑无实邪，下后津液大伤，邪反深入，可造成两种证候：一种当为伤阴热扰的栀子豉汤证，另一种又可成为燥屎内结证。因此说：胃中有燥屎者可攻。但若大便仅初头鞕，其后必溏，当然就不可攻下。那么如果有燥屎，也就宜大承气汤攻下了。燥屎是因津伤热盛，糟粕不行而成。

第二百四十一二四一条，因大下伤津，邪反独留，所以见六七日气行一周而不大便，热实上扰之烦仍不解，更见肚腹胀满疼痛，"此有燥屎也"。这是由于大下之药，只能快速下利，滑脱而出，宿食反留，津液干涸之故。更宜大承气汤攻下。

第二百四十二条，病人小便不利，津液当还入胃中，大便应易，今乍难乍易，并见时有微发潮热，气喘昏冒而不能平卧，是有燥屎。这是因为本有燥屎，津液还则热结旁流，后又燥结。且因旁流，热蓄不恒，即微发潮热。但究为燥屎内结，当腹满鞕痛；气上逆则喘；热上壅则冒；腹中不和，自然不能平卧。宜大承气汤下其燥屎。

第二百五十五条必为邪实大盛，燥屎内结，腑气全闭，才会腹满不减，减不足言。亦当用大承气汤攻下。

第二百三十九条指出燥屎内结的主证，便于掌握。其证首见不大便五六日，甚至日数更多，环绕肚脐周围疼痛，知为肠胃燥热闭结；其燥热实邪，上扰于心则烦，下伐于肾则躁，且多在日晡阳明气旺时发作，"此有燥屎"，所以多日不大便。

此处所举皆为燥热腑实重证，表现亦较复杂，但燥屎内结是其根本所在。临证时，首当辨明有无燥屎，是为要领。

4. 热极伤阴的证治

[原文] 伤寒六七日，目中不了了，晴不和，无表里证，大便难，身微热者，此为实也。急下之，宜大承气汤。（252）

阳明病，发热汗多者，急下之，宜大承气汤。（253）

发汗不解，腹满痛者，急下之，宜大承气汤。（254）

[注释] 此热极伤阴证，亦称为阳明病三急下证。因病情急剧，不急下则阴竭阳亡而死，故急下邪热，以存阴液，亦即釜底抽薪之法。

第二百五十二条是热灼三阴、津液内涸证。伤寒六七日，已至阴尽阳生之时，但见目中不了了，即视物不清；晴不和，即转动不灵，则少厥二阴将尽。无表里证，却大便难，是太阳阳明亦将尽。身微热，是阳明邪热内灼三阴，热不外达。总起来说，此为实也，即邪热盛实。邪愈实则正愈虚，且已见上述危象，当急下存阴，宜大承气汤。

第二百五十三条是热灼三阳、津液外脱证。三阳之津根于三阴，汗为心液，成于谷精和肾水。太阴为开，能输布津液外济太阳。阳明本身为水谷之源，须由脾肺（太阴）转输其津液外出。因此，阳明热甚，外灼于三阳，必津液大量外越，终导致三阴内竭，以至于死。所以发热汗多，邪盛液脱者，当急下，宜大承气汤。此必有不大便之证。

第二百五十四条则是热极于阳明本经。由于发汗，其腑津液急剧涸竭，遂致胃肠枯燥，必腹满而痛甚。也当急下，宜大承气汤。否则，胃肠坏死，生命即绝。

对此三急下证，临证时当重视，后世用增液承气之法，更为适宜。

5. 腑实及下法辨证

[原文] 阳明病，脉迟，虽汗出不恶寒者，其身必重，短气，腹满而喘，有潮热者，此外欲解，可攻里也。手足濈然汗出者，此大便已鞭也，大承气汤主之。若汗多，微发热恶寒者，外未解也，其热不潮，未可与承气汤。若腹大满不通者，可与小承气汤，微和胃气，勿令至大泄下。（208）

阳明病，潮热，大便微鞭者，可与大承气汤，不鞭者，不可与之。若不大便六七日，恐有燥屎，欲知之法，少与小承气汤，汤入腹中，转矢气者，此有燥屎也，乃可攻之。若不转矢气者，此但初头鞭，后必溏，不可攻之，攻之必胀满不能食也。欲饮水者，与水则哕。其后发热者，必大便复鞭而少也，以小承气汤和之。不转矢气者，慎不可攻也。（209）

阳明病，谵语，发潮热，脉滑而疾者，小承气汤主之。因与承气汤一升，腹中转气者，更服一升；若不转气者，勿更与之。明日又不大便，脉反微涩者，里虚也，为难治，不可更与承气汤也。（214）

得病二三日，脉弱，无太阳柴胡证，烦躁心下鞭。至四五日，虽能食，以小承气汤，少少与微和之，令小安。至六日，与承气汤一升。若不大便六七日，小便少者，虽不受食，但初头鞭，后必溏，未定成鞭，攻之必溏。须小便利，屎定鞭，乃可攻之，宜大承气汤。（251）

[注释] 此处四条是阳明病腑实和用下法的辨证法则。

第二百零八条，脉迟，为阴脉，为寒，所以为阳明中寒。阳明中寒，中见太阴的气化。其标气为阳，虽汗出而不恶寒，中见太阴，热湿合化，其身必重；邪郁胃胀而气逆上壅，当见短气、腹满而喘（肺胃不降）。若有潮热，说明表邪欲解，纯成腑实，就可攻里；若更见手足濈然汗出，则知其胃中津液已由脾转输外越，表示大便已鞭。此为阳明腑病中的重证，当用大承气汤攻之。若汗多，微有发热恶寒，是太阳的表邪未解。其热不潮，未可与承气汤。此不言大小，意即根本不可攻下。腹大满不通，又是气胀为主，鞭便较少，所以只可与小承气汤，轻泻其邪，微和胃气。

第二百零九条，阳明病，潮热，大便微鞭者，是其邪不重，但腑实已成，纯为热象，可与大承气汤。当然，大便不鞭的，切不可与。如果不大便六七日，六气周遍，往往会形成燥屎。要想知道燥屎是否形成，就少与小承气汤一试，汤入腹中，若转矢气，是燥屎形成，谷气分离，气从旁下，则可以攻。否则，其粪便必然是初头鞭，后必溏，气难下达，即不可攻之，如果误攻，必伤胃气而胀满不能食。伤胃阴而欲饮水者，乃胃气已虚，中阳不足，寒从内生，水入与内寒相合，必上犯胸阳而呃逆。此后又发潮热的，一定是胃阳又盛，腑实又成，但因前已攻下，其大便必复鞭而少，当以小承气汤和之。总之，腑实服小承气汤不转矢气的，慎不可攻。

第二百一十四条，阳明病谵语发潮热，其证已成腑实。脉滑而疾，滑为实象，但恐燥化不足；疾则有虚有实，实为热之甚，虚则正气衰。脉证合参，从病情之常来看，就当以小承气汤轻泄热实，通调腑气。与小承气汤一升后，仍须观察，腹中转气的，则大便已鞭，更服一升；若不转气的，是燥化不足，就不要再与。到明日又不大便，脉反微涩，微为阳气虚，涩是阴液亏，乃邪实正虚，病在于里，所以说里虚也，为难治。当然，就不可更与承气汤了。

第二百五十一条又为阳明病逐渐发展，成为腑实的一种变证。得病二三日，已届邪传阳明之期，脉弱为胃中气液里虚，不见太阳之表和少阳之半表半里证，当然其病就在阳明。烦躁心下鞕，是其邪犹结于经腑胸胃之间，未全入腑，则正为邪阻，气虚不运，犹如痞证。心阴不足、邪复上扰则烦，肾阴不足、邪复下扰则躁。至四五日，气交太阴，虽能食，胃中气阴渐盛，但热实之势尚不足，所以只当以小承气汤，少少与微和其胃气，令小安，勿更伤其气液。至六日，气行一周而阴尽阳生之际，且厥阴、阳明同为阖，就可与承气汤一升，顺其势而调和胃气。如果不大便六七日而小便少的，则又是太阴、太阳从开不足，太阴对津液转输无力，太阳的膀胱津液不充，所以虽不受食亦为糟粕阻塞肠胃，但大便初头鞕，后必溏，未定成鞕，攻之必溏而胃气受伤。因此，须小便自利，屎定鞕，则热实全成，乃可攻之，而宜大承气汤。

综合此腑实及下法四条看：第一条是应用大小承气汤的见证标准，重点在是否有潮热（腑实已成）和手足濈然汗出（大便已鞕）上。第二条则是以小承气汤试治，通过有无矢气，以察定是否可应用大承气汤。第三条是证合腑实而脉犹未完全相合，所以只当与小承气汤试治，以察定是否里虚。第四条是胃中气液不足，阳明腑实之证未全备，属阴虚热微，必边调边看，当通过小便情况，察知屎定鞕之后，乃可攻之，宜大承气汤。

6. 津液内竭和脾约

〔原文〕 阳明病，自汗出，若发汗，小便自利者，此为津液内竭，虽鞕不可攻之，当须自欲大便，宜蜜煎导而通之。若土瓜根，及大猪胆汁，皆可为导。（233）

跌阳脉浮而涩，浮则胃气强，涩则小便数，浮涩相抟，大便则鞕，其脾为约。麻子仁丸主之。（247）

〔注释〕 此处二条为阳明腑证的两个类型。上述三承气汤证均属于正阳阳明病胃家实；而第二百三十三条之津液内竭，当属于少阳阳明的大便难；第二百四十七条为太阳阳明的脾约。分释于下：

第二百三十三条之汗出，为津液外泄，但又小便自利，是少阳火旺，三焦决渎功能过强，因而膀胱不约，津液内竭。此在阳明，则燥胜热轻，所以大便虽鞕，犹不可攻。必待津液稍生的自欲大便时（当然便出必难），才可用蜜煎导或土瓜根、大猪胆汁等，直从谷道内润而通之令便出胃和则愈。

第二百四十七条，在趺阳脉上，看到浮涩之象。其胃脉见浮，即胃中阳气偏强；见涩，是胃中津液不足。因脾为胃行其津液太过，外出有余而见小便次量皆多。阳强阴弱的病理反映在胃肠上，当然大便即鞕，而为脾约之证。此证有一特点，即多日不更衣，亦无明显痛苦，日久粪出如羊屎，且十分困难，但不同于正阳阳明胃家实的痞满痛坚之状。当以麻子仁丸生津润燥，缓通其便。

7. 阳明腑病自愈和禁下证

（1）自愈证

[原文]　阳明病，本自汗出，医更重发汗，病已差，尚微烦不了了者，此必大便鞕故也。以亡津液，胃中干燥，故令大便鞕。当问其小便日几行，若本小便日三四行，今日再行，故知大便不久出。今为小便数少，以津液当还入胃中，故知不久必大便也。（203）

[注释]　此为阳明经证，过汗伤津，热随汗散，病已见好。但还微有心胸烦闷而不了了者，乃因津伤内燥，胃中干、大便鞕、腑气欠通之故。邪热不盛，所以当问小便日几行，若原为日三四行而今日再行，则其数量皆少，膀胱津液当还入胃中，燥粪得润，可知大便不久出。便出胃和则微烦当除，而其病即愈。

（2）禁下证

[原文]　伤寒呕多，虽有阳明证，不可攻之。（204）

阳明病，心下鞕满者，不可攻之，攻之利遂不止者死，利止者愈。

（205）

阳明病，面合色赤，不可攻之，必发热，色黄者，小便不利也。
（206）

[注释]　此处三条皆阳明病禁下证，但病情各有不同。

第二百零四条的呕多，为太阳伤寒，寒邪从胸内下迫所引起；或为阳明中寒，寒湿犯胃而胃气逆；若为少阳病，也本喜呕。呕多，总是胃气上逆，则不可攻下，以免反其胃气而治。

第二百零五条，阳明病而心下鞕满的，可能是邪在膈下未完全入腑，犹在经腑之间；鞕满而不痛，也可能未成为邪实，犹为气虚不运，为邪所郁。若给予攻下，邪陷气脱，利遂不止者，即气阴两竭而死。若下利能止，即邪去气回液复，可愈。

第二百零六条，阳明病，面合色赤，是表邪犹滞，外气怫郁，其病尚未全入阳明，阳明之经尚未完全热化燥化，所以虽有腑证，切不可攻下。若下之，太阳标气内合阳明，必发热更重，太阳本气内逆阳明，则水湿闭郁，湿热相合，瘀阻肠胃，影响胆道，疏泄不利，就蒸身为黄。且清浊不分，当然就小便不利了。

总之胃气上逆者不可下，邪结上脘者不可下，外气怫郁者不可下，常须识此，即不致误。

（十）阳明兼证及其治法

1. 阳明兼病太阳的证治

[原文]　阳明病，脉迟，汗出多，微恶寒者，表未解也，可发汗，宜桂枝汤。（234）

阳明病，脉浮，无汗而喘者，发汗则愈，宜麻黄汤。（235）

[注释]　此二条实际是阳明病的转化证。由于其邪外出太阳，若原为中风，即仍见中风表虚证；原为伤寒，即仍见伤寒表实证。其所以邪

转太阳，主要是阳明气旺，邪难深入，复还于表之故。

第二百三十四条，阳明病而脉迟，可见邪未化热。再加汗出多，微恶寒（亦必恶风），当然是表虚未解。所以仍可发汗，即宜桂枝汤从太阳解肌施治。

第二百三十五条同理，脉浮是邪又出表；无汗而喘，正符合太阳伤寒表实和犯肺之证。所以也当发汗，宜麻黄汤从太阳开腠为治。

此二条若非邪由里出表，何以开头就提阳明病呢？必先见阳明外证或腑实不通，而后又转为此证才是。

2. 阳明兼病少阳的证治

[原文] 阳明病，发潮热，大便溏，小便自可，胸胁满不去者，与小柴胡汤。（229）

阳明病，胁下鞕满，不大便，而呕，舌上白胎者，可与小柴胡汤，上焦得通，津液得下，胃气因和，身濈然汗出而解。（230）

[注释] 此二条均见阳明腑证，而复兼少阳病候，是邪由少阳传入阳明之际，其少阳之邪犹未尽解。

第二百二十九条，阳明病，发潮热，当腑实已成，大便鞕。但大便溏而不鞕，小便自可，不多不少亦不黄，更加胸胁满不去者，可见是少阳之邪未解，下迫阳明，阳明之气不能从枢外出，所以燥化不足。当先解少阳，与小柴胡汤，枢转其气机，由里出表，其病当愈。若不愈，无少阳证者，再从阳明施治。

第二百三十条为另一类型。阳明病而胁下鞕满，为少阳之邪未解。不大便，则腑实不通。又见呕，可知此腑实是少阳的胆邪犯胃，三焦不利，胃气上逆，不得下降所致。再加舌上白苔，更知其邪重点犹在少阳。所以与小柴胡汤，使胸胁之气得转，上焦得通，肺气可降，则津液得下入中焦，胃气因和而便通，枢机得转而外出，身濈然汗出而病解。

此二条病情不同，却同用小柴胡汤施治，可见小柴胡汤主要是枢转少阳气机，既可由里出表，也可由上达下，皆因少阳为枢故也。

182

阳明兼病太阳者，多见于经证；阳明兼病少阳者，多见于腑证。这是由于太阳主表，居阳明之前且较远；少阳主半表半里，居阳明之后且较近所决定。此皆以六经排列顺序及其部位为依据。

3. 阳明病兼太少虚实转化的证治

［原文］　阳明中风，脉弦浮大，而短气，腹都满，胁下及心痛，久按之气不通，鼻干不得汗，嗜卧，一身及目悉黄，小便难，有潮热，时时哕，耳前后肿，刺之小差。外不解，病过十日，脉续浮者，与小柴胡汤。(231)

脉但浮，无余证者，与麻黄汤。若不尿，腹满加哕者，不治。(232)

［注释］　此为阳明中风病兼太少的发展变化情况。第二百三十一条阳明中风，脉弦浮大，弦主少阳，浮主太阳，大则为阳明本脉。三阳兼病，开阖枢的气机交困，三焦皆郁，水液混淆，阳气不运。升降不行，则短气，腹都满，胁下及心痛，久按之气不通；出入不利，则鼻干不得汗，嗜卧，一身及目悉黄，小便难，此皆太少同病。有潮热是邪不能外达，重在阳明之腑；时时哕，又为邪实正虚的胃败之象；耳前后肿，为少阳之气不转。此证实为邪闭三阳，气逆三阴。当先刺少阳之经，疏通其气机，病可小瘥。其外证不解，即不得汗，身黄等状不除，待病过十日，至少阴主气之期，脉象仍见浮，其邪犹可外解，即与小柴胡汤，枢转少阳之气，得少阴之助，两枢相合，运气出表，遂可濈然汗出而解。

第二百三十二条，其脉但浮，不见弦大，除表实无汗外，他证均解。或为刺后，少阳气旺，或为服小柴胡汤后，诸症虽解，表气犹闭。当与麻黄汤，专从太阳开腠发汗为治，汗出亦愈。服后若见不尿，腹满加哕，是三阴之气亦绝，胃气更败，生机已竭，为不治。

通过阳明病兼太少的善恶转化，可见六经之间，原是一气流行，只出入升降，各有所主，作用不同罢了。善为医者，当从此条理解六经，伤寒理法，不难贯通。

（十一）阳明变证及其治法

1. 阳明中风中寒的误治变证

[原文] 阳明中风，口苦咽干，腹满微喘，发热恶寒，脉浮而紧，若下之则腹满小便难也。（189）

阳明病，不能食，攻其热必哕，所以然者，胃中虚冷故也。以其人本虚，攻其热必哕。（194）

[注释] 第一八九条虽为阳明中风，却也属证兼三阳，口苦咽干是兼少阳；腹满微喘，本属阳明；发热恶寒，脉浮而紧，则系在太阳。此非纯为阳明中风的热实腑证。如果误下，必太阳寒水之气内逆，少阳相火不出，阳明胃气又伤。阳明虚即是太阴，所以误下后，水火风邪郁于太阴，而致水谷不别、气液不行，则腹满小便难也。

第一百九十四条，阳明病，不能食，是明显的阳明中寒证。阳明中寒，本属胃阳不足，寒伤其阳，即热微气衰，若再误攻其热，必造成胃败呃逆，属气逆不转之哕证，"以其人本虚，攻其热必哕"，说明原即胃气虚衰。

2. 阳明胃虚寒变的证治

[原文] 脉浮而迟，表热里寒，下利清谷者，四逆汤主之。（225）
若胃中虚冷，不能食者，饮水则哕。（226）
食谷欲呕，属阳明也，吴茱萸汤主之。得汤反剧者，属上焦也。（243）

[注释] 第二百二十五条，脉浮则为气盛于外而为外热，脉迟必为内寒，所以说此为表热里寒。寒邪深入，胃气大伤，必下损少阴之阳，命火衰微，不能腐熟水谷，且胃关不固，所以滑脱不禁而下利清谷，外（经）热是假，内（腑）寒是真，所以当以四逆汤，直从少阴回复其生阳

之气，温固肠胃之阳，以热胜寒。

第二百二十六条，是寒邪在胃、上逆心阳。如果胃中虚冷，而不能食（中寒）者，饮水就要发生呃逆。这是因为水寒之气相抟，冲击胸膈，而使心阳受逆之故。

第二百四十三条是胃虚而寒湿浊气郁滞，不得和降，所以才食谷欲呕。须以吴茱萸汤温胃降逆，泄浊止呕。如得汤反剧，则又非胃中寒湿，实为上焦热郁，火性炎上，所以食入之时，往往会引起上脘不受，而见呕逆。此多见于少阳为病，所以不得与吴茱萸汤。当考虑小柴胡汤之类。

3. 阳明湿热发黄的证治

[原文] 阳明病，脉迟，食难用饱，饱则微烦头眩，必小便难，此欲作谷疸。虽下之，腹满如故，所以然者，脉迟故也。（195）

阳明病，无汗，小便不利，心中懊恼者，身必发黄。（199）

阳明病，被火，额上微汗出，而小便不利者，必发黄。（200）

阳明病，发热汗出者，此为热越，不能发黄也。但头汗出，身无汗，剂颈而还，小便不利，渴饮水浆者，此为瘀热在里，身必发黄。茵陈蒿汤主之。（236）

伤寒七八日，身黄如橘子色，小便不利，腹微满者，茵陈蒿汤主之。（260）

伤寒身黄发热，栀子柏皮汤主之。（291）

伤寒瘀热在里，身必黄，麻黄连轺赤小豆汤主之。（262）

伤寒发汗已，身目为黄，所以然者，以寒湿在里不解故也。以为不可下也，于寒湿中求之。（259）

[注释] 此皆阳明燥从湿化，湿郁中焦，瘀阻胆汁的疏泄，遂循荣卫之气弥漫于全身表里，成为黄疸。阳明的黄疸正证，当为阳黄。阴黄属于太阴寒湿，而不当认为是阳明发黄，所以仲景在此不出治法。尤其告诫人不当攻下，是为要点。

第一百九十五条，谷疸为病，是因平素胃气虚弱，消化不良，食郁湿滞，气行不畅，所以脉迟，食难用饱，饱则微烦头眩。脉迟有二义：一为气滞，一为阴盛，二者本为一体。食郁湿滞，清浊不分，必小便难。脉迟为气虚阴盛，中气不健，则虽下之腹满仍如故。

第一百九十九条，纯为阳明发黄，湿热相因。阳明病，无汗而小便不利，为燥从湿化，湿困中焦，气液不得流通，与热相合，瘀阻胆道，复蒸身为黄。其心中懊憹，即湿热扰攘于胆胃之状，因此说身必发黄。此为阳明发黄前趋证。

第二百条，阳明病，被火，必火邪入胃，其热更甚。胃中湿郁气滞，不能蒸腾化汗周布全身，所以就只见清阳所在的额上微有汗出。湿不达表，亦不能下行，当然就小便不利。湿热相合，也必发黄。理同前证，只因火攻而其热更甚。此与上条基本同理。

第二百三十六条所述，实为第一百九十九条之证的黄疸已成。所以说阳明病发热汗出者，此为热越，湿随热泄，不能发黄，此当小便亦利。如但头汗出，身无汗，剂颈而还，小便不利，则其湿热外不得泄，下不得行，而且清浊不分，气化不行，即津液不生，所以又渴饮水浆。这就是瘀（湿浊）热（为湿所郁）在里，必蒸身发黄。当用茵陈蒿汤逐湿泄热，治其黄疸。

第二百六十条实为第二百三十六条的简述，此不多赘。此证的重点在里，且湿热较重，故从里下。

第二百六十一条，伤寒身黄发热，为热重瘀轻，病变的重点在于半表半里，当用栀子柏皮汤清热燥湿而除黄。

第二百六十二二六二条是瘀热在里，复夹表证，此证必里有心烦口渴，外见发热较重而微有恶寒，所以用麻黄连轺赤小豆汤，解表清热，利湿散黄。此证重点是表闭不开，瘀热在里。

第二百五十九条则是寒湿内邪，不为汗解，瘀阻胆道，身目为黄。但此黄必色如烟熏，或色淡而晦，此“以寒湿在里不解故也”，其性实为太阴发黄，简称阴黄。于寒湿中考虑，当用茵陈姜附汤类。列此条于此，实为与阳黄鉴别。

（十二）阳明杂证辨

1. 阳明头痛和咽痛辨

〔原文〕 阳明病，反无汗，而小便利，二三日呕而咳，手足厥者，必苦头痛。若不咳不呕，手足不厥者，头不痛。（197）

阳明病，但头眩，不恶寒，故能食而咳，其人咽必痛；若不咳者，咽不痛。（198）

〔注释〕 此处上一条为阳明中寒，下一条为阳明中风。

第一百九十七条之阳明病，反无汗而小便利，是因中寒而阳热为闭，不能升腾周布，津液反从下出之故。至二三日，气过少阳，入太阴，寒湿反盛。上逆于胃则呕，上逆于肺则咳，阴盛阳郁则手足厥，其阳上格，因而头痛。当然，若不咳不呕，手足不厥，即其阳不格而头不痛。

第一百九十八条是阳明中风，风热循经上扰于头额，即见头眩；已无表证，故不恶寒；热盛于胃而上犯于肺，故能食而咳；此时其肺胃上窍之咽喉部位，必为燥热之气所伤，故其人咽必痛。当然，若不咳的，即肺胃之热不盛，所以其咽喉亦不痛。

本来头痛咽痛，非阳明必见之证，所以列为杂证。

2. 阳明久虚和久实辨

〔原文〕 阳明病，法多汗，反无汗，其身如虫行皮中状者，此以久虚故也。（196）

伤寒四五日，脉沉而喘满，沉为在里，而反发其汗，津液越出，大便为难，表虚里实，久则谵语。（218）

〔注释〕 第一百九十六条之无汗，并非表邪闭拒或湿热瘀阻，其身如虫行皮中状者，乃气液运行无力，不能外透，虽为热蒸，只在皮下，故为久虚。

第二百一十八条，脉沉而喘满，为邪实于胃而上逆于肺。反发其汗，津液越出，遂成表虚，大便难。所以说此为表虚里实。此证日久，必实热上壅，心神为蒙，故见谵语。

二证之成，皆日久所致，故为久虚久实。当然，久虚必为素因，时间较长；久实则因误汗，时间较短，是其不同。

3. 阳明谵语和郑声辨

[原文]　夫实则谵语，虚则郑声。郑声者，重语也。直视谵语，喘满者死，下利者亦死。(210)

发汗多，若重发汗者，亡其阳，谵语，脉短者死，脉自和者不死。(211)

[注释]　邪实于腑，热扰心神，昏愦妄言，语无伦次，这叫谵语；正虚于内，精神恍惚，心有所思，细语重复，这叫郑声。所以说郑声者，重语也。如见直视谵语，是阳明热极，下灼少阴。见喘满的，必为阴竭阳浮，气不下纳，故死；下利不止的，为肾关失固，气液尽脱，亦死。

第二百一十一条则为谵语的另一类型，即亡阳谵语。即因发汗太过，津液外越，阳气亦脱所致。因汗为心液，汗多心液竭，心阳散亡，必神无所依，气无所定，因而见谵语。脉见短的，是气液将绝，故死；反之，如脉自和者，无特异现象的，其气液尚可再生，故不死。

4. 阳明潮热和盗汗辨

[原文]　阳明病，脉浮而紧者，必潮热发作有时。但浮者，必盗汗出。(201)

[注释]　潮热是热从里发，蒸腾外达，如潮水上涌之状。盗汗是梦中汗出，醒则汗敛，如盗贼夜窃之情。脉浮而紧：浮为阳盛外达，紧则正邪相争。阳明病，邪深入腑，反见脉浮而紧，是腑实已成，必正气不能驱邪下出，正为邪格，反而升腾外越，故见潮热。但此潮热，又必见于阳明气旺的申酉戌三时，即发作有时。潮热发作之时，脉浮而紧更明

显，是所必然。脉但浮，则只见阳盛，阳盛则阴虚，睡中卫气内归，阳入于阴，必蒸发阴液外越，化为盗汗；醒则阳出而阴不受灼，盗汗即止。此即潮热和盗汗的脉理和病机。

此脉浮而紧和但浮，若在太阳，就主表证。但入于阳明，又主潮热和盗汗。此当脉证合参而论，不可单凭脉象，因为病在阳明，亦有气胜邪却，外转太阳之证，不可不知。

5. 阳明血证辨

（1）衄血辨

[原文]　阳明病，口燥但欲漱水，不欲咽者，此必衄。（202）

脉浮发热，口干鼻燥，能食者则衄。（227）

[注释]　阳明为多血多气之经，所以阳明有病，除伤于气分外，亦多入于血分。

阳明经脉上交于鼻，血热沸腾，多循经上壅，而见鼻衄。口燥，是津液耗伤；只欲以水漱口解燥，而不愿下咽，是因其热已入血分，血为阴性，血热不能消水之故。脉浮发热，阳热已盛，上灼口鼻，即见口干鼻燥；能食，是胃热亦重，经腑同为热蒸，气血两燔，上壅于鼻，而见鼻衄。

（2）蓄血和便脓血证治

[原文]　阳明证，其人喜忘者，必有蓄血。所以然者，本有久瘀血，故令喜忘。屎虽鞭，大便反易，其色必黑者，宜抵当汤下之。（237）

病人无表里证，发热七八日，虽脉浮数者，可下之。假令已下，脉数不解，合热则消谷喜饥。至六七日，不大便者，有瘀血，宜抵当汤。（257）

若脉数不解，而下不止，必协热便脓血也。（258）

[注释]　太阳病蓄血，是在下焦；阳明病蓄血，是在中焦。二证都有神志症状：在太阳为其人如狂，在阳明则为其人喜忘。蓄血在下，肾

志为蒙，心神独用，血热上壅所以如狂。蓄血在中，上下阻隔，心不交肾，神不归志，志无所定，所以喜忘。假如蓄血在上（后世称瘀血结胸），则要昏迷不醒了。阳明病而见喜忘，是胃中本有久瘀血（如溃疡病等），再为阳明热郁之故。另外其屎虽因热而鞕，但里边混有瘀血，所以大便反易而色黑，是其特点。当以抵当汤下其瘀血。此乃第二百三十七条之理。

以下二条的血证，先是病人无表里证而发热七八日，此热必在阳明气血之分，脉虽浮数，病亦不在里，犹可攻下，以泄其热。但在下后，如脉数不解而浮已不见，可见其热必因下而内陷于胃，与胃阳相合，就消谷喜饥。又至六七日，不大便，则是气血瘀结，所以说胃中有瘀血，亦当用抵当汤下之。但如以前攻下后，脉数不解而下利不止的，则又必协同内陷之热而便利脓血。总因前者发热，即在阳明的气血之分，故下后有如此变化。

（3）热入血室证治

[原文] 阳明病，下血谵语者，此为热入血室。但头汗出者，刺期门，随其实而泻之，濈然汗出则愈。（216）

[注释] 血室又称血海，男妇皆有，女子起于胞中，男子起于下极，均出于气街，与少阴相并，与阳明相会，上至胸中而散。由于肝为藏血之脏，灌注于冲脉，女子下主月经，男子上荣髭须。所以，在女子热入血室，多由少阳邪热，内陷厥阴，下入冲脉，而为月经病变；在男子热入血室，多由阳明邪热，直入冲脉，迫血妄行，而为肠道出血。此条即言阳明病热入血室之证。

所以，阳明病而见大便下血，并有谵语的，是血中邪热循冲脉上扰于心包，乱其心神之故，非为阳明腑实。邪入血分，其热上蒸，不能由阴出阳，周遍全身气分，故仅在清阳所主的头部有汗。见此证者，当刺肝经募穴期门，以泄冲脉之热，使邪离血分，由阴转阳，即全身濈然汗出而愈。

6.脾约形成和亡津阳绝辨

（1）脾约形成与辨证

〔**原文**〕 太阳病，寸缓关浮尺弱，其人发热汗出，复恶寒，不呕，但心下痞者，此以医下之也。如其不下者，病人不恶寒而渴者，此转属阳明也。小便数者，大便必鞕，不更衣十日，无所苦也。渴欲饮水，少少与之，但以法救之。渴者，宜五苓散。（244）

〔**注释**〕 此言太阳阳明脾约的形成及辨证。太阳病而见寸缓，当为中风；关浮，则是胃强；尺弱，又为阴虚。其人发热汗出，复恶寒，又是中风表虚之证。不呕而又心下痞，是热痞之象。由此可见，其寸缓而不言浮，则为太阳中风，实标阳不足，故恶寒较重，因此，下后成痞。

如其不下者，见不恶寒而渴的，是转属阳明之证。小便量次皆多，即津液下脱，大便必鞕。此便鞕，以亡津为主，病由太阳而入，所以当为脾约。见此亡津，其阳热并不太重，即使渴欲饮水，亦只当少少与之，令胃和则愈，但以法救治即可。饮后如仍口渴，而又小便不利的，必饮多造成蓄水，当宜五苓散施治。

（2）亡津阳绝辨

〔**原文**〕 脉阳微而汗出少者，为自和也，汗出多者，为太过；阳脉实，因发其汗，出多者，亦为太过。太过者，为阳绝于里，亡津液，大便因鞕也。（245）

脉浮而芤，浮为阳，芤为阴，浮芤相抟，胃气生热，其阳则绝。（246）

〔**注释**〕 此二条皆论亡津液、阳绝于里之证。所谓阳绝于里，即阳津不得阴液资生，胃燥生热、大便因鞕而成脾约。本来，汗出溱溱，当是阳津，其基础又是心液。若汗出太多，或阳强阴弱，皆可使阳津失去阴液的资生调剂，则为阳绝于里，实是阴液内竭。

第二百四十五条，脉阳微，即寸脉浮缓无力，为表虚自汗之象。阳脉实，即寸脉浮紧有力，为表实无汗之象。所以一为自汗出太过，一为发汗太过，均可导致阳绝于里，即亡津绝液之意（亦阴竭阳绝之理），大便即鞕。可见此阳绝于里，并非亡阳之意。

第二百四十六条脉浮，为阳气盛；脉芤，为阴液亏。浮芤结合，当然是胃中燥，热自内生，液竭津亡，所以称"其阳则绝"。

总之，此二条与前述第二百四十四条均为脾约形成的病理和过程。其阳则绝而胃气生热，只能是阴虚性质的内热，而非正阳阳明的热盛内实和少阳阳明的火旺烦实大便难，不可不别。

四、少阳病篇

（一）少阳病提纲

［原文］ 少阳之为病，口苦咽干目眩也。（263）

［注释］ 少阳为一阳，其气本火标阳，阳气虽微，但少火生气，具有生发上升之性。若病而炎上，胆火升则口苦，三焦火旺则咽干，中见厥阴，火动生风则目眩，皆是火气为病的反映。

（二）少阳中风、伤寒的主证及治禁

［原文］ 少阳中风，两耳无所闻，目赤，胸中满而烦者，不可吐下，吐下则悸而惊。（264）

伤寒，脉弦细，头痛发热者，属少阳。少阳不可发汗，发汗则谵语，此属胃。胃和则愈，胃不和，烦而悸。（265）

［注释］ 风为阳邪，少阳中风，必风助其火壅盛于经脉所过之处的两耳，所以聋闭无闻，且其经脉又上达目外眦，而肝又开窍于目，风火相煽上动，则其目亦赤。三焦不和，气逆火郁，上焦不通，就胸中满而烦。此证主要是无形的气火郁滞，而非有形的痰食结聚，所以不可吐下。

吐下则津液伤而里气虚，风火之邪逆于心包则悸，逆于肝胆则惊。

少阳伤寒，寒闭其阳，腠理不开，脉管拘紧，即见脉弦细；寒滞其经，则头部亦痛；其阳热抗邪外达，当然亦有发热，是病发于阳之义。少阳的气机为枢，所以既不能吐下，亦不可发汗，发汗则气逆津伤，病邪内传，即胃燥火入，复上扰心神，就要谵语。因此说：此属胃。当然，胃和则愈；若不和，即上扰心胸，既烦且悸。

总之，少阳病治则，有汗、吐、下三禁，亦忌温针，不可不知。

（三）少阳病传经与不传经辨

〔原文〕 伤寒六七日，无大热，其人躁烦者，此为阳去入阴故也。（269）

伤寒三日，三阳为尽，三阴当受邪，其人反能食而不呕，此为三阴不受邪也。（270）

〔注释〕 少阳病传经，就称为阳去入阴，是因少阳之后，即为三阴之故。

第二百六十九条，伤寒六七日，六日厥阴主气，其气当为六经周遍，七日又来复于太阳，而为一个病程。若无大热，是为阴性的外在反映；更见其人躁烦的，可知是邪逆三阴，下干于肾、上扰于心之故。因为少阴、少阳同为枢，阳枢不转，则阴枢亦不利，邪入于阴，则神机不出。

第二百七十条为邪传三阴，必先有三阴受邪的内在因素。因此，伤寒而过三日，三阳之气已行尽，其三阴于理当受邪传。若其人反能食，是胃气尚强；不呕，是三阴无病。说明三阴气盛不受邪传。

由以上两条可见，阳去入阴的传经之证，或见无大热而躁烦的，或见不能食而呕的，均可为据，其状未必划一。

（四）少阳病自愈和欲解时

〔原文〕 伤寒三日，少阳脉小者，欲已也。（271）

少阳病欲解时，从寅至辰上。（272）

〔注释〕 第二百七十一条说明少阳病为火证。火热同气，所以脉大则病进。伤寒三日，正届少阳主气之时，其脉小者，则热减病退，因此说欲已也。

第二百七十二条，因寅卯辰三时正是初阳上升、生机渐旺之时，符合少火生气之机，为少阳病欲解时。

（五）太阳病转入少阳的证治

1. 少阳经气闭郁的常见证治

〔原文〕 本太阳病不解，转入少阳者，胁下鞕满，干呕不能食，往来寒热，尚未吐下，脉沉紧者，与小柴胡汤。（266）

伤寒五六日中风，往来寒热，胸胁苦满，嘿嘿不欲饮食，心烦喜呕，或胸中烦而不呕，或渴，或腹中痛，或胁下痞鞕，或心下悸，小便不利，或不渴，身有微热，或咳者，小柴胡汤主之。（96）

血弱气尽，腠理开，邪气因入，与正气相抟，结于胁下，正邪分争，往来寒热，休作有时，嘿嘿不欲饮食，脏腑相连，其痛必下，邪高痛下，故使呕也，小柴胡汤主之。服柴胡汤已，渴者属阳明，以法治之。（97）

伤寒中风，有柴胡证，但见一证便是，不必悉具。凡柴胡汤病证而下之，若柴胡证不罢者，复与柴胡汤，必蒸蒸而振，却复发热汗出而解。（101）

伤寒五六日，呕而发热者，柴胡汤证具，而以他药下之，柴胡证仍在者，复与柴胡汤。此虽已下之，不为逆，必蒸蒸而振，却发热汗出而解。（149上）

若已吐下、发汗、温针，谵语，柴胡汤证罢，此为坏病，知犯何逆，以法治之。（267）

〔注释〕 此处所列为少阳经病中的基本证候和治法。非外邪直中少阳，而是由太阳传经所致，所以首先形成少阳的经气闭郁。

第二百六十六条明确指出，本太阳病不解，转入少阳者，即见胁下鞕满，此因胁下是少阳经气出入枢转的部位，其气机为邪闭郁、不得运行，就要鞕满。病由太阳所主的胸中，下迫少阳，上焦气逆，就要干呕；中焦不和，就不能食。正邪纷争于表里肌腠之间，邪欲入则寒，正欲出则热，互有进退，就往来寒热。如未经吐下而脉见沉紧，则为邪气内逆与正相争之象，并非吐下伤中邪入三阴之形，与小柴胡汤，以枢转少阳气机，使正从胁出，邪从胸解，则濈然汗出可愈。

第九十六条，其理与第二百六十六条相同。所谓伤寒五六日中风，犹言伤寒或中风为病已五六日。此时已届少厥二阴主气之期，若少阴不足，太阳之邪就有内传的可能；若厥阴气虚，少阳之经亦有受邪传入的机会。因此，如见往来寒热，胸胁苦满，嘿嘿不欲饮食，心烦喜呕，是太阳之邪已入少阳。胸胁苦满与胁下鞕满稍有不同，但其本则一，重点亦在胁下，当以小柴胡汤主之。或见胸中烦而不呕，是邪实而热盛于上；或渴，是津伤而热灼于中；或腹中痛，则是肝旺脾虚相克；或胁下痞鞕，又为肝胆之气郁结；或心下悸、小便不利，为三焦不和、水气上泛凌心；或不渴，身有微热，是寒邪外束经脉；或咳，则又为邪逆而肺气不利。少阳主于半表半里，居于阴阳之界，因此，少阳有病，胆与三焦之气不和，均可外干三阳、内涉三阴，而见复杂病情。

第九十七条则是上条的病理申述。指出血弱气尽，腠理开，是正虚，邪气因入。以下所云，理甚明显。脏腑相连，其痛必下，邪高痛下，故使呕也，是指肝胆脾胃皆互相关联，所以邪从胸中高位而入，其所伤痛者必在下位的腹部，即引起胆胃肝脾不和，而出现呕逆。此痛字，不一定专指疼痛，而有伤损的含义。另外，往来寒热、休作有时的时间，多在上午阳升、正气欲出，下午阳降、邪气欲入之际。

第一百零一条，上段是讲小柴胡汤的应用原则，不论伤寒中风，邪入少阳，但见在口苦咽干目眩的基础上，又出现往来寒热，胸胁苦满或胁下鞕满，嘿嘿不欲饮食，心烦喜呕四大证中的一证便可应用，不必悉具。临床所见，口苦咽干者最多，目眩者较不多见。下段是尽管少阳病柴胡证误下，若柴胡证仍在的，再与柴胡汤治疗，服后必蒸蒸气升，同时振寒战栗，就又发热汗出而解。这是因为误下里虚，气行不健，所以在服小柴胡汤后，其气又奋力与邪相争而上升外出之故。

第一百四十九条，理同上条下段，此不多赘。

第二百六十七条，即不论吐下、发汗、温针，如出现谵语等，而原来的柴胡证罢，这就叫坏病，坏病即当根据误治变坏的情况，以适当方法救治，不可再与柴胡汤。

2. 三阳气合少阳的虚实辨治

［原文］ 得病六七日，脉迟浮弱，恶风寒，手足温，医二三下之，不能食，而胁下满痛，面目及身黄，颈项强，小便难者，与柴胡汤，后必下重。本渴饮水而呕者，柴胡汤不中与也，食谷者哕。（98）

伤寒四五日，身热恶风，颈项强，胁下满，手足温而渴者，小柴胡汤主之。（99）

［注释］ 第九十八条，得病六七日，是六经周遍、气还太阳之期。脉迟，是正气虚寒之象；脉浮而弱，则气阴两皆不足；恶风寒，是病在太阳；手足温，是系在太阴。此本表里同病而里虚为主。医又二三下之，更伤其中气而邪气深入，遂见不能食，是胃气已伤；胁下满痛，是邪陷少阳，胆气为郁；面目及身黄，则又是脾伤而寒湿中阻，胆失疏泄。颈项强，则太阳阳明之邪犹未尽解，仍留阻经脉；小便难者，更是脾虚失运，寒湿不化，三焦膀胱气化不行，津液不转所致。上述病情，为邪滞三阳、内逆太阴、里气虚寒、开阖皆困之证。与小柴胡汤欲枢转其气机而由里达表，却因里虚气泄而湿浊反留，滞涩不行，所以后必下重。如果本渴但饮水又呕的，则更是水不化气、气不生津、胃为水逆之象，这就更不当与柴胡汤，否则必胃气更虚、水寒下格、食谷者哕。总之，此因中气虚寒，而不当与柴胡汤。

第九十九条，伤寒四五日，为气行太阴、少阴之期。身热恶风，为病在太阳与阳明的反映；颈项强，亦为太阳、阳明经脉同病；胁下满，则又为邪逆于少阳之部；但手足温，是系在太阴；而又渴者，则中见阳明的气化，有阴病见阳之象。所以此当为三阳同病而里气较盛之证，可与小柴胡汤，以枢转少阳气机，使其邪由里出表，其病可愈。

由此可见，凡三阳同病、气逆太阴、胃气虚者，不可与小柴胡汤；若胃气盛者，可与小柴胡汤。人以胃气为本，于此亦可看出。

3.少阳阳虚阴盛的证治

[原文]　伤寒，阳脉涩，阴脉弦，法当腹中急痛，先与小建中汤。不差者，小柴胡汤主之。(100)

伤寒二三日，心中悸而烦者，小建中汤主之。(102)

[注释]　伤寒而见阳脉涩，是三阳之气运行不畅，关键在于少阳阳虚，枢转无力；阴脉弦，则是三阴之气偏亢，关键是少阳中见厥阴阴盛。阴盛则肝寒上犯，脾胃受克，中虚而寒凝气滞，所以腹中急痛。当先与小建中汤，泄肝安脾、缓急温中而止痛，此为"见肝之病，当先实脾"法。若邪盛气逆不解，即以小柴胡汤，枢转少阳气机，使三焦得通，中气和畅亦愈。但小柴胡必施于小建中汤之后，否则又必中虚而不愈。此乃第一百条之理。

第一百零二条，伤寒二三日，气行阳明少阳之期，见心中悸而烦者，因胃经上通于心，三焦又合于心包，必中气不足，水谷之精微不能上奉，心血神气皆虚而复为邪扰之故。当直补中焦，以助心中气血，小建中汤主之。

以上两条中，第一，二证之成皆由太阳之邪入于少阳；第二，二证之成皆因少阳气弱，阳虚阴盛，脾胃受损所致。故列于少阳篇而主用小建中汤。其气滞而痛者，则用小柴胡汤。

4.少阳腑气壅实的证治

[原文]　太阳病，过经十余日，反二三下之，后四五日，柴胡证仍在者，先与小柴胡。呕不止，心下急，郁郁微烦者，为未解也，与大柴胡汤下之则愈。(103)

伤寒十余日，热结在里，复往来寒热者，与大柴胡汤。(136上)

伤寒发热，汗出不解，心中痞鞭，呕吐而下利者，大柴胡汤主之。（165）

[注释] 少阳之腑，为胆与三焦。少阳病而腑气壅实，胆失疏泄，三焦不通，以致水饮与邪热郁结不解，皆当用大柴胡汤施治。

第一百零三条的太阳病，过经十余日，根据下文所云，即过经于少阳。本来少阳病汗吐下皆禁，医反二三下之，必使少阳枢折，邪逆不出。到后四五日，气转太阳之时，柴胡证仍在的，先与小柴胡汤，欲枢转其邪从表而去。服后呕不止，是胆邪犯胃；心下急，是三焦气逆；郁郁微烦，为水热互结。水热结于膈下，实由胆与三焦为邪所郁，当以大柴胡汤，以疏通胆与三焦之气，泻下水热结聚之邪。

第一百三十六条，伤寒十余日，亦邪已过经而热结在里，状如结胸，心下鞭满而痛；但又往来寒热，则知此非太阳结胸，而为少阳腑实，开始亦必因误下所致，与结胸同理。所以当与大柴胡汤施治。

第一百六十五条则云：伤寒发热，固为阳证，但汗出不解，则知不在太阳；心中痞鞭，又呕吐而下利，更知不在阳明，是邪实少阳之腑，热结膈间，三焦不通，水走肠胃，胆气复逆之故。因此虽吐泻，但病属热实，仍当与大柴胡汤，疏泄攻下并用，其病当愈。

以上所述大柴胡汤证，有人认为是少阳兼病阳明腑实，但三条之中，皆不见阳明腑实的内外诸症，当为少阳腑实，似较近理。但大柴胡汤亦可用于少阳兼病阳明腑实，唯必重加大黄。

（六）少阳兼病表里的证治

1.少阳兼表的证治

[原文] 伤寒六七日，发热微恶寒，支节烦疼，微呕，心下支结，外证未去者，柴胡桂枝汤主之。（146）

[注释] 伤寒六七日，届正气由阴出阳之际。此时发热微恶寒，是病兼在表。支节烦疼，则因少阳枢机不利，腠理不和，太阳表寒与少阳

火气相逆而不出之故。微呕，仍为少阳证。心下支结，足可证明此为太少之邪郁于胸腹之间的横膈上下。微恶寒未去，即知此为少阳兼表（太阳）之证，当用柴胡桂枝汤，两解太少之邪。

2. 少阳兼里的证治

［原文］ 伤寒十三日不解，胸胁满而呕，日晡所发潮热，已而微利。此本柴胡证，下之以不得利，今反利者，知医以丸药下之，此非其治也。潮热者，实也。先宜服小柴胡汤以解外，后以柴胡加芒硝汤主之。（104）

［注释］ 伤寒十三日，已气行两经（两个周期），病仍不解，可见病不在表。胸胁满而呕，是病在少阳经；日晡所发潮热，为阳明腑实。本来潮热应见便秘，今反下利，则属热结旁流。而此热结旁流的形成，必为医生误下所致。若少阳腑实而以大柴胡汤下之，可邪去正安，今反下利，必是医者用丸药攻下，因丸缓留中，其性多温，当见津液续脱而实热反盛，所以更见潮热。潮热为阳明腑实，本当攻下，惟又有胸胁苦满之少阳病而禁下，则先煎服小柴胡汤，解少阳经气之邪，然后以柴胡加芒硝汤，再兼下阳明腑实，其病当愈。此证之所以不用大柴胡汤，主要因病非少阳腑实之故。于此亦可见少阳兼病阳明腑实和少阳腑气壅实之别，不可混淆。

3. 少阳两兼表里阳微结的证治

［原文］ 伤寒五六日，头汗出，微恶寒，手足冷，心下满，口不欲食，大便鞕，脉细者，此为阳微结，必有表，复有里也。脉沉亦在里也。汗出为阳微，假令纯阴结，不得复有外证，悉入在里，此为半在里半在外也。脉虽沉紧，不得为少阴病，所以然者，阴不得有汗。今头汗出，故知非少阴也，可与小柴胡汤。设不了了者，得屎而解。（148）

［注释］ 此条为辨别阳微结和纯阴结而设。阳微，是阳气衰少；纯阴，则阳气全无。所以此条亦是少阳和少阴两枢不转而内结的证治。此

所谓表，固然指太阳，里固然指阳明，但表里不解的根源，却在于枢机不转，少阳阳微。因此称为阳微结。辨别的要点，主要在于头部有无汗出。

伤寒五六日，当为少阴厥阴主气之期。若此二阴之气不足，即少阴的枢转无力，厥阴的从化不前，必致太阳的表气不足，少阳的枢机不转，因而头汗出，微恶寒，手足冷，心下满，口不欲食，大便鞭，是腑实内结。但脉细，则既非太阳之浮，亦非阳明之大，而是少阳之弦而不足，枢转无力，所以称为阳微结。此证必然有太阳之表，又有阳明之里。如果脉沉，亦更当有里证。由于但头汗出，全身无汗，则知既非阳盛，又非无阳，所以为阳微。纯阴结，不会有头汗出的外证，是全入在里为阴。此证重在少阳，所以说半在里半在外也。虽然脉见沉紧，亦不当认为是少阴病的纯阴结，因为阴证不得有汗，今有头汗出，知不是少阴病。病变重点尚在于少阳的枢机不利，上焦不通，津液不下，故与小柴胡汤，以枢转少阳之气，其阳得转，胃气因和，身濈然汗出而解。如果还不够彻底，即可与大柴胡汤或小承气汤，得便通而愈。

此所谓阳微，不是真正的阳衰，而是少阳的气机不利，枢转无能，其阳郁而不出所致，故可用小柴胡汤和以后的轻度攻下之方。

（七）少阳杂证及其治法

1. 神气两逆的证治

〔原文〕 伤寒八九日，下之，胸满烦惊，小便不利，谵语，一身尽重，不可转侧者，柴胡加龙骨牡蛎汤主之。（107）

〔注释〕 伤寒八九日，又值阳明少阳主气之期，医者误下，必使阳明胃虚、少阳枢折，邪气因入。上焦气郁则胸满，胆火内扰则烦惊，水道不通则小便不利，胃实热壅则谵语，少阳的气机不转，少阴的神机不出，开阖皆滞，则一身尽重不可转侧。此为误下而致神气两逆之证，即以柴胡加龙骨牡蛎汤，枢转气机、泄热安神为治。

2. 气水两滞的证治

[**原文**] 伤寒五六日，已发汗而复下之，胸胁满微结，小便不利，渴而不呕，但头汗出，往来寒热，心烦者，此为未解也，柴胡桂枝干姜汤主之。（147）

[**注释**] 伤寒五六日，是少厥二阴主气之期，已发汗而复下之不解，是少厥二阴里虚。少阴虚，则太阳邪传，厥阴虚，则转属少阳。胸胁满，是气滞少阳；微结是水停膈间。气水两滞，水道不通，气化不行，则小便不利。水不化气，气不生津，上焦失润，则口渴；不在胃中，故不呕。气水两滞，汗液不能周布，上焦热蒸，则但头汗出；表里两逆，邪正相争于肌腠之间，即往来寒热；少阳火郁不发，上扰心包，就要心烦。这是太阳之邪未解，因汗下里虚邪传少阳所发生的变证。宜柴胡桂枝干姜汤，枢转气机，从少阳以达太阳，化饮生津，由上焦而通下焦，其病当愈。

（八）热入血室的证治

1. 热迫血出的治法

[**原文**] 妇人中风，发热恶寒，经水适来，得之七八日，热除而脉迟身凉，胸胁下满，如结胸状，谵语者，此为热入血室也。当刺期门，随其实而取之。（143）

[**注释**] 妇人中风，病从热化，经水适来，血室空虚，又至七八日，阳热由表入里，却见热除，是因邪入于阴分；而脉迟身凉，迟为滞涩不行，再加身凉，可知是气不外达。冲脉由下而上过胁至胸中而散，胸胁下满，如结胸状，是邪陷厥阴、下入冲脉。谵语者，血热上扰心包，神气为蒙。冲脉主于血海，即血室，所以说，"此为热入血室"而迫血下行，以致经行不止。当刺肝之募穴期门，随其邪热所在之冲脉所系之部

而泄之，其病当愈。此因冲脉系于肝经之故。

2. 热与血结的证治

〔原文〕 妇人中风，七八日续得寒热，发作有时，经水适断者，此为热入血室，其血必结，故使如疟状，发作有时。小柴胡汤主之。（144）

〔**注释**〕 此条妇人中风，同于上条，惟先有月经，至七八日，续得往来寒热，发作有时，且大多在入夜及鸡鸣，入夜则邪入于阴，鸡鸣则厥阴气盛。其经水又适断，可知是热入血室，且血为热结。由于血热互结，不易疏散，故时至入夜，热即深入则寒；时至鸡鸣，正即欲出则热，所以寒热发作有时而如疟状。当用小柴胡汤枢转少阳气机，使厥阴冲脉之邪，得由血转气，热出经行，其病即愈。

3. 热入血室轻证

〔**原文**〕 妇人伤寒，发热，经水适来，昼日明了，暮则谵语，如见鬼状者，此为热入血室。无犯胃气，及上二焦，必自愈。（145）

〔**注释**〕 此妇人伤寒，当较中风化热为轻。且外有发热，可见邪未全入血室。只经水适来，血室亦显空虚，入夜邪热即入，热动心包，故暮则谵语，如见鬼状。当然白昼其邪难入，即昼日明了。此证之邪，犹半在气分，半入血分，故为轻。所以只要不攻下伤胃，发汗、涌吐伤其上、中二焦，其病必自愈。因其热犹可自行外解。

热入血室三证，以热迫血出为最重，为邪实正虚；热与血结为较轻，是邪正两实；而最后一条血热自可分离为最轻，即邪轻正盛。故前二证治法不同，后一证病可自愈，是必然之理。

五、合病与并病篇

（一）合病

1. 太阳阳明合病

[**原文**] 太阳与阳明合病者，必自下利，葛根汤主之。（32）

太阳与阳明合病，不下利但呕者，葛根加半夏汤主之。（33）

太阳与阳明合病，喘而胸满者，不可下，宜麻黄汤。（36）

[**注释**] 所谓合病，是两经或三经同时发病，相合之经异性相加，必产生出一种新的共同的独立证候，称为合病。

太阳与阳明合病，是太阳的寒水之气加于阳明的燥金之气，必水邪胜燥而标阳又郁，不能排散，外见表实。此水寒之气，又必内逆阳明之里，产生新的证候。

第三十二条为太阳水寒之气下逆阳明大肠，引起下利。

第三十三条为太阳水寒之气中逆阳明之胃，引起呕逆。

第三十六条为太阳水寒之气上逆胸肺，与阳明经气相合，郁而不发，故见喘而胸满。

总为外见表实高热、恶寒，内见上中下三证者，即为太阳阳明合病。治之之法，当开腠发汗为主，而兼升津止利，或和胃止呕，或宣肺平喘。故用以上三方。

2. 太阳少阳合病

[**原文**] 太阳与少阳合病，自下利者，与黄芩汤。若呕者，黄芩加半夏生姜汤主之。（172）

[**注释**] 太阳与少阳合病，是太阳水寒之气加于少阳火热之气，故不同于太阳阳明合病水燥相加的寒水为胜，而此火郁不出，即病从热化。外证基本相同，但内证下利，为火热夹水气内攻肠胃。少阳为病有汗吐

下三禁，因而只能用黄芩汤清热和中而止利。如见呕逆，就加入生姜、半夏，以开胃降逆。

3. 阳明少阳合病

[原文] 阳明与少阳合病，必下利。其脉不负者，为顺也，负者失也。互相克贼，名为负也。脉滑而数者，有宿食也，当下之，宜大承气汤。(256)

[注释] 阳明性属燥金，肠胃又居中主土。少阳性属火热，肝胆又为甲乙之木。火能克金，金又克木，木又克土，所以二经合病，可成互相克贼之证。木胜克土，必有下利，是其主证。若土金之气旺，则其脉即不负，而见沉实和缓，为有胃气的腑实之象。反之，若见弦疾刚劲，即为木旺土衰、火胜克金之象，则下利必重，而致肠胃内败，津液大伤，预后不良。如见脉滑而数，滑为痰食积聚，数为热象，则为肠胃宿食，胃气不败，就当攻下为治。宿食一去，阳明腑实和少阳火热两皆得除，其病即愈。因而用大承气汤为治。

4. 三阳合病

[原文] 三阳合病，腹满身重，难以转侧，口不仁面垢，谵语遗尿。发汗则谵语，下之则额上生汗，手足逆冷。若自汗出者，白虎汤主之。(219)

三阳合病，脉浮大，上关上，但欲眠睡，目合则汗。(268)

[注释] 第二百一十九条从证候上谈三阳合病。腹满，为阳明之气不阖；身重，为太阳之气不开；难以转侧，则为少阳之气失枢。口不仁面垢，是阳明热盛上蒸，口燥特甚而味觉不灵，面脂外溢则垢腻不清，热扰心神则谵语，热伤肾气则遗尿。发汗必伤津热甚，腑气壅实，则谵语重；下之又气虚邪逆，阳不外达，则额上生汗，手足逆冷。此皆开阖枢之气交滞之故。若自汗出者，则又是太少之邪，归于阳明，当以白虎汤，重点清解阳明经热，其病当愈。

第二百六十八条从脉象上谈三阳合病。脉浮是病在太阳，脉大是病在阳明，上关上，则为弦，是病在少阳。三阳合病，开阖枢三气皆郁，神机不出，就但欲眠睡。睡则热盛伤阴，所以目合则汗。若为自汗出，当以白虎汤为治。

（二）并病

1. 太阳阳明并病

[原文]　二阳并病，太阳初得病时，发其汗，汗先出不彻，因转属阳明，续自微汗出，不恶寒。若太阳病证不罢者，不可下，下之为逆，如此可小发汗。设面色缘缘正赤者，阳气怫郁在表，当解之熏之。若发汗不彻，不足言，阳气怫郁不得越，当汗不汗，其人躁烦，不知痛处，乍在腹中，乍在四肢，按之不可得，其人短气但坐，以汗出不彻故也，更发汗则愈。何以知汗出不彻，以脉涩故知也。（48）

二阳并病，太阳证罢，但发潮热，手足漐漐汗出，大便难而谵语者，下之则愈，宜大承气汤。（22）

[注释]　所谓并病，是二经先后发病，一经之证未罢，又见一经之证，即不完全传经的一种病理反应。并病有太阳阳明和太阳少阳二类。

二阳并病，即太阳阳明并病的简称。第四十八条说，二阳并病，是因太阳初得病时，发汗而其病未解（不彻），因转属阳明，遂见续自微汗出，不恶寒。此已是完全传经之证，非二阳并病。若太阳病证的恶寒无汗之状不罢者，即使有阳明腑实潮热谵语的表现，亦不可下，攻下就致逆，病情恶化。此时可小发其汗，先解太阳之邪，然后再治阳明。假设其面色缘缘正赤，是邪闭于表，阳气（表里之热）怫郁不得散越，这是因为当汗而不汗，宜药解或热熏为治。这种发汗不彻之证，还当见躁烦，是阳热闭郁，上下窜扰所致；不知痛处，乍在腹中，乍在四肢，按之不可得，是邪正两气表里（经腑）阻滞所致；其人短气，是太阳阳明经气开阖两滞，升降出入皆难，重者不能睡卧。这主要是因为汗出不彻之故，当更发汗则愈。还有一项辨证要领，就是其人脉涩，是因汗出不彻，阳气怫郁，气液不得畅行的基本表现，即可证明为二阳并病。

第二百二十条指出二阳并病又完全过经于阳明之证。先是二阳并病，后见但发潮热而不恶寒，不仅全身有汗，而且手足漐漐汗出（汗出较多），即知转属阳明，腑实已成，大便已鞭，宜用大承气汤，下之则愈。

2. 太阳少阳并病

[原文] 太阳与少阳并病，头项强痛，或眩冒，时如结胸，心下痞鞭者，当刺大椎第一间、肺俞、肝俞，慎不可发汗。发汗则谵语脉弦，五日谵语不止，当刺期门。（142）

太阳少阳并病，心下鞭，颈项强而眩者，当刺大椎、肺俞、肝俞，慎勿下之。（171）

太阳少阳并病，而反下之，成结胸，心下鞭，下利不止，水浆不下，其人心烦。（150）

[注释] 太阳与少阳并病，亦太阳病发汗不彻，或原未发汗，不完全传经于少阳之证。第一百四十二条之头项强痛，是病仍在太阳；或眩冒，则是病在少阳；时如结胸，是太阳之气内陷胸中与少阳之胸胁气液相合，可见心下痞鞭。宜针刺大椎以散外邪，刺肺俞以利太阳之气，刺肝俞以疏少阳之气。正复邪退，其病当愈。因少阳禁汗，所以慎不可发汗，汗出津伤，火热入胃，必谵语，而此火热是由少阳而来，所以又见脉弦。到第五天，谵语不止，则又是心液亏虚、火邪上乘心包，刺期门，以从肝募泄去血分邪热，其病当愈。

第一百七十一条，证同上条，此条又重申少阳禁下之意。

第一百五十条即指出，若太少并病而反下之，必邪陷胸中，使太阳水寒与少阳火热相抟而成结胸，即见心下鞭痛；但又下伤胃腑，阳明里虚，水热下趋，故下利不止，且水浆不下。此热实于上、气虚于下，因而必见心烦，实为结胸难治之证。

总之，合病、并病，皆见于三阳，所以汇集于此。

六、太阴病篇

（一）太阴病提纲

〔原文〕 太阴之为病，腹满而吐，食不下，自利益甚，时腹自痛。若下之，必胸下结鞕。

〔注释〕 太阴与阳明同主里，太阴有病，当为脏病及腑。脾不能为胃行其津液，阴寒水湿在胃，就腹满而吐；脾不能助胃进行消化，就食不下；水湿下走肠间，就自利益甚；邪正相争于肠胃，就时腹自痛。总为脾阳肺气皆虚，运化输布不良，寒湿充塞肠胃所致。此本中气不足，若给予攻下，必中气大伤，胃失蠕动，痞塞不通，致胸下结鞕。但不痛，以区别于实证。

（二）太阴外证及其转化

1. 太阴中风

〔原文〕 太阴中风，四肢烦疼。脉阳微阴涩而长者，为欲愈。（274）

〔注释〕 风为阳邪，伤于太阴，太阴主湿，阳加于阴，所以形成脏病寒湿的情况较少，而为经病风湿的情况较多。四肢烦疼，是酸困闷痛。脉阳（寸）微是气虚之形，表示卫气不足，阴（尺）涩是湿郁之象，表示荣气不行。气液两滞，故有是证。中见长者，则阴得阳脉，阳明气旺，脾阳来复，即可湿化为燥，气液外达，故其病为欲愈。

2. 太阴伤寒

〔原文〕 伤寒脉浮而缓，手足自温者，系在太阴。太阴当发身黄，若小便自利者，不能发黄。至七八日，虽暴烦下利日十余行，必自止，以脾家实，腐秽当去故也。（278）

〔注释〕 此伤寒脉浮而缓，浮为病在肌肤，同于太阳；缓是阴寒之邪加于太阴之正，两阴同性，相争不烈。手足自温，故知系在太阴，即病位固在太阳，但病性却属太阴之意。此因肺合皮毛，脾合肌肉，所以就称为系。此太阴伤寒，寒湿阻郁，气液不得流通，必内侵脏腑，不见吐利，必郁而发黄（阴黄）。小便自利，是脾肺转输水湿之力尚强，所以就不能发黄。至七八日，又当太阳、阳明主气之期，若阳气来复，则又可驱其寒湿下出，所以虽暴烦（即阳盛）、下利（即湿去），以至日十余行，也一定自止，这是因为脾家实，脾阳转盛、运化力强，寒湿腐秽即当排除之故。

此脾家实，当暴烦下利以驱邪；若胃气盛，可见大便鞭的阳明证。总为由阴转阳、由虚转实的病情变化。只脾家实，病即可愈，胃气盛，由重转轻，稍有不同耳。

（三）太阴病欲解时

〔原文〕 太阴病，欲解时，从亥至丑上。（275）

〔注释〕 太阴为三阴，阴气最盛而象地。亥子丑是一日之中阴气最盛之时，所以太阴逢此三时，其气即旺，故其病欲解，即在此夜半前后，然而根据临床所见，多在子后，此又为阴中生阳之理。

（四）太阴经证阳胜的治法

〔原文〕 太阴病，脉浮者，可发汗，宜桂枝汤。（276）

〔注释〕 太阴中风，风为阳邪，其脉尚见阳微阴涩，伤寒可见浮缓，而今脉但浮，则必为脾阳肺气转盛，虽病属太阴，但其性却已从阳转化，有似太阳中风，所以虽外仍无汗，犹可与桂枝汤发汗为治。

桂枝汤对表实无汗之证不宜用，今病属太阴，阴不得有汗，亦有似表实，却可用。这是因为太阳病脉浮紧，发热无汗之证，是邪实正盛，阴邪阳正两气相抟，用之反恐恋邪不去，延误病情；而今病在太阴，脉浮已从阳化，阴邪不盛，属于阳胜之象，不忧恋邪，故可用。

（五）太阴脏证阴胜的治法

〔原文〕 自利不渴者，属太阴，以其脏有寒故也。当温之，宜服四逆辈。（277）

〔注释〕 太阴病自利不渴，当然是阴邪内逆脏腑所致，所以说，以其脏有寒故也。脾寒甚，则肾阳亦不足，当温脾散寒，甚至还需温肾回阳，因此说，当温之，宜四逆辈。此四逆辈，即指四逆汤、理中汤，以及后世的附子理中汤等。

由以上太阴经证脏证可以看出：太阴为病，阳胜者，可驱邪外出于表；阴胜者，则伤正内逆于里。治伤寒者，当视阳气的进退存亡，是为要领。

（六）太阴变证热实的治法

〔原文〕 本太阳病，医反下之，因尔腹满时痛者，属太阴也，桂枝加芍药汤主之；大实痛者，桂枝加大黄汤主之。（279）

太阴为病，脉弱，其人续自便利，设当行大黄芍药者，宜减之，以其人胃气弱易动故也。（280）

〔注释〕 第二百七十九条太阳病误下，邪热内陷太阴，热入太阴，下伤津液，所以反见燥热结实之象。其腹满，乃脾失运化，胃失和降，"诸胀腹大，皆属于热"之故；时痛，为邪实肠胃、不通则痛之理。但时而作痛，邪实尚轻，所以只用桂枝加芍药汤，一以升散、一以缓疏而治之；若大实痛，为邪结较重，就用桂枝加大黄汤泄下其实热。

但也有另一种情况，虽然太阳邪热内陷太阴，可是脾胃两虚，气液俱伤，因而见脉弱，其人续自便利。虽邪实，当用大黄芍药，却宜减量使用，是因胃气虚弱，容易受此二药伤动，虚以实治，必下利不止。第二百八十条即指此而言。此又为太阴病禁下的基本原则。

七、少阴病篇

（一）少阴病提纲

〔原文〕 少阴之为病，脉微细，但欲寐也。（281）

〔注释〕 脉微是少阴本热的阳气虚，脉细是少阴标阴的阴血亏，欲寐为肾精心神极度衰疲而似睡非睡、朦胧困倦之状。因少阴通主全身阴阳气血，有病则虚，反映到全身脉证上就是这样。不论虚寒、虚热，皆当有此状。

（二）少阴阳微寒化主证

〔原文〕 少阴病，欲吐不吐，心烦但欲寐，五六日自利而渴者，属少阴也。虚故饮水自救。若小便色白者，少阴病形悉具。小便白者，以下焦虚有寒，不能制水，故令色白也。（282）

〔注释〕 少阴本热标阴，寒伤本热则急而重;《伤寒论》中多见此证，特举而论之。

有病欲吐，又不得吐，是心阳衰微，不能下降，胃中浊阴必欲上逆，但非胃病，且无物可吐，所以就欲吐不吐。此证的根本在心，心为邪扰则烦，心肾皆虚，精神疲惫则但欲寐。至五六日正当少阴主气之时，邪正相争，正不胜邪，命火衰微，脾阳失温，肾关不固，水液下脱，就自利而渴，构成了少阴寒化证。其口渴，是津液脱失，虚故引水以补充自救，非为有热。观察小便，若色清白，就是上中下三焦的少阴病形具备。因下焦肾虚有寒，对水液不能控制和蒸化而再吸收，就使小便色白。此色白较清长为甚，内映㿠白之色。总起来讲，即心脾肾皆虚而有寒，为全身性的虚寒证。

（三）少阴寒极亡阳证

〔原文〕 病人脉阴阳俱紧，反汗出者，亡阳也。此属少阴，法当咽痛而复吐利。（283）

〔注释〕 亡阳是生命危急大证，唯少阴有之。由于心肾阳气外亡，阴液必随之而脱，若不能迅速回阳固脱，必致死亡。此为少阴病中最严重的证候，特于此总论中述及。

病人脉阴（尺）阳（寸）俱紧，表示寒邪深入，争于心阳和肾阳，且相争激烈。此阴阳俱紧之脉可为伤寒表实无汗，而今反有汗出，则为正气大伤，邪气大胜，寒邪驱散正阳外越之象。阳气外散，必阴液随之外脱，故为亡阳之证。亡阳必见于少阴，此时由于阴邪内盛、格拒心阳而上越，反见有似热证之咽痛（咽为心脉所过）；脾（胃）肾阳气外散，就既见呕吐，又必下利。人体一切生命活动是以阳为主导，阳失固护，故有此证。

（四）少阴火劫伤阴证

〔原文〕 少阴病，咳而下利谵语者，被火气劫故也。小便必难，以强责少阴汗也。（284）

〔注释〕 此条假借火劫伤阴，补出少阴病的亡阴之证。少阴本热标阴，标本两重，阳为功能主导，阴是物质基础。阳气亡失可导致阴脱而竭，阴液亡竭亦可造成阳亡而绝。此条示人少阴为病的阴阳并重之理。

少阴病，热化证，误用火攻发汗，火热上犯，肺阴受克，必见咳嗽；火热下灼，肠液受迫，必见下利；火热中炽，胃为邪实，上扰心神，必见谵语；下伤肾水，小便必难。所以首先说此为被火气劫，因而火热内攻；其次指出此强责少阴之汗，因而阴液大伤。总为少阴亡阴之象。

（五）少阴病治禁

[原文]　少阴病，脉细沉数，病为在里，不可发汗。（285）

少阴病，脉微，不可发汗，亡阳故也。阳已虚，尺脉弱涩者，复不可下之。（286）

[注释]　第二百八十五条是少阴热化证。脉细为阴血虚；脉沉为病在里（阴经）；脉数是病从热化。总为少阴在里的虚热之证。阴虚内热，当然不可发汗，发汗更伤阴液，甚至可造成亡阳危证。

第二百八十六条重点讲少阴寒化证，亦不可发汗。脉微为阳气虚，即病从寒化。若给予发汗，往往汗出阳亡而阴液亦脱。阳气已虚而见寸脉微，又尺脉弱涩，弱为阴虚，涩为液亏，所以又不可攻下，否则亦必导致阴阳俱脱。

（六）少阴病预后

1. 少阴病自愈、可治及欲愈证

[原文]　少阴病，脉紧，至七八日，自下利，脉暴微，手足反温，脉紧反去者，为欲解也。虽烦下利，必自愈。（287）

少阴病下利，若利自止，恶寒而蜷卧，手足温者，可治。（288）

少阴病，恶寒而蜷，时自烦，欲去衣被者，可治。（289）

少阴中风，脉阳微阴浮者，为欲愈。（290）

[注释]　少阴病寒化证为急为重，以上四条皆辨少阴病寒化的预后良好证。

第二百八十七条是邪去正伤终将自愈证。少阴病脉紧，是寒邪与本热相争激烈。到七八天阳气来复，突然自下利，脉暴微，看来是邪盛阳虚，但手足反温，脉紧反去的，则又是邪去正伤，其阳虽一时显弱，终必回复，所以此为欲解也。虽证见烦而下利，却是正与邪争，阳回寒去

之象，终必自愈。

第二百八十八条，少阴病下利，若利自止，为里阳回复。外见恶寒而蜷卧的阴盛之象，是邪在经而不在脏，只要手足温，肾阳回而脾阳可以四达、阴阳气相接，则其外寒可治。

第二百八十九条，少阴病外寒犹盛，所以恶寒而蜷。里阳已回，为外寒所闭，欲出不能，与邪相争，所以又见时自烦，欲去衣被。顺其势而利导，必可治。

第二百九十条是以脉测证，知为欲愈。少阴中风，亦阳邪加于阴正，脏寒不甚。脉阳（寸）微，当然是心阳不足；但阴（尺）浮，则又为肾阳欲出。正盛于里、邪解于外，即使下利，亦为欲愈。

总之，少阴有病，里气来复，虽外邪闭拒，预后必良。他经亦然，不独少阴。

2. 少阴病的欲解时

[原文]　少阴病，欲解时，从子至寅上。（291）

[注释]　夜半子时到凌晨寅时，正是水中生阳、阳气渐旺之时。少阴本热，到此由微转盛，与邪相争，使正胜邪却，其病欲解。

3. 少阴病不死、难治与不治证

[原文]　少阴病，吐利，手足不逆冷，反发热者，不死。脉不至者，灸少阴七壮。（292）

少阴病，八九日，一身手足尽热者，以热在膀胱，必便血也。（293）

少阴病，但厥无汗，而强发之，必动其血；未知从何道出，或从口鼻，或从目出者，是名下厥上竭，为难治。（294）

少阴病，恶寒身蜷而利，手足逆冷者，不治。（295）

少阴病，吐利躁烦，四逆者，死。（296）

少阴病，下利止，而头眩，时时自冒者，死。（297）

少阴病，四逆恶寒而身蜷，脉不至，不烦而躁者，死。（298）

少阴病，六七日，息高者，死。（299）

少阴病，脉微细沉，但欲卧，汗出不烦，自欲吐；至五六日，自利，复烦躁不得卧寐者，死。（300）

[注释]　此处所谓不死，并不等于可治。观论中文义，可治之证，治之即愈。不死之证，虽治亦不能速愈，甚或又生变证，不是必死之证罢了。所以与难治、不治证并列。

第二百九十二条，少阴病吐利，已是心脾肾皆寒的阳虚重证，当手足逆冷。而今手足不逆冷，则是中土之气犹旺，四末得温，所以反发热者，不死。但此反发热，又有阳为阴格之象，所以尚可见脉不至者，仍阴盛于内，闭阻其经脉，此则就当先灸其少阴，温运气血，则其脉可出，后再随证治之。此灸少阴，汪琥认为，当灸太谿，因太谿为肾经之原，似较近理。

第二百九十三条，少阴病至八九日，是外得三阳之气而热化出表，所以一身手足尽热，此属肾移热于膀胱，故外见太阳气化。因膀胱热甚，太阳又为多血之经，必然迫血出，可见小便尿血。所以说：以热在膀胱，必便血也。

第二百九十四条，少阴病，但厥无汗，是阴阳两虚、表里皆寒。若强行发汗，气液本竭，必动其下焦胞中之血，但未知从何道出。发汗药性主升浮，或循冲脉而从口鼻出血，或循任脉而从目出血，盖因冲脉上至颃颡，任脉上至目下之故。其所以必动下焦胞中之血，是因胞为血海，主于肝经而亲于肾经之故。这是下焦气血上逆，上焦气血涸竭之证，故为难治。

第二百九十五条，少阴病，恶寒身踡，是寒闭通体；下利，是寒伤脏腑；手足逆冷，则心脾肾俱虚，三焦皆寒，其阳不出，是里气已绝，所以说不治。不治，虽不即死，亦为必死，或治亦未必能愈。

第二百九十六条，少阴病，吐利，是寒从中焦，逆于上下。伤肾阳则躁，伤心阳则烦，阴阳隔绝，表里不续，上下不交，则四逆，所以为死证。

第二百九十七条，此少阴病，下利止，不是阳回，而是阴竭。阴液下竭，阳气上越，虚阳无根，扰于清空，所以时时自发昏冒，则已至阴阳离决，故死。

第二百九十八条，少阴病，四逆恶寒而踡，是寒邪由外而内，闭阻其阳气，若脉不至，则阴血亦不得运行。经络全瘀，内逆心肾，心阳已绝，肾阳濒危，故不烦而躁，即为死证。

第二百九十九条，少阴病至六七日，已届阴尽阳生、阳气出表之时。忽见息高，即呼吸浅表，乃肾气下脱、肺气上绝之状。因命火无根，元气已败，故死。

第三百条，开始少阴病见脉微细沉，但欲卧，为阴阳里虚，精神疲惫。又见汗出不烦，自欲吐，是心阳外越，上焦有阴无阳。至五六日，又当少阴主气之期，则正与邪争，下焦阳虚阴盛，则肾阳亦脱，故又见自利。心肾皆危、上下俱脱，亦阴阳离决，神志不交，所以又烦躁并见不得卧寐。此烦躁已是死前挣命之状。

以上九条，皆难治、不治之证。由此可见，少阴病中死证最多，是六经为病中最重的一经。所以说少阴为人体的性命之本。

（七）少阴病寒化证

1. 少阴反见太阳气化的证治

〔原文〕 少阴病，始得之，反发热，脉沉者，麻黄细辛附子汤主之。（301）

少阴病，得之二三日，麻黄附子甘草汤，微发汗。以二三日无里证，故微发汗也。（302）

〔注释〕 少阴、太阳互为表里。太阳的标阳，本于少阴的本热；太阳的本寒，根于少阴的标阴。少阴病，必脉微细，但欲寐，当无热恶寒。反发热，是其本热外呈；脉见沉，则是寒邪入于少阴。实为阳假阴真，是正欲御邪于表，邪反深入于里之象。然而始得之，正未大伤，邪未大盛，故可与麻黄细辛附子汤，直从少阴之里，祛邪外出太阳之表，并温阳固气、顾护其正。服后汗出阳复而病解。

若至二三日，正气较前为弱，但因寒邪还未入脏腑，即无里证，所以当与麻黄附子甘草汤，仍扶阳祛邪。然而却以扶正守中为重，取其微汗而愈。

少阴病，得之一、二、三日，邪气尚在其经，本热尚可外呈，故可用上法为治。若外不发热，则为本热大伤，外不见太阳气化，不宜用上述二方。此或即为两感之证和治法的含义。

2. 少阴本经阴盛阳微的证治

〔原文〕 少阴病，得之一二日，口中和，其背恶寒者，当灸之，附子汤主之。(304)

少阴病，身体痛，手足寒，骨节痛，脉沉者，附子汤主之。(305)

〔注释〕 此二条虽然也是病在少阴之经，但其本热已大伤，故外不见太阳标阳气化，纯为无热恶寒的病发于阴之证，所以说此为阴盛阳微。

由于阴盛阳微，虽得之一二日，亦必口中和润，其背恶寒。背为太阳经气所过，由督脉所主。太阳为少阴之表，督脉起于肾之下极，阴盛阳微，故背恶寒。治之之法，轻者灸之，以直接温通经脉；重者当用附子汤，以扶阳益气、温通经脉。可考虑陈修园之见，灸膈关、关元等穴，以两助太阳、少阴之阳。

身体痛，手足寒，骨节痛，脉沉的，较上证为重，是少阴神机不出、气化不行、阳为阴凝之证，亦当用附子汤，扶阳助气，以运转其神机为治。

3. 少阴阳虚寒初入脏的证治

〔原文〕 少阴病，脉沉者，急温之，宜四逆汤。(323)

少阴病，饮食入口则吐，心中温温欲吐，复不能吐。始得之，手足寒，脉弦迟者，此胸中实，不可下也，当吐之。若膈上有寒饮，干呕者，不可吐也，当温之，宜四逆汤。(324)

少阴病，下利，脉微涩，呕而汗出，必数更衣；反少者，当温其上，灸之。（325）

[注释] 少阴寒化，本为阳虚。寒邪初入，一般皆由上而下，先伤上焦，后伤下焦，上犹较浅、较轻，下即较深、较重，是其规律。上伤心阳，中伤脾阳，下伤肾阳，又是少阴寒化脏证的基本所在。此处为寒邪欲入和初入上焦的证治。

第三百二十三条，少阴病脉沉，却又不见恶寒体痛的经证，所以此脉沉是由经入脏之象。为了预防脏病发生，须急温之，缓则不及，故用四逆汤回阳守中、扶正救逆。

第三百二十四条，则是寒邪入于上焦，虚实两化的证治。前半段饮食入口而吐，是病在上脘，格食不下；心中温温欲吐，复不能吐，是胸中有痰，阻塞气机。此证初得之时，手足寒，是脾阳不能从胸外达；脉弦是痰凝，脉迟是气滞，总为寒痰凝聚胸中，心阳不能下达，脾阳不能外布，郁而化热，所以说此为胸中实。邪实胸中，病在上脘，不在中下焦，当然不能攻下，以涌吐之剂，如瓜蒂散，吐其痰实，则心脾之阳即伸，而能下达外出。但如膈上有寒饮，是心脾阳虚，水饮不化，而非痰凝气滞、阳郁不伸者，则必犯胃作呕，呕亦无物，故为干呕，其脉必不单纯弦迟，而是弦而微细。此以阳虚为主，本来气逆不降，所以更不当吐，须温阳化饮、扶正救逆，宜四逆汤。

第三百二十五条，邪已深入下焦，肾阳亦伤，所以有下利。其脉微涩，是阳虚津少；呕而汗出，则心阳亦伤，气不下达，反而外越，所以心液亦脱。此证心肾之阳皆虚，既有下利，必大便（更衣）次数多，但反而少的，则是肾虚不甚，气有所复。惟呕而汗出不减，是心阳大伤，因此当温其上焦，以复心阳而固表气，则呕汗可去，即用灸法为治，以百会、心俞为宜。

4. 少阴寒邪深入下焦的证治

[原文] 少阴病，下利，白通汤主之。（314）

少阴病，下利脉微者，与白通汤。利不止，厥逆无脉，干呕烦者，白通加猪胆汁汤主之。服汤脉暴出者死，微续者生。（315）

[注释]　少阴病，阳虚较甚，寒邪深入，必及下焦。及于下焦者，必釜底无火，胃关不固，中焦失温，遂见下利。此当以白通汤，直从下焦以回阳散寒，通阳达表为治。

人体脉象，根于肾，资于脾胃，而主于心。下利脉微者，不仅心脾阳虚，实为命火衰微，其根本已亏，因此与白通汤。有的病人服白通汤后利不止，是其阳不回，寒邪不去；如果反而厥逆无脉、干呕烦，则是寒邪大盛，格拒热药不能下降的阴盛格阳之证。阴盛格阳，则水火不交、心肾不济、中土隔绝。阴阳之气不相顺接而厥逆；标本血气互不通调而无脉；阴邪下格上逆则干呕；阳热上郁不降则心烦。当用白通加猪胆汁汤以阴引阳的反佐从治之法，使同气相投，寒不格热，邪不拒药，服后药入可愈。但服汤脉暴出者，是下利而肾中阴液下竭、血脉失养、虚阳无根，故死。若脉微续者，正是阴中生阳，物质基础尚厚，故其阳渐复，由肾交心，随寒邪之去而外出于表，故生。

5.少阴阴盛阻隔中焦的证治

[原文]　少阴病，吐利，手足逆冷，烦躁欲死者，吴茱萸汤主之。（309）

[注释]　此条之证，有似于总论死证中寒从中焦、逆于上下、三焦俱绝的证候，实则不同。盖吐利虽同，但彼为躁烦，以躁为主，是下焦元阳命火已败，不能温养中焦，上济心阳；此虽云烦躁欲死，却以烦为主，是上焦病重，心阳虽受邪扰，肾阳却未大伤。彼云四逆，是手冷至肘、足冷至膝；此则只言手足逆冷，可知其阴阳气犹未完全隔绝。依此推论，彼当以下利为重；此则以吐逆为重。故彼为阳绝；此则主要是阴盛。此为浊阴之气盘踞中焦，逆于上下之证。所以用吴茱萸汤，温通中焦、下气泄浊、祛阴胜寒。

6. 少阴寒极虚阳外越的证治

〔原文〕 少阴病，下利清谷，里寒外热，手足厥逆，脉微欲绝，身反不恶寒，其人面色赤。或腹痛，或干呕，或咽痛，或利止脉不出者，通脉四逆汤主之。(317)

〔注释〕 此条为少阴可治证中的最重之证，因为阳虚特甚，阴寒已极，脾肾大伤，所以下利清谷，即水谷不别，完谷不化。由于阴寒内盛，阳为所逼，所以又见虚阳外越，即里寒外热，寒真热假。因为寒闭于内，热越于外，阴阳格拒，不相顺接，表里不通，故手足厥逆。阳虚已极，不能运阴，气难御血，就脉微欲绝。身反不恶寒，即虚阳外越的假热之象。其人面色赤，为虚阳上浮的戴阳证。或腹中痛，是寒邪凝滞，肠胃拘急（阴盛痉挛）。或干呕，是寒邪上逆，胃气失降。或咽痛，是心阳上越，痹阻经脉。或利止脉不出，是气液下脱，精血涸竭。当用通脉四逆汤及其加减方，以回阳温里，通脉救逆，重扶其正，兼祛寒邪。

7. 少阴阳微水气停蓄的证治

〔原文〕 少阴病，二三日不已，至四五日，腹痛，小便不利，四肢沉重疼痛，自下利者，此为有水气。其人或咳，或小便利，或下利，或呕者，真武汤主之。(316)

〔注释〕 少阴与太阳相表里，故初病可反见太阳气化。少阴通主全身，神机出入，无所不包，故其本热可外合三阳气化，标阴可内合三阴气化。今少阴寒化证二三日不已，是外见三阳气化时犹不能愈；至四五日，是内见太阴及其本经气化，则湿阴、水寒相合，故又有腹痛、小便不利，皆因脾不转输、肾失排泄，而三焦不利、肠胃不和之故。三焦之气外通腠理，所以湿郁气滞，即见四肢沉重疼痛。肠中失去燥化，所以水湿下流，就自下利。此皆为有水气。其人或咳，是水寒犯肺；或小便利，是肾气犹行；或下利（较自下利为重），是气虚脾寒；或呕，是水入胃中。当以真武汤及其加减方，扶脾助肾、温阳化水。

8. 少阴气脱便利脓血的证治

[原文] 少阴病，下利便脓血者，桃花汤主之。(306)

少阴病，二三日至四五日，腹痛，小便不利，下利不止，便脓血者，桃花汤主之。(307)

少阴病，下利便脓血者，可刺。(308)

[注释] 第三百零六条少阴病下利，本为肾虚寒入，脾虚气弱，胃关不固之证。下利不止，肠液下脱，即有似白脓；气虚不摄，肠血下脱，即有似赤痢，所以说下利便脓血。但非湿热下利脓血，而是脾肾虚寒，滑脱不禁之证。所以用桃花汤，温补脾肾、涩肠止利。

第三百零七条，开始即前述真武汤证。但下利不止，可终至气液下脱，使便下脓血。此时治法同于上条，桃花汤主之。

第三百零八条，则说对此少阴病下利便脓血证可刺。一般可刺之证，多为有热，或夹有实邪，所以在服桃花汤不效时，可考虑刺法。据常器之说，可刺少阴之幽门、交信，以泄其邪，供参考。

（八）少阴病热化证

1. 少阴邪闭经脉咽痛的证治

[原文] 少阴病，二三日咽痛者，可与甘草汤。不差，与桔梗汤。(311)

少阴病，咽中伤生疮，不能语言，声不出者，苦酒汤主之。(312)

少阴病，咽中痛，半夏散及汤主之。(313)

[注释] 少阴心脉挟咽，肾脉循喉咙，所以邪闭少阴之经，多致咽（喉）痛。此证的外邪，固多为热，但亦有寒邪外闭、经热为郁，因而咽痛者，也有本经虚热为病者，不一而足，皆当分别施治。

第三百一十一条，少阴病二三日而咽痛者，因外见三阳气化，故其邪多热，或病为本经阴虚有热，因而与甘草汤，重点清解其虚性热毒。若不瘥，与桔梗汤，主要宣泄其经中邪热。

第三百一十二条，较上证为重且深，已成化脓性证候，所以说咽中伤生疮连及声带，当然就不能语言，声不出。此为热毒之重者，故用苦酒汤，开郁散结和清热敛阴并用。

第三百一十三条，所谓咽中痛，则较三百一十一条病位较深靠下，且肿势必不重，当属于寒闭其经，阳郁不出，相当于慢性发作的咽痛，因而用半夏散或汤散寒通阳，解郁泄邪。

2. 少阴邪入热扰心烦的证治

〔原文〕 少阴病，得之二三日以上，心中烦，不得卧，黄连阿胶汤主之。（303）

〔注释〕 少阴邪热初入于脏，亦必由上而下，先入其心。所以在二三日以上，热化较甚之时，即可见热扰心神，使心中烦；心阴受伤，便不得卧。用黄连阿胶汤，清热育阴、养心除烦。

3. 少阴阴虚热扰三焦的证治

〔原文〕 少阴病，下利咽痛，胸满心烦，猪肤汤主之。（310）

〔注释〕 少阴热化证，本为阴虚。今邪热内入，津液下脱，必下利；热郁上逆，即咽痛；邪热壅盛，气机不利则胸满；心为热伤，神机不出则心烦。总为阴虚热扰、经脏上下俱病之证。当用猪肤汤，养阴滋燥，宣泄邪热。

4. 少阴阴虚水热攻窜的证治

〔原文〕 少阴病，下利六七日，咳而呕、渴，心烦不得眠者，猪苓汤主之。（319）

〔注释〕 少阴病热化证，固多阴虚内燥，但亦有阴虚而水热互结、攻窜上下、泛滥三焦之证。此少阴病下利六七日，本当伤津化燥，如上述猪肤汤的燥热之证，但今却又上见咳嗽，中见呕逆，则知其下利乃邪水有余，复为热迫之故。犯肺则咳，犯胃则呕，此亦三焦皆病。水不化气，气不生津，所以也要口渴。然而究为阴虚热扰，且胃气不和，所以也当见心烦不得眠。于理此证更当见小便不利，方为的据。对此就宜用猪苓汤，养阴利水以泄邪热。

5. 少阴阳郁热化四逆的证治

〔原文〕 少阴病，四逆，其人或咳，或悸，或小便不利，或腹中痛，或泄利下重者，四逆散主之。(318)

〔注释〕 少阴病四逆，多见于阳虚寒化，寒甚则逆愈深。而此为阳郁不达，热化内闭之证。其或见证，不同于虚寒；其逆冷程度亦当较轻；全身情况亦皆较实，其所以阳郁，主要是风寒外闭，少阳、少阴两枢不利，少阴本热为郁，不能协同少阳相火外出，以致气血两逆，循环不畅。其人或咳，或下利，是风寒内逆而犯肺及胃，使肺胃之气不利和下脱；或悸，是风寒内逆而犯心，心气不足；或小便不利，是风寒内逆于三焦，水道不通；或腹中痛，是风寒逆于脾胃，寒凝不化；或泄利下重者，则是寒热交阻于肠道，气滞不行。当以四逆散及其加味，以枢转疏泄表里上下的阳气和血脉，使阴阳和畅、出入通调，四逆自愈。

6. 少阴热甚阳极阴竭的证治

〔原文〕 少阴病，得之二三日，口燥咽干者，急下之，宜大承气汤。(320)

少阴病，自利清水，色纯青，心下必痛，口干燥者，可下之，宜大承气汤。(321)

少阴病，六七日，腹胀不大便者，急下之，宜大承气汤。(322)

〔注释〕　此为少阴热化三急下证。原文中第三百二十一条的"可下之"一语，亦当为"急下之"。阳明有三急下证，少阴亦有，此即戊癸化火、热极伤阴、土燥水涸之理。所谓"急下存阴""釜底抽薪"，即指此而言。

第三百二十条是热灼心脾、阴液上涸的证候。其得之二三日，随阳明气机之阖，邪热内逆、阴液涸竭，所以见口燥咽干，此君火自焚之象。当用大承气汤，急下邪热，以存阴液。

第三百二十一条是热灼脾肾、阴液下脱的证候。其自利清水，色纯青，青为蓝黑，是肝肾之色。肾液下脱，肝火反亢，必克害脾胃，而成脾肾两伤的下利之证。由于脾胃受灼，所以心下必痛；口为脾窍，肾脉循喉咙，阴液既脱，所以也要口咽干燥。用大承气汤急下为治。

第三百二十二条是热灼脾胃、阴液中竭的证候。少阴病至六七日，其气当外出，若腹胀不大便者，则必气为热郁，火盛于中，脾津胃液涸竭。急用大承气汤攻下邪热以挽危亡。

八、厥阴病篇

（一）厥阴病提纲

〔原文〕　厥阴之为病，消渴，气上撞心，心中疼热，饥而不欲食，食则吐蛔。下之利不止。（326）

〔注释〕　厥阴经，本风标阴，中见少阳；居于六经之末，阴尽则阳生。所以厥阴有病，必从化不前，阴阳不接，多见本风火化于上，标阴寒化于下，阴阳寒火不相协调，即成为寒火错杂、阴阳互见之证。其消渴，是火化在上、消烁津液；气上撞心，是火性炎上、冲逆上动；心中疼热，是火郁心包、气血受灼；饥为上火，不欲食是下寒不受；此因肝寒犯胃，所以食入则呕；如素有蛔虫，即随之而吐出。此证因为上火下寒、肝旺脾虚、胃气不振，所以切忌攻下。下之即气虚下脱而下利不止，致成坏病。

（二）厥阴病欲愈与不愈辨

〔原文〕 厥阴中风，脉微浮为欲愈，不浮为未愈。（327）

厥阴病，渴欲饮水者，少少与之愈。（329）

〔注释〕 此二条指出厥阴一经的根本性质。厥阴中见少阳，当风从火化；厥阴又为阴尽阳生之性，因此，厥阴中风，若能以阴从阳，脉见微浮，则其邪欲外出太阳，故为欲愈。否则，风邪必与标阴合化，从化不前，不能外出，即为未愈。此乃第三百二十七条之理。

第三百二十九条之渴欲饮水，其理亦从阳转化之意。本来厥阴病提纲证中就有消渴，此又说渴欲饮水，似乎重复。但前所谓消渴，是指虽饮水亦不能止渴，且因下寒而不欲饮食。此则指原来并不口渴的纯为寒化之证而言，现既口渴，必阳从中生，由寒转热，能以消水，但又不能多饮，所以说少少与之愈。因为少饮可以胃气得润，中土调和，能反制肝木；多饮必又水停中焦，下寒反增，故不能愈。此两条皆阴病见阳者生之理。

（三）厥阴病的欲解时

〔原文〕 厥阴病，欲解时，从丑至卯上。（328）

〔注释〕 此从丑至卯上之时，即凌晨至上午，亦即阴尽阳生、由阴转阳、阳气渐旺之时，正符合厥阴风木春生、血以济气、滋养助长、再生恢复的特点，所以病当愈于此三时。

（四）厥逆的辨证论治

1.厥逆的病理和病证

〔原文〕 凡厥者，阴阳气不相顺接，便为厥。厥者，手足逆冷者是

也。（337）

　　[注释]　厥即逆的意思。凡由下而上，由外而内，气血痹阻，都称为厥。由于气血痹阻，或阴或阳，即不能互相顺接于四肢末梢，而成为厥，通称厥逆。其证候表现，主要是手足逆冷。此较少阴病四逆冷至肘膝者为轻，但亦可发展为四逆，则预后不良。

　　因厥逆在厥阴病中最多见，所以这里开头即论厥的辨证施治。

2. 厥证的分类、转化和治禁

（1）寒厥

　　[原文]　伤寒先厥后发热而利者，必自止，见厥复利。（331）

　　伤寒始发热六日，厥反九日而利。凡厥利者，当不能食，今反能食者，恐为除中。食以索饼，不发热者，知胃气尚在，必愈，恐暴热来出而复去也。后三日脉之，其热续在者，期之旦日夜半愈。所以然者，本发热六日，厥反九日，复发热三日，并前六日，亦为九日，与厥相应，故期之旦日夜半愈。后三日脉之，而脉数，其热不罢者，此为热气有余，必发痈脓也。（332）

　　伤寒先厥后发热，下利必自止。而反汗出，咽中痛者，其喉为痹。发热无汗，而利必自止。若不止，必便脓血。便脓血者，其喉不痹。（334）

　　病者手足厥冷，言我不结胸，小腹满，按之痛者，此冷结在膀胱关元也。（340）

　　诸四逆厥者，不可下之，虚家亦然。（330）

　　伤寒脉迟六七日，而反与黄芩汤彻其热。脉迟为寒，今与黄芩汤，复除其热，腹中应冷，当不能食；今反能食，此名除中，必死。（333）

　　[注释]　这里归纳了厥阴病寒性厥逆的证候表现及其转化规律与治禁。重点是在病变的转化规律上。这种转化规律，又叫做厥热胜复，亦即阴阳寒热的进退与变化，以此构成厥阴病的两大特点：

其一是寒热错杂，其二就是厥热胜复。这两大特点是认识和理解厥阴病的关键，不清楚这些问题，就不能正确识别厥阴病的各种病理变化。

在寒热错杂证中，大多表现为上火下寒。上火在心包，下寒在肝，即肝寒包热。上火之证，多犯肺灼心；下寒之证，多克脾害胃。而脾胃主于四末，心肺运行气血于周身，所以无论寒热，皆可内逆厥阴，引起阴阳气血津液不能流通于四末，即发生厥逆。此下寒有一特点，与厥同时，即肝寒犯脾而引起下利；如厥去发热，寒邪外出，下利即止。然而仍有阳复太过，化为邪热，上下窜扰的可能，这就是厥热胜复的阴阳转化。

第三百三十一条就说：伤寒先厥后发热而利者必自止。先厥是寒邪内逆、阳气不出，此时必肝寒犯脾、命火内亏，所以水湿不化，胃关不固，就当下利。若厥者发热，则寒邪外出，阳气内回，其下利即止。若再见厥逆，又必寒邪内犯，由下而上逆脾胃，就又下利。这是寒厥证厥热胜复的基本表现。

第三百三十二条分析了寒性厥热胜复的预后，若厥热日数相等即为阳复寒去的正常现象，为可愈。但必有两个条件：第一，在厥利之时，因脾败脏寒，当不能食；如果反而能食，怕是脾胃中气反被肝寒革除，虚极欲引食自救，当食以索饼，食后不发热的，是胃气尚在，能够承受，就可断言次日夜半之时愈。夜半一阳初生，故可由阴出阳而愈。反之，如发热，乃中气大伤、虚阳无根，食入反迫胃气虚散，故暴热来出而复去，即死。所谓回光返照、残灯复明，即是此状。第二，如果阳复太过，超过与厥相应的日数，其热不退，就要化为壮火，腐伤气血，而在消化道的上下端出现痈脓之证。此为寒厥转化为火热的证候。总之，必须厥与热日数相等，即阴阳两平，无寒火之偏，其病乃愈。是为要领。

第三百三十四条，亦即上条阳复太过的深入论述。伤寒先厥后发热，下利必自止，亦当为寒厥之证。但发热以后，反见汗出，是里热大盛，蒸腾上越。汗由阴出，必心液受伤，心火上灼，即见咽痛，此时其喉咙必肿痛不通而发声不出，称为喉痹。反之，如果发热无汗，其利亦必因阳复而止，这是病愈之兆。如发热无汗而利仍不止，则又火热下趋，伤津动血，必便利脓血。便利脓血，其喉即不痹。说明原本寒厥下利，若阳复而热化太过，上逆即见咽痛喉痹，下迫即见便利脓血，总因肝与心包皆为多血，热从厥阴来，不论伤于何部，特别是脾肺所主之部，即要发生痛脓之证，不同于他经的邪热为病。

第三百四十条则指出单纯性的寒厥轻证，即冷结关元证。寒厥多下利，今既不下利，亦不结胸，只小腹满，按之痛，外见手足厥冷，可见不是寒迫气液下脱，而是寒凝气液瘀结。因膀胱关元之部为肾所主，但为肝脉所过，肝寒必肾阳不足，所以在肝脉所过之部形成冷结，遂见小腹满而按之痛。

以下几条为寒厥的治禁。第三百三十条就说：各种寒性的少阴四逆或厥阴四厥，由于阳虚阴盛，都不可攻下，否则，使虚者更虚。且补充说，虚家也同样适用这条原则。

第三百三十三条，又借除中之证，说明寒厥亦不能用清法。

第三百三十二条提出除中一证，重点是讲寒厥反而能食的变证。此第三百三十三条表面虽未言厥，只提出脉迟，实际是接上条所言，即厥而下利脉迟之意，此为寒厥。所以就不能误认为太阳少阳合病下利而与黄芩汤。因彼为实热，此为虚寒，若误用清法，亦可成除中而死。

总之，寒厥为病，禁攻下与清热，是为要点。

（2）热厥

[原文] 伤寒一二日至四五日厥者，必发热，前热者后必厥。厥深者热亦深，厥微者热亦微。厥应下之，而反发汗者，必口伤烂赤。（335）

伤寒热少微厥，指头寒，嘿嘿不欲食，烦躁，数日小便利，色白者，此热除也，欲得食，其病为愈。若厥而呕，胸胁烦满者，其后必便血。（339）

[注释] 热厥之证，是邪热深入、伤阴内攻，使阴阳气不相顺接而成。因此，热厥与寒厥的厥热胜复之状基本相同，只是寒厥阳复太过，可转化为热证，而热厥阴伤特甚，则其厥必然更深。总之，热厥实而寒厥虚，虚可转实，实可转虚，这就是厥热胜复变化的基本

内容。

第三百三十五条，开始就指出不论寒厥热厥，都有厥热胜复。就热厥来说，厥逆深至腕臂的，其邪热亦深入；相反，厥逆微见指头的，其邪热亦微浅。热邪伤阴，阴经由内脏达于四末以交阳经，今为热郁，不能使其气液交于阳经，而阳无所受，所以手足就要寒冷。这就是热厥的道理，本条下段即讲热厥治疗的宜忌。对热厥的治疗，应当攻下其热。如果反而发汗，即用辛温之剂治疗，必然要反助其邪热上壅，津液又伤，所以必口伤烂赤。这主要是因为肝与心包俱热，肝热上犯脾胃，心包内烁于心，口为脾窍，舌为心苗，故而如此。

其第三百三十九条是热厥轻证。所以是热少微厥，指头寒。邪热内逆，从少阳火化犯胃，则嘿嘿不欲食；由心包上扰于心则烦，由肝下逆于肾则躁。此证因热轻，所以可得自愈。因此，数日小便利，色白者，此热从三焦水道而去，当然胃不受克，即欲得食，其病为愈。反之，如邪热由轻转重，必厥逆加重，而且更犯胃作呕，热壅心包与肝，就胸胁烦满。必热迫肝包之血，下出肠道，所以其后又必大便下血。此二者都是热厥的转化。

3. 厥热胜复的发展规律

[原文]　伤寒病，厥五日，热亦五日，设六日，当复厥，不厥者自愈。厥终不过五日，以热五日，故知自愈。(336)

伤寒发热四日，厥反三日，复热四日，厥少热多者，其病当愈。四日至七日，热不除者，必便脓血。(341)

伤寒厥四日，热反三日，复厥五日，其病为进。寒多热少，阳气退，故为进也。(342)

[注释]　凡病欲得愈，阴阳平衡、寒热不偏，是决定的条件。厥证的痊愈也不例外，否则即为不愈。此处所录三条，皆可适用于寒厥和热厥，因为寒厥固可伤阳，但热厥阴竭亦必导致阳衰，所以于此即不勉强划分寒厥热厥了。况且人体生命活动是以阳气为主导作用，而论中又多

风寒为病，所以说阳气退，即为病进，重点针对寒厥而言，不为无因。

第三百三十六条主要指出，厥热日数相等，则阴阳两平，其病即当愈。

第三百四十一条和第三百四十二条的主要精神亦皆在此。且说明阳气回复而稍稍偏盛的，亦当痊愈；若阳复太过的一则转化为热证，其下利不止的，必便脓血，即如第三百三十四条所云。反之，若厥多于热，即寒多热少、阳气退，则是病进。

总之，厥热两平，日数相等，其病当愈。热稍多于厥，其阳不亢盛，亦当病愈。若阳热偏亢，则又必化为痈脓。相反，厥多于热，即为病进。论中厥热日数轮转，一般皆在三至九日之间，固然是个概数，但亦可说明，伤寒为病的六经主气之时，三日在外（阳）、三日在内（阴）、六期环会、七日来复之理，于此可隐约看出六经分病的病程和病期。

4. 厥逆的致死、难治和可灸证

[原文]　伤寒六七日，脉微，手足厥冷，烦躁，灸厥阴。厥不还者，死。（343）

伤寒发热，下利厥逆，躁不得卧者，死。（344）

伤寒发热，下利至甚，厥不止者，死。（345）

伤寒五六日，不结胸，腹濡，脉虚复厥者，不可下。此亡血，下之死。（347）

发热而厥，七日下利者，为难治。（348）

伤寒脉促，手足厥逆，可灸之。（349）

[注释]　此处举致死、难治和可灸之证，当以厥逆为主。这些预后结果，实际也是整个厥阴病的不良转归。不过由于厥阴病的不良转归，尚可见于其他证候如下利，所以这里仍以厥证为主来叙述，和下利中的不良转归综合到一起，就是所有厥阴病的预后坏证。因厥阴的病情复杂、表现多样，很难列入总论中叙述。

另外，前举厥逆下利的除中一证，也当是厥阴死证，只重点列入厥证的分类、转化和治禁中，这里就不再重复。

第三百四十三条说：伤寒六七日而见脉微，手足厥冷，是厥阴寒甚，其气不能中见少阳和外出太阳，阴盛阳衰，所以就见此脉证。其寒上伤心阳则烦，下伤肾阳则躁，此已具内逆少阴的危象。所以当灸厥阴，以去其寒而复其虚，则少阴不伤，即不致死。然而若灸后厥逆仍不回复的，已是厥阴气绝，再生恢复之机已断，必终至少阴气败，不免于死。灸厥阴，考虑可灸太冲穴。

第三百四十四条，伤寒发热，有似阳证；但下利厥逆，却为阴盛。可见已是内真寒而外假热的肝包相火外现而导致肾中真阳散越之象。由于肾阳散越，濒于亡绝，所以躁不得卧，其阳已绝，故死。

第三百四十五条，理同上条，虽未见躁不得卧，但下利甚而厥不止，亦终必致脾肾阳气下脱，故死。

第三百四十七条，伤寒五六日，为气交少厥二阴之期。不结胸，腹濡，是上中下三焦并无实邪。只见脉虚，是血亏；又见厥逆，是气败。此气败是因血亏甚而不能涵养阳气之故，所以说此亡血。当然不可攻下，下之必气血两脱而死。

第三百四十八条，发热而厥，为阴盛于内，阳越于外。至第七日，正当阳气出表之时而见下利，则必是阳绝于里，亦脾肾两败，故为难治。

至于第三百四十九条，虽未明言难治或死证，但脉促是阳为阴郁，局促不宁；又见手足厥逆，可见其阴邪大盛。阴盛阳郁，亦非易治之证，故可灸之，以驱散阴邪、引阳外出。因此证是阳郁，不是阳虚，所以不能用扶阳之药为治，只可通经散邪。灸其何穴？当灸太冲为是。此厥阴病脉促而手足厥逆，与少阴病阳郁四逆不同，考其原因，厥阴阳郁寒厥，必寒邪大盛，才能伤其中见少阳火化；而少阴阳郁四逆，只本气枢转不出，故转化为热。这就是二证同为阳郁，一用四逆散，一用灸治法的不同之点。

以上厥阴病的厥逆重证，皆举寒厥，原因是厥阴本为两阴交尽，阴尽阳生，是其特点。因寒则伤阳，故为病急重，乃多危证耳。

5. 脏厥和蚘厥证治

[**原文**]　伤寒脉微而厥，至七八日肤冷，其人躁无暂安时者，此为脏厥，非蚘厥也。蚘厥者，其人当吐蚘。今病者静，而复时烦者，此为脏寒，蚘上入其膈，故烦。须臾复止，得食而呕，又烦者，蚘闻食臭出，其人常自吐蚘。蚘厥者，乌梅丸主之。又主久利。（338）

[**注释**]　此通过脏厥与蚘厥的辨证，以区别病在少阴和厥阴的不同。脏厥重在心肾，动摇其性命之本；蚘厥重在肝脾，伤损其生发之机。二证貌似相同，且病情皆重，但脏厥多死，蚘厥易治，其实质不同。

先言脏厥。伤寒脉微，已是阳衰。又见厥逆，可见是阳衰致厥。人体阳气，从经络上看，外起于四末，但从脏腑上看，却是内根于心肾，而尤以肾阳为本，称为生阳。今阳衰脉微而厥，明是心中君火、肾中生阳之气不足，不能交合于脾胃而外达四末，致末梢循环不利。所以至七八日，正当太阳之气来复之期，却阳不外达，反见肤冷，必生阳之气内绝，不能附丽君火而运行血脉。其人躁，即明指肾中阳衰，无暂安时，则阳已濒绝，这种证候就是脏厥。脏厥之证，实为四逆之危者，多不可救，所以仲景未出治法。若试图救治，考虑通脉四逆汤合并灸法为宜。

次言蚘厥。蚘厥必备两个特点：一是其人吐出蚘虫，二是在吐蚘前后，虽病人安静，但见时有烦扰。烦与躁不同，时烦与无暂安时更不同，所以说此为脏寒，即脏为寒伤，非为阳衰。但看吐蚘，就知伤于肝脾，此亦厥阴病下寒在肝，肝寒克脾犯胃，因而脾胃亦寒之故。脾胃寒则食不下入，而蚘虫反能上出，所以下边说蚘上入其膈（上脘）故烦。须臾复止，得食而呕又烦者，是因蚘已受饿而闻见食气就上出觅食，所以其人常自吐出蚘虫。当然这是指有蚘虫者而言。其厥逆亦随烦而作，烦后即解。对此蚘厥之证，当用乌梅丸，以酸、苦、辛、甘合化，温、清、补、泄并施，和胃通阳、散寒伏蚘为治。因此方有燮理阴阳、调和脾胃的作用，所以又主治久利不止、下元虚冷、湿郁气陷之证。

此证所以称为脏寒，一方面是指肝脾虚寒；另一方面从根源上讲，是指厥阴受寒邪所伤而言。所以为上火（心包）下寒（肝）的寒热错杂之厥逆。此由乌梅丸方可见。

6.热厥的脉象和治法

[原文]　伤寒脉滑而厥者，里有热。白虎汤主之。（350）

[注释]　热厥之证，热深厥深，热微厥微，此为一定的规律。深与微，指邪热内入的浅深。此证脉滑完全主内，又病在阴经，符合热深厥深之理。又厥阴、阳明同主于阖，所以对热实于里之治，亦多相同，而用白虎汤之清法，以祛邪热，则其阴自复，外济三阳，而厥逆可除。

7.血虚寒厥和内有久寒的治法

[原文]　手足厥寒，脉细欲绝者，当归四逆汤主之。（351）
若其人内有久寒者，宜当归四逆加吴茱萸生姜汤。（352）

[注释]　脉细本为血虚不充，欲绝则闭涩难行，再加手足厥寒，则知是血虚邪痹。但属热属寒，尚需鉴别。血虽虚而遇热必芤，外强中空。今只见细，故知纯为寒象。所以用当归四逆汤养血活络、通阳去厥。

下一条，若其人内有久寒，必又兼见腹痛、呕吐等症，可于上方中加吴茱萸、生姜，以温中散寒、和胃降逆。

8.阴极阳越的厥逆证治

[原文]　大汗出，热不去，内拘急，四肢疼，又下利厥逆而恶寒者，四逆汤主之。（353）

大汗若大下利而厥冷者，四逆汤主之。（354）

[注释]　厥阴为病，本上火而下寒。上火为阳，位在心包；下寒属阴，位在肝经。上主外，下主内，肝阴愈盛，寒邪必深，寒深不但阻遏

肝木不能化火上济心包，而且会上迫心包之阳外越体表。汗为心液，包络为心之外卫，包络之阳外越，心液必随之而脱。所以第三百五十三条就说，大汗出，热不去。此种发热，看似阳盛，实为阳越，即包络相火外越之状。内拘急，四肢疼，是肝为寒伤，筋挛不舒所致。肝寒克脾，则下利；肾阳亦虚则恶寒；阳虚阴盛，本为寒邪内逆，其阳不出，当然就要厥逆。总之，此证当属阴极阳越的厥逆重证，所以用四逆汤，回阳救逆，温肾暖肝，助母益子。由少阴而治厥阴，其病当愈。

第三百五十四条，证比上条单纯，但理同上条，所以亦用四逆汤，直从少阴回阳固脱，以救厥阴。皆因厥阴有病，必愈于太阳而死于少阴之故。

9. 邪结胸中的厥逆证治

〔原文〕 病人手足厥冷，脉乍紧者，邪结在胸中，心下满而烦，饥不能食者，病在胸中，当须吐之，宜瓜蒂散。(355)

〔注释〕 有形病物结在胸中，影响胸阳不能外达，胃气不能下行，正邪相争，时甚则脉紧，时轻则脉缓。此有形病物，为因寒而阳郁水停，凝聚所成之痰。痰壅气滞，则心下满，不能食；阳郁化火，则心烦且饥饿。所以说此病在胸中，为寒闭心包，相火内结，与水饮相抟而成痰热之证，因其高而越之，宜瓜蒂散。

10. 水停心下的厥逆证治

〔原文〕 伤寒厥而心下悸，宜先治水，当服茯苓甘草汤，却治其厥。不尔，水渍入胃，必作利也。(356)

〔注释〕 此证厥逆，当为寒厥。水遇寒，停心下则心下悸，即停于膈下。水为有形病物，寒是无形病气，因此就当先治其水。不然的话，水气因寒入于胃肠，必然会更见下利。水去之后，再用温阳散寒、通经去厥之法。因胃寒水停，所以用茯苓甘草汤温胃利水。

11. 上实下虚的厥逆证治

[原文] 伤寒六七日，大下后，寸脉沉而迟，手足厥逆，下部脉不至，喉咽不利，唾脓血，泄利不止者，为难治。麻黄升麻汤主之。（357）

[注释] 此证为厥阴病寒热错杂、虚实混淆的一种坏病。其上实为热盛伤阴，下虚为邪陷气脱。伤寒六七日，已届厥阴外出太阳之期。大下里虚而阳气内陷入阴不出，遂见寸脉沉而迟。沉为入里，迟是滞涩不利之象。气不外达，下则伤阴，邪入化热而热盛更要伤阴。手足厥逆，即为阳不外达；下部脉不至，则为下虚至甚；而喉咽不利、唾脓血，是为上火喉痹而热甚肉腐；泄利不止，是为因下而邪陷脾肾气脱。总为上实下虚亦上火下寒之证。由于阳邪陷入阴分，所以用麻黄升麻汤，升阳散邪、养阴固脱，寓祛邪于扶正之中，病虽难疗，亦将可愈。

（五）下利的辨证论治

厥阴下利为肝邪犯脾，少阴下利为脾肾阳虚，故分别论述，以示不同。

1. 下利的前趋证

[原文] 伤寒四五日，腹中痛，若转气下趋少腹者，此欲自利也。（358）

[注释] 伤寒四五日，正值气行太阴少阴之期，若肝邪旺盛，脾肾虚弱，邪气内迫，正邪相争，则腹中痛；正不胜邪，即转气下趋少腹。此因中气不升、胃关不固，所以说此欲自利也。自利即气液下脱之意。

2. 下利的自愈、变化和致死证

[原文] 下利有微热而渴，脉弱者，今自愈。（360）
下利脉数，有微热汗出，今自愈。设复紧，为未解。（361）
下利，寸脉反浮数，尺中自涩者，必清脓血。（363）

下利脉数而渴者，今自愈。设不差，必清脓血，以有热故也。（367）

下利清谷，不可攻表，汗出必胀满。（364）

下利脉沉而迟，其人面少赤，身有微热，下利清谷者，必郁冒汗出而解，病人必微厥。所以然者，其面戴阳，下虚故也。（366）

下利脉沉弦者，下重也；脉大者，为未止；脉微弱数者，为欲自止，虽发热不死。（365）

伤寒六七日不利，便发热而利，其人汗出不止者，死。有阴无阳故也。（346）

下利手足厥冷，无脉者，灸之。不温，若脉不还，反微喘者，死。少阴负趺阳者，为顺也。（362）

下利后脉绝，手足厥冷，晬时脉还，手足温者生，脉不还者死。（368）

伤寒下利日十余行，脉反实者，死。（369）

[注释] 此处十一条，皆为厥阴病下利的预后。前二条，重点是讲自愈；中五条，言各种变化；后四条，则重点指出死证。因各条之中，大多涉及一些变化的问题，所以不细作分类，皆合并于此叙述。这里特别要提出的是，厥逆与下利，为厥阴病中最多见与最易共同出现之证，因此，前述厥逆的预后和此下利的预后，皆当为厥阴病的总的预后。

第三百六十和三百六十一条言寒性下利，阳复自愈。寒性下利而有微热，是阳复之兆。若无热则为阴盛；若大热则为阳越，不但不愈，且皆预后不良。第三百六十条，渴是阳胜，脉弱是阴虚，下利而津液虽伤，但阴病见阳，下利一止，津液必当再生，所以说今自愈。第三百六十一条之脉数是阳胜化热，汗出则邪从外解，所以虽病从热化，因邪解亦不至便利脓血。如脉又见紧，则必阴盛无汗，其病未解。

第三百六十三条和第三百六十七条，则为热性下利而便脓血之证。第三百六十三条脉浮为阳盛，数则有热，见于寸部，是气火有余；涩则阴虚，津液大亏，见于尺部，是荣血受伤。热伤于血，肠液下脱，所以必清脓血。此"清"字，意同"圊"，为登厕大便。第三百六十七条，是原本寒利，阳复化热之证。脉数为有热，渴则津伤，可知是阳复利止而自愈。但如不见好，也一定要便利脓血。"以有热故也"，为阳复太过。

第三百六十四和第三百六十六条皆言寒利。第三百六十四条的下利清谷，是肝寒大盛，克脾犯肾，使脾肾阳气大伤所致。阳虚于里，当然不能攻表发汗，如攻表汗出，必阴邪大盛于内而气逆不降，反要胀满。第三百六十六条脉沉而迟为里寒。其人面少赤，有阳浮于上之象；身有微热，是阳和于外之形；下利清谷，是阳虚于下；阳虚里寒，是太阴少阴不足；但阳浮外和，则又是太阳阳明气复。此证只表里阴阳为邪阻格，不相协调，非为阴极阳越之象（不见逆迫），所以可自愈。但必郁冒汗出而解。在郁冒之时亦必微厥，汗出则厥去。阳气下虚，反见上盛，待阳复邪去，则热郁于上，可见一时的昏冒；且必寒热阻格，阴阳气不相顺接，故见微厥。最后汗出则厥去下利自解，因肝寒去而肾阳复。

第三百六十五条，论下利的脉象主病。脉沉弦者，沉主里，弦主肝旺，但不细弱，故脾虚不甚，而肝脾两逆；肝欲泄，而脾欲升，故必下重。脉大者，大则邪气化热有余，故为病进而下利未止。脉微弱数者，微为阳虚，弱则阴虚，是下利而气液皆伤，是寒热无所持偏，阴阳基本平衡，正虽虚而邪亦微；若见数，则阴中之阳已生，厥阴中见少阳之气来复，虽有发热，亦不至死，而终将转愈。

第三百四十六条，伤寒六七日，是正气由阴出阳之时。以前不利，此时发热而利，是阳绝于里，外越于表，所以其人又汗出不止。表里两脱，气液将绝，纯阴无阳，生机不出，故当死。

第三百六十二条，下利而至手足厥冷，无脉者，是阳气孤危、阴血不续。此已为气液将绝之候。当灸太冲，以去肝寒而断克脾犯肾之源。但灸之而手足不温，脉绝不还，则先后天之气血皆败；反微喘者，则阳无所附，气虚无根，故死。此证脉象，关键在趺阳和太谿（少阴），若趺阳大于太溪，是胃气尚在，阳可胜阴，故为顺而不死；反之若太谿大于趺阳，是阴胜于阳，虚阳无根，故为逆而当死。此亦戊癸合化之理。

第三百六十八条，理同第三百六十二条，脉绝而手足厥冷，乃因下利使阳气阴血俱绝。但晬时（一昼夜）脉还，手足温者，可生，否则即死。盖因一昼夜间，六气周遍，若胃气尚在，必少阴得济而厥去脉还。不然即后天气绝，先天亦败。

第三百六十九条是有邪无正之象。所以伤寒下利日十余行，正气已大伤而脉当微弱，今反实者，是邪气大盛之脉。邪大盛而正大伤，气为邪控，故必死。

通过以上各条来看，其自愈，主要为阳气回复而外出太阳；其死证，主要为气液脱竭而内逆少阴。但其关键，犹在胃气的存亡盛衰。至于下利的各种变化，主要又在寒热气血上来看。

3. 上火下寒的吐利证治

〔原文〕 伤寒本自寒下，医复吐下之，寒格更逆吐下。若食入口即吐，干姜黄芩黄连人参汤主之。（359）

〔注释〕 厥阴伤寒，肝寒克脾，本可因寒下利，但医者误认为热结旁流，又给予涌吐和攻下，其寒更甚，阻格中焦，不仅下迫而下利益甚，而且上逆而呕吐不止。但此吐利，如为上下皆寒者，则当仿少阴吐利而用吴茱萸汤为治；而今是食入口即吐，知为上火下寒，不符合少阴为病的特点。可见原来就是寒热错杂之证，虽经吐下，阳气下虚，阴液上伤，中焦不通，故上火愈甚，下寒复逆，因有是证。当用干姜黄芩黄连人参汤，清上温下、沟通中焦气液、和脾益胃为治。

4. 里寒外热的下利证治

〔原文〕 下利清谷，里寒外热，汗出而厥者，通脉四逆汤主之。（370）

〔注释〕 此下利清谷，为脾肾俱寒。厥阴为病而至脾肾皆伤，则其下寒必甚。寒甚于下，亦必反格阳气外越，即有类于少阴病中之里寒外热。所不同者，彼无汗出而此有汗出。少阴病若见汗出，已是亡阳；厥阴病反有汗出，是心包相火外越，尚未至肾阳散亡。但此已是亡阳之渐，

中编　证治类注

所以亦手足厥逆。因此，在治法上，同于少阴，用通脉四逆汤，峻回其阳、扶脾助肾、抑制肝寒。

5.表里俱寒的下利证治

〔原文〕 下利腹胀满，身体疼痛者，先温其里，乃攻其表。温里宜四逆汤，攻表宜桂枝汤。(372)

〔注释〕 此证下利腹胀满，为肝寒犯脾，气虚不运，浊阴上逆；而身体疼痛，又是寒在肌腠，荣卫不和，神机不出。里气虚寒，就不可攻表，所以必先温其里，乃攻其表。温里宜四逆汤，攻表宜桂枝汤。此法在三阴病中皆同，不独厥阴为然。

6.邪热内迫的下利证治

〔原文〕 热利下重者，白头翁汤主之。(371)
下利欲饮水者，以有热故也。白头翁汤主之。(373)

〔注释〕 热性下利，多因邪热灼津烁液，在粪水中夹有黏腻垢秽之物；且伤阴为主，伤气不甚，邪欲下迫、正欲固摄，故里虽急而有后重，即为下重。当用白头翁汤，清热坚阴而厚肠止利。

上述热利，除下重外，因津液愈伤而邪火愈旺，所以就渴欲饮水。也当以白头翁汤治之。

7.热结旁流的下利证治

〔原文〕 下利谵语者，有燥屎也。宜小承气汤。(374)

〔注释〕 此证之下利谵语，在常理上，是性质相反的两证并见。因下利为虚，多见于三阴脏寒；谵语为实，主要见于阳明腑热。实热伤津，形成燥屎，所以说有燥屎也。燥屎闭结于肠，胃中水液为热所迫而暴注下走，穿过燥屎之旁而泄出，所以称为热结旁流。当去燥屎而泄热，热去则腑气得和，下利亦止。但厥阴下利，不宜峻下，只宜小承气汤微和胃气而下之。

8. 利后余热的虚烦证治

〔原文〕 下利后更烦，按之心下濡者，为虚烦也。宜栀子豉汤。（375）

〔注释〕 此条利前一定有烦，当为热利。下利后更烦，则是利伤胸脘之阴而余热复扰之故，必胃中空虚，心下濡软，所以称为虚烦。此当仿太阳病治伤胸脘之阴的虚烦之证，宜栀子豉汤清热滋液，救阴除烦。

（六）呕的辨证论治

1. 呕的自愈证

〔原文〕 呕家有痈脓者，不可治呕，脓尽自愈。（376）

〔注释〕 邪热犯胃、气血瘀阻，可成为胃痈；痈溃脓出，必呕。此非气逆，实为脓扰。因此，若呕出痈脓，就不必治呕使止，待脓随呕尽，病必自愈。此亦热随脓泄之意。

2. 呕的难治证

〔原文〕 呕而脉弱，大便复利，身有微热，见厥者难治。四逆汤主之。（377）

〔注释〕 此条在别本上，大便复利作小便复利。呕而脉弱，是胃液已伤；如大便复利，当是胃气亦脱，若为小便复利，则又是肾阳亦虚。外见身有微热，是里虚而有阳气外越之兆。若再见厥逆的，必正气虚甚而阴阳气不相顺接，将有内闭外脱之险，为难治。因阳虚特甚，所以用四逆汤，回阳守中、固脱救逆。

3. 肝寒上逆而呕的证治

[原文]　干呕吐涎沫，头痛者，吴茱萸汤主之。(378)

[注释]　厥阴寒甚，必肝寒上逆，胃中空虚，故干呕仅吐出涎沫。此涎沫是胃中黏液因寒冷而不得温化所成。由于阴寒下盛，上冲为病，其阳气被格循经上壅，故见头痛；此痛主要是在巅顶，有撞击性的痛感。往往也要兼见厥逆身凉，反而目赤面青。当用吴茱萸汤，温胃降逆、泄肝补中。

4. 外出少阳而呕的证治

[原文]　呕而发热者，小柴胡汤主之。(379)

[注释]　少阳病本当呕，是胆邪犯胃之故。厥阴本风标阴、中见少阳。其标阴为病，即上条肝寒上逆而呕之证。若从阳转化，其邪即外出少阳，也要见呕，但必身有发热，不同于厥阴为病的身无发热，可资鉴别。此外出少阳之证，当为阴病向愈之机，用小柴胡汤，因势利导而枢转少阳气机为治。

（七）哕的辨证论治

1. 虚寒哕逆证治

[原文]　伤寒大吐大下之，极虚，复极汗者，其人外气怫郁，复与之水，以发其汗，因得哕，所以然者，胃中虚冷故也。(380)

[注释]　哕字有二音二义，一读如月，指干呕；一读作秽，指呃逆。古人对伤寒之哕，亦有此两种解释。依笔者浅见，因论中另有干呕，所以当解作呃逆为是。

　　此条伤寒大吐大下已极虚，又极度发汗，必因里虚气液不充而汗不得出，所以称为外气怫郁。又欲与水以发其汗，必因胃气虚寒与水相抟，即水不得化而气失下降，遂上逆冲击作呃。因此仲景说，所以然者，胃中虚冷故也。

2. 实热哕逆证治

[原文] 伤寒哕而腹满，视其前后，知何部不利，利之即愈。（281）

[注释] 哕之一证，固多虚寒，如前论中各处所见皆是。但亦有热实致哕者，其主证必腹满，或大便不利，或小便不利，为下焦不通，气反上逆，所以当视其前后二便，见何部不利，利之即愈。

九、霍乱病篇

（一）霍乱的基本概念

1. 霍乱的定义

[原文] 问曰：病有霍乱者何？答曰：呕吐而利，此名霍乱。（382）

[注释] 霍乱含义，就是挥霍缭乱。上有呕吐，下有泄利，一时暴发，就叫霍乱。

2. 霍乱的表里见证

[原文] 问曰：病发热头痛，身疼恶寒，吐利者，此属何病？答曰：此名霍乱。霍乱自吐下，又利止，复更发热也。（383）

[注释] 霍乱有表里证。表证似伤寒太阳病，有发热头痛身疼恶寒；里证似伤寒太阴病，有吐利。此阴阳错杂、表里兼见之证，实由于内伤饮食、外感风寒而成，因此列入六经为病之后。霍乱的主证为自吐下，

因又有表证故"利止，复更发热也"。

3. 霍乱的发展变化

[原文] 伤寒，其脉微涩者，本是霍乱，今是伤寒。却四五日，至阴经上，转入阴必利。本呕下利者，不可治也。欲似大便，而反矢气，仍不利者，此属阳明也，便必鞕，十三日愈。所以然者，经尽故也。下利后当便鞕，鞕则能食者愈。今反不能食，到后经中，颇能食，复过一经能食，过之一日当愈；不愈者，不属阳明也。(384)

[注释] 霍乱的发展变化，即霍乱与伤寒的互相转化。前已言过。霍乱外证似太阳且实际就在太阳；霍乱内证似太阴且实际就是太阴。寒热伤于表，湿浊盛于里，表里合邪、内外交困就成霍乱。外证见太阳伤寒之状，脉不浮紧而微涩的，是因先有吐利，气液大伤，里虚之故；所以说本是霍乱，里证已解，表证未去，即转化为伤寒。但在邪已出表、转化太阳伤寒之后，究因里虚，所以至四五日太阴少阴主气之期，若随从阴气又转入阴经，就要下利。如果原来就呕吐下利未止的，其病即为危重，不好救治；因为原来的转为太阳，实是阳气外越，里虚无根，若再下利，必将命殒。好像要便利，实际反见矢气而不下利的，是胃气旺盛，病从太阴而转为阳明，湿去燥盛，阴消阳长，所以大便必鞕，此为良好转归；所以至十三日，正气两次行其经尽，气旺即愈。大便鞕则胃气强，于理其病当即愈。但因吐利使气液伤损较甚，所以初时反不能食；到下一经中稍为能食；再过一经已能食，胃气全盛，此时已至十二日。又过一日十三日当愈。但如至此时仍不愈者，就不是转属阳明之证了，当另行辨证论治。

总之，霍乱转化为伤寒之证，邪出太阳、阳明则生，邪逆太阴、少阴则危，甚至于死，是为要点。另外，其日数的计算，也当从利止发热之日算起，以伤寒六经规律而论，方较准确。

（二）霍乱的辨证论治

1. 霍乱寒热的证治

〔原文〕 霍乱，头痛发热，身疼痛，热多欲饮水者，五苓散主之；寒多不用水者，理中丸主之。（386）

〔注释〕 霍乱也有寒热之分。欲饮水者为热，不欲饮水者为寒。

本条开头霍乱一语，即指首先具有呕吐而利的太阴内证。再结合头痛发热、身疼痛等太阳外证，就是霍乱的基本表现。渴者为热，当用五苓散化气行水，升腾气液，重点从太阳经腑解散其邪。不渴者为寒，当用理中丸，温中散寒，补脾益气，重点从太阳经脏解散其邪。

2. 阴盛阳微的证治

〔原文〕 吐利汗出，发热恶寒，四肢拘急，手足厥冷者，四逆汤主之。（388）

既吐且利，小便复利，而大汗出，下利清谷，内寒外热，脉微欲绝者，四逆汤主之。（389）

〔注释〕 此二条皆为阴盛阳微，病由太阴及于少阴，但下条较上条更重，已见阴盛格阳，只尚未至极，故治法相同。

上条的吐利汗出，已是内外俱脱。发热恶寒，表邪尚在；四肢拘急，气液已伤；手足厥冷，则阳微阴盛。此证不论原来是寒是热，至此程度已因吐利过甚而正气欲脱，所以急当用四逆汤回阳祛阴、扶正救逆。

下条的既吐且利，津液已伤。又小便复利而大汗出，则表里气液尽脱。且下利清谷，肾阳已衰；内寒外热，阳为阴格，当见脉微欲绝。尚未见手足厥冷，可知其病犹未阳衰至极。因此，亦可用四逆汤，而不必用通脉四逆汤。

3. 亡血亡津的证治

[原文]　恶寒脉微而复利，利止，亡血也。四逆加人参汤主之。(385)

吐已下断，汗出而厥，四肢拘急不解，脉微欲绝者，通脉四逆加猪胆汁汤主之。(390)

[注释]　此二条，上条为亡血，是文中所述；下条为亡津，是笔者推断。津血皆体内重要物质，二者互为依存，且同属阴性，为阳气所生。吐利过汗，首亡津液，进而营血枯涸。从根本上说，阳气先脱、失于固秘，阴液先亡、阴不涵阳，皆为危重之证。故当在回阳之中，养血生津而治本。若阳气不回，津血即无从化生，且生亦不固。此二条重点论述此理。

上一条，恶寒脉微，已是阳虚；而又下利，当为阳虚失固。阳虚失固，应下利不止，今利止，并非阳气回复，实是津血亡失太过，已濒涸竭，无物可出。所以急用四逆加人参汤，回阳益气、生津养血。

下一条之吐已下断，亦非阳回气复，实是津血内竭，阴不涵阳，阳气外越。汗出而厥，四肢拘急不解，脉微欲绝，皆阳不内守，津血失养之象。当用通脉四逆加猪胆汁汤，入阴回阳、和血生津。

4. 内解外病和初愈新虚的证治

[原文]　吐利止，而身痛不休者，当消息和解其外，宜桂枝汤小和之。(387)

吐利发汗，脉平，小烦者，以新虚不胜谷气故也。(391)

[注释]　上一条吐利止，实际是太阴气复、脾胃已和；身痛不休，为邪仍滞表、荣卫犹困，所以当消息和解其外。因气液已伤，宜用桂枝汤轻微和其荣卫。

下一条脉平，是病已愈，但胃气犹未复原，所以尚不能正常胜任饮食，食后即小有烦闷不舒之感，"以新虚不胜谷气故也"，只适当调节其饮食便能自愈。

十、阴阳易差后劳复病篇

（一）阴阳易的证治

[原文]　伤寒阴阳易之为病，其人身体重，少气，少腹里急，或引阴中拘挛，热上冲胸，头重不欲举，眼中生花，膝胫拘急者，烧裈散主之。（392）

[注释]　无论男女，先有一方患伤寒，病未痊愈而交合，遂将病传于另一方而成阴阳易。此病皆从下受，由阴窍内入于肾，精气大伤，阴虚火动，是其根本。其人身体重，少气，是伤气；少腹里急，或引阴中痛，是邪从阴窍内入伤肾；热上冲胸，为阴虚火动而炎上；头重不欲举，眼中生花，膝胫拘急，为伤精而下虚不能上济。只出烧裈散一方，意为以浊引浊，使其邪仍从下窍而出。

（二）差后劳复的证治

1.复发证

[原文]　大病差后劳复者，枳实栀子豉汤主之。（393）
伤寒差以后，更发热，小柴胡汤主之。脉浮者，以汗解之。脉沉实者，以下解之。（394）

[注释]　差后劳复，包括食复和因外感而复发之证。病后体虚，过劳则无论伤阴伤气，皆可导致发热；过食则消化不良而食火内动，亦必引起发热；至于外感，当然更致再次发热。这些皆可列入劳复之中。
第三百九十三条，枳实栀子豉汤是一通治食复或劳复之方。偏于阴虚火旺者为宜，可解热滋液、清胃散邪。

第三百九十四条，则可兼及复受外邪之证。一般无明显原因之更发热，多为体虚气机不利所致，用小柴胡汤枢转少阳气机，使表里开阖得通，其热可退。若脉浮的，可能因受外邪而使太阳表气不开，所以当发汗解之。若脉沉实的，又多为饮食所伤、腑实不通、内热壅盛，使阳明里气不阖，所以当选用承气汤类，攻下解之。但无论汗下，均当慎用其方，勿使过剂。

2. 后遗证

〔原文〕　大病差后，从腰以下有水气者，牡蛎泽泻散主之。（395）

大病差后，喜唾，久不了了，胸上有寒，当以丸药温之，宜理中丸。（396）

伤寒解后，虚羸少气，气逆欲吐，竹叶石膏汤主之。（397）

病人脉已解，而日暮微烦，以病新差，人强与谷，脾胃气尚弱，不能消谷，故令微烦，损谷则愈。（398）

〔注释〕　因病而脾胃受伤，气阴亏虚而成后遗症。

第三百九十五条，是脾胃气虚，土不制水，气化不行，肾水流溢，既不得下泄，亦不得升腾，所以从腰以下有水气而肿。当用牡蛎泽泻散，宣利其水气，从小便而去。

第三百九十六条，是脾胃虚寒，水湿不化，游溢于上焦，所以喜唾，久不了了，而为胸上有寒。因其本在脾，所以用理中丸温脾化饮。

第三百九十七条，为脾胃虚热，气液皆亏，所以虚羸少气；又因热上扰而气逆欲吐。当用竹叶石膏汤，生津益气、扶羸清热。

第三百九十八条，亦脾胃气虚，消化力弱，所以人强与谷，至日暮食不易下，胃满而微烦，此不必治，减其饮食则愈。

下
编

方药解析

本编是继"证治类注"之后的纯方药部分，基本按中编所出方名进行方剂排列。为了叙述和检索之便，其加减之方，不另行编号而附于原方之后。虽然规格不够严谨，编号总数也不足一百一十二方之数，但无缺漏。惟非分类编析之法。尚希读者见谅。

根据临床诸家验证，汉之一两，当合今之三钱，约九克有奇。此说但从论中方药大多每剂分三服便知。先在此处说明，后不再赘。古之一两，分为四分，每分为六铢，共二十四铢。

一、太阳病篇所出方

（一）桂枝汤

[原方与服法]　桂枝三两，去皮　芍药三两　甘草二两，炙　生姜三两，切　大枣十二枚，擘

右（上）五味，哎咀三味，以水七升，微火煮取三升，去滓，适寒温，服一升。服已须臾，啜热稀粥一升余，以助药力，温覆令一时许，遍身漐漐，微似有汗者益佳，不可令如水流漓，病必不除。若一服汗出病差，停后服，不必尽剂。若不汗，更服依前法。又不汗，后服小促其间，半日许令三服尽。若病重者，一日一夜服，周时观之。服一剂尽，病证犹在者，更作服。若汗不出，乃服至二三剂。禁生冷、黏滑、肉面、五辛、酒酪、臭恶等物。

[效用及方解]　在《伤寒论》里，将桂枝汤列为第一方，而且加减之多、应用之广，冠于群方之首。

桂枝汤主要针对太阳中风表虚证而施治。其应用范围非常广泛，外感病、内伤病中均有应用。

桂枝汤主要是调和荣卫，以达到解肌散邪之目的。有滋液祛风，寓止汗于发汗之中的效用。它又可用于不因外感，且脏腑无病的"病常自汗出"或"时发热自汗出"的荣卫不和之证，以及表实汗后或表虚便秘等。

本方以桂枝命名，即以桂枝为主。桂枝甘而温，可温通经脉，通荣达卫，能直从太阳之开，以发汗解肌、祛风散寒。芍药酸苦微寒，能利血益阴、敛卫和荣。二者相反相成，一散一收，在对立中求得统一平衡，

以达协调荣卫、敛汗滋液之效。以甘草辅桂枝，增强辛甘发散的助阳之功；以甘草辅芍药，可收酸甘敛液的化阴之功。更佐以生姜，和胃理气而助桂发汗；又佐以大枣，补脾增液而助芍养荣。五味相合，解肌发汗，扶正祛邪。

此方就妙在对立中求得统一，相反中求得相成，扶正以祛邪，邪去正自复。药后要喝热稀粥并温覆以助药力而取汗，汗出邪去而表虚有汗自解。另外，药性平和，所以药后汗不出，可连服二三剂（六至九服），并缩短每服间隔时间。但要微似有汗，因汗多正伤邪反不除。并要求食用清素米食容易消化之物，禁忌一切不利于消化及刺激性食品，免伤胃气和影响病体。论中桂枝去皮，乃去桂枝之粗老厚皮，后同。"㕮咀"二字，即以口破碎之意。微火煮，是不需峻猛发汗，欲令药力缓和的煎法。其禁用证，如中编所载，此不赘述。

（二）麻黄汤

〔原方与服法〕 麻黄三两，去节　桂枝二两，去皮　甘草一两，炙　杏仁七十个，去皮尖

右（上）四味，以水九升，先煮麻黄，减二升，去上沫，内诸药，煮取二升半，去滓，温服八合，覆取微似汗，不须啜粥，余如桂枝法将息。

〔效用及方解〕 麻黄汤是《伤寒论》太阳病中第二主治方。用于太阳伤寒表实证头痛，发热，身体疼痛，恶风寒，无汗，脉浮紧或但浮。针对表实，亦从太阳之开，疏通荣卫，开腠发汗，重点是透表散寒、祛邪外出。亦兼治表实致喘及致衄等。

本方以麻黄为主，麻黄辛、微苦、温，有直达卫阳、宣肺气、透皮毛、疏通腠理、发汗散寒之功，但必须去节，否则即发汗不透，后同。辅以桂枝，性味相从，更能温通经脉，由荣达卫，以助麻黄发表散邪。佐以杏仁，利气降逆，宣肃并行，顺麻桂之势运气达表以祛邪，且可平喘止咳。使以甘草，一以扶正守中，一以和合诸药。药虽四味，但对太阳伤寒表实之治，却丝丝入扣，不遗毫发。

煎服法中有"先煮麻黄减二升"一语，是去其悍性。更要去上沫，是因古之麻黄，不先以水泡制，此则为去其毒性。毒去悍缓，药力平和，乃可服用。服后不须啜粥，其一是因伤寒表实，气液未损，不需扶正；其二是因麻黄汤纯为汗剂，发汗力强，啜粥反恐汗出过多。其禁忌证，如中编所载，此不多赘。

麻黄汤所以发汗力强，主要是因麻黄得桂枝之助，荣卫腠理皆大通畅之故。

（三）桂枝加葛根汤

〔原方与服法〕 葛根四两　麻黄三两，去节　芍药二两　生姜三两，切　甘草二两，炙　大枣十二枚，擘　桂枝二两，去皮

右（上）七味，以水一斗，先煮麻黄、葛根，减二升，去上沫，内诸药，煮取三升，去滓，温服一升，覆取微似汗，不须啜粥，余如桂枝法将息及禁忌。

〔效用及方解〕 桂枝加葛根汤，实是将葛根汤方错简于此。按方名，当是桂枝汤只加葛根，并无麻黄。且桂枝、芍药二味，均当为三两，非为二两，证之临床实际，当更正。

桂枝加葛根汤，主治汗出表虚基础上所产生的项背强几几，即太阳中风邪入经俞之证。为调和荣卫、解肌发汗、疏通经俞而驱散风邪之剂。本方以葛根为主，以桂枝汤为辅。

葛根辛甘平，本入阳明，阳明又统主经脉，且因其藤蔓之性，可下引肠胃之津，上济三阳之脉，所谓鼓舞胃气上行，以濡养经脉空窍，而得解表散邪。因此，邪入经俞的项背强几几，主要得由葛根解除。再加桂枝汤的调和荣卫、解肌发汗，太阳中风本病，亦得随之而解。由此可见，葛根入于桂枝汤中，功效相得益彰，有桂枝汤无葛根，其项背强几几必不得解，有葛根而无桂枝汤，其太阳中风的原发之证，亦必不得除。

服法中有"不须啜粥"四字，依笔者浅见，亦是葛根汤的错简。此

方发汗力弱，欲鼓舞胃气上行，以升津液，且病本表虚，气液已损，又以桂枝汤为本方的基础，所以服此方后，仍当啜热稀粥以助药力。

（四）桂枝加厚朴杏子汤

〔原方与服法〕　桂枝三两，去皮　甘草二两，炙　生姜三两，切　芍药三两　大枣十二枚，擘　厚朴二两，炙，去皮　杏仁五十枚，去皮尖

右（上）七味，以水七升，微火煮取三升，去滓，温服一升，覆取微似汗。

〔效用及方解〕　本方用于素有喘疾又病太阳中风之人，或太阳中风表未解而误下所致的邪逆胸肺，与正气阻郁而发生微喘者。本方两解胸表之疾，外而可调和荣卫、解肌发汗，是主治者；内而可宣肺开胸、利气平喘，是兼治者，亦为主治的前提。因为胸表相连，胸阳外达于太阳，肺气外合于皮毛，故能两解。

桂枝汤之药物已见前述。今加厚朴之苦辛而温通气滞，消胀除满，杏仁之苦温下气，止咳平喘，则气顺痰消，胸中宽畅，合桂枝汤之走表祛邪，即能得胸表两治，而中风表虚兼有微喘之证自解。

（五）桂枝加附子汤

〔原方与服法〕　桂枝三两，去皮　芍药三两　甘草二两，炙　生姜三两，切　大枣十二枚，擘　附子一枚，炮，去皮，破八片

右（上）六味，以水七升，煮取三升，去滓，温服一升。本云桂枝汤，今加附子。将息如前法。

〔效用及方解〕　本方针对太阳中风表虚漏汗不止或误汗遂漏不止而设。所谓漏汗，即汗出过多而如水淋漓，且不能自止。而且肢体拘急，恶风并不减轻，反见小便次量皆少而有不利之感。脉当浮虚或兼散，是在表的气液俱脱，表阳大伤，惟未及于里，未至于亡阳。因此用桂枝汤

调和荣卫以复表气，加附子固护表阳以止漏汗，其病当愈。

桂枝汤本治太阳中风表虚有汗，必借附子之力而治漏汗，随桂枝汤以温阳复表，固脱敛汗，方收全功。附子炮用，取其力缓而温护，若为亡阳大证，必生用而回阳救逆，不可不知。另外，附子固脱，旺盛功能，为其作用所在。所谓"阳生阴长"之理，于此可见。人体生命活动是以阳气为主导，以阴液为基础。

（六）桂枝去芍药汤

［**原方与服法**］ 桂枝三两，去皮　甘草二两，炙　生姜三两，切　大枣十二枚，擘

右（上）四味，以水七升，煮取三升，去滓，温服一升。本云：桂枝汤，今去芍药。将息如前法。

［**效用及方解**］ 本方只用桂枝之辛甘温通，去芍药之酸苦寒敛，旺盛心阳、透达胸阳，驱散内陷之寒邪从表外出，而治太阳病误下引起的脉促胸满，正气虽郁而犹欲抗邪出表之证。

桂枝辛甘温通，由心达肺、由荣达卫，助心阳而从胸出表，通调气血，驱散寒邪。去芍药之敛，以免限制通阳之力。佐以姜枣两助气液，可取中焦水谷之精，而达心胸之气。再加甘草扶正守中，即可对邪逆心胸之证，以获全功。

（七）桂枝去芍药加附子汤

［**原方与服法**］ 桂枝三两，去皮　甘草二两，炙　生姜三两，切　大枣十二枚，擘　附子一枚，炮，去皮，破八片

右（上）五味，以水七升，煮取三升，去滓，温服一升。本云：桂枝汤，今去芍药，加附子。将息如前法。

［**效用及方解**］ 桂枝去芍药汤的效用及方解，均见上述。除脉促胸满外，又有微恶寒，故加附子。此不仅因误下邪逆阳郁，而且阳虚较甚；

亦不仅心阳受伤，而且肾阳亦受损。太阳的标阳弱，故有恶寒。

炮附子旺盛阳气，阳气之本在于肾，所以桂枝去芍药加附子汤以扶助肾阳为主，兼通调心阳。

（八）桂枝去桂加茯苓白术汤

[原方与服法]　芍药三两　甘草二两，炙　生姜切白术　茯苓各三两　大枣十二枚，擘

右（上）六味，以水八升，煮取三升，去滓，温服一升，小便利则愈。本云：桂枝汤，今去桂枝，加茯苓、白术。

[效用及方解]　太阳中风后，服桂枝汤或误下，仍见头痛发热，反无汗，但不恶风寒，脾虚湿盛，水停心下，气不达表，可用此方健脾利水以理中焦，使水行土旺，气可达表，因而表里之证皆去。

桂枝虽可利小便而泻膀胱，但不助脾行水；而芍药本入肝，可疏泄中焦，亦利小便。本证有发热而不恶寒，故不用桂枝之温助，而用芍药之寒疏。再加白术之扶脾燥湿，茯苓之利水宽中，则里气得旺，即可从太阳之开而达表，故得小便利，水去气行，其表亦当解。姜、枣、甘草，亦正助苓、术之力，以运转脾土之气，通达表里上下，以及四旁，正盛邪却，其病即愈。

或有人主张，本方当是去芍用桂，言之似亦成理，但仔细推敲，实不尽然，故做出以上解释。

（九）桂枝新加汤

[原方与服法]　桂枝二两，去皮　芍药四两　甘草二两，炙　人参三两　大枣十二枚，擘　生姜四两

右（上）六味，以水一斗二升，煮取三升，去滓，温服一升。本云：桂枝汤，今加芍药、生姜、人参。

[效用及方解]　桂枝新加汤，本名为桂枝加芍药生姜各一两、人参

三两新加汤。根据这一方名，只在原桂枝汤用量上又加三味药，因此方中桂枝当是三两而非二两，生姜又缺一切字，为印刷之误。

此方用在因发汗而气液两伤，邪外解而正亏虚，不得温运濡养肌肉筋骨，身反疼痛，运动不遂，脉象沉迟，其虚在里之证。亦必素体衰弱，或汗不如法，致使如水流漓，所以仍当以桂枝汤调和荣卫、流通气液为基础，更加芍药利血养荣，生姜宣气益卫，人参则大量增补气液，其病可愈，方名"新加"，可能是仲景当时自制之方，而非古之成方。

（十）葛根汤（附：葛根加半夏汤）

[原方与服法] 葛根四两　麻黄三两，去节　桂枝二两，去皮　生姜三两，切　甘草二两，炙　芍药二两　大枣十二枚，擘（加半夏半升，洗，名葛根加半夏汤）

右（上）七味（或八味），以水一斗，先煮麻黄、葛根，减二升，去白沫，内诸药，煮取三升，去滓，温服一升，覆取微似汗。余如桂枝法将息及禁忌。诸汤皆仿此。

[效用及方解] 本方主治太阳伤寒表实无汗，邪入经俞的项背强几几证。其与桂枝加葛根汤效用相比，只在此无汗而有似刚痉，彼有汗而有似柔痉，因而此重彼轻，但邪入经俞之理基本相同。所以也只在桂枝加葛根汤的基础上，减去桂枝、芍药各一两，另加麻黄三两，以去柔就刚，增强开腠发汗之力，而祛除表实，更能助葛根之疏通经俞，以治项背强几几之证。

此方直接命名为葛根汤，显示其疏通经脉、开腠发汗的作用较强，所以又可用于太阳与阳明合病的下利证。若不下利但呕者，可加半夏半升，名葛根加半夏汤。总为借葛根之力，直从阳明之里，转输气液外达于太阳之表，复由麻黄合桂枝汤，开腠发汗以驱邪外出之理，令其寒邪不能内攻，水液不能下趋，从而治下利。若呕，是水液上逆、胃气不和，所以又加半夏开胃降逆，其呕亦解。

（十一）大青龙汤

［原方与服法］ 麻黄六两，去节 桂枝二两，去皮甘草二两，炙 杏仁四十枚，去皮尖 生姜三两，切 大枣十枚，擘 石膏如鸡子大，碎

右（上）七味，以水九升，先煮麻黄，减二升，去上沫，内诸药，煮取三升，去滓，温服一升，取微似汗。汗出多者，温粉粉之。一服汗者，停后服，若复服，汗多亡阳，遂虚，恶风烦躁，不得眠也。

［效用及方解］ 本方在麻黄汤中又加姜、枣、石膏，其发汗力峻，能从阳明之里资益气液，并清解郁热。故能发汗解表，以去表实，复内清里热，以去阳郁，总为胸表两解、发汗除烦的主方。

其发汗之力，主要在于麻黄汤；其除烦之用，主要在于石膏；但麻黄汤与石膏皆为祛邪之品，汗清二法合用，内外两解，必伤人体气液，所以又加生姜、大枣，以从阳明之里，资益气液、宣透外达，一者可免气液受损，再者更能扶正祛邪，可竟全功而不遗余患。

本方药力峻猛，禁忌也多。第一，脉微弱、汗出恶风的表里阴阳两虚之证当不能服。如误服，必更伤气液，出现三阴内败，而见厥逆（少阴）、筋惕（厥阴）、肉瞤（太阴），即为大逆坏证。当然，如见少阴证，更不能服。第二，服后汗多，预防亡阳，亦当以温粉扑撒体表，以止过汗。今无特制的温粉，用一般扑粉或痱子粉即可。第三，若一服汗出，即止后服，如再服，造成汗多亡阳，使气液大伤，遂虚而出现在表恶风，在里烦躁，而不得睡眠的太少两败之证。此三者，皆大青龙汤必当注意之点。

（十二）小青龙汤

［原方与服法］ 麻黄去节 芍药 细辛 干姜 甘草炙 桂枝去皮，各三两 五味子半升 半夏半升，洗

右（上）八味，以水一斗，先煮麻黄，减二升，去上沫，内诸药，

煮取三升，去滓，温服一升。若渴，去半夏，加栝楼根三两；若微利，去麻黄，加荛花，如一鸡子，熬令赤色；若噎者，去麻黄，加附子一枚，炮；若小便不利，少腹满者，去麻黄，加茯苓四两；若喘，去麻黄，加杏仁半升，去皮尖。（且荛花不治利，麻黄主喘，今此语反之，疑非仲景意）

[效用及方解]　本方主要治疗伤寒表实、邪逆心胸、水饮不化、心下有水气、干呕发热而咳等症，有发表散寒、温阳化水的功能。亦可用于不因寒伤而发生之胸阳不振、心下有水气之证。必见咳或夹微喘，方可应用。

方中以麻黄为主，宣肺发表，以散寒邪。用桂枝、芍药为辅，调和荣卫而助麻黄解散表邪。佐细辛、甘草，以化饮散寒；佐五味子、干姜，以益气止咳。使以半夏化痰降逆、宣通腑胃之气，以两平呕咳。如此配合，则寒闭表实、水停心下而引起的干呕发热而咳，自可得解。总为化饮散寒两解表里的主要方剂。

或然见证的加减法，亦较详尽。若渴，是水不化气、津液不生之故，应去半夏之燥，更加栝楼根以生津止渴。若微利，是水走肠间所致，当去麻黄之发表，加荛花入肠逐水。若噎，是寒滞上脘食道部所致，亦当去麻黄之发表，而加附子之温阳胜寒。若小便不利、少腹满，是水蓄膀胱，气化不行，仍去麻黄而加茯苓，则可养心气，伐肾邪，以化其水。若喘，则是水入肺中、气壅不降，故去麻黄之宣散，而加杏仁之肃降。如上加减，则或然见证基本可去。

但原方论中，有荛花不治利以下二十字之语，看来是后之注者所加，本编加括弧以别之。究其论点，是未识仲景原意，因此处本为有形之水气为病，非无形之寒邪所致，故荛花亦治利，麻黄不主喘耳。

根据原文第四十一条来看，此小青龙汤主治之证多不口渴，是因有寒性水气之故。因此，若服汤后，转为口渴的，就是水化转燥、寒去转热，故为欲解。

（十三）桂枝麻黄各半汤

[原方与服法] 桂枝一两十六铢，去皮 芍药 生姜切 甘草
炙 麻黄去节，各一两 大枣四枚，擘 杏仁二十四枚，汤浸，去皮尖
及两仁者

右（上）七味，以水五升，先煮麻黄一二沸，去上沫，内诸药，煮
取一升八合，去滓，温服六合。本云：桂枝汤三合，麻黄汤三合，并为
六合，顿服。将息如上法。

[效用及方解] 本方名为桂枝麻黄各半汤，可见其具有桂枝、麻黄
二汤的共同效用；但将药量减少为三分之一，则是针对邪微正虚、荣分
犹弱、卫分犹闭的正邪相搏之证而设。用此汤可一以和荣，一以开卫，
使得小汗出，其病当愈。

至于药物的配伍作用，皆见于桂枝、麻黄二方中，此不多赘。值得注
意的是，此方为解决发热恶寒、热多寒少、如疟状的发作而设，所以服后
可见小汗出。若用之于整天发热恶寒之证，则必不效，因药力轻缓故也。

（十四）桂枝二麻黄一汤

[原方与服法] 桂枝一两十七铢，去皮 芍药一两六铢 麻黄十六
铢，去节 生姜一两六铢，切 杏仁十六个，去皮尖 甘草一两二铢，
炙 大枣五枚，擘

右（上）七味，以水五升，先煮麻黄一二沸，去上沫，内诸药，煮
取二升，去滓，温服一升，日再服。本云：桂枝汤二分，麻黄汤一分，
合为二升，分再服。今合为一方。将息如前法。

[效用及方解] 本方效用基本与桂枝麻黄各半汤相同。只邪更微而
正更虚，荣分虽弱而卫闭亦轻，所以如疟状，亦仅一日再发，正邪相搏
不剧，以此汤重和其荣、轻开其卫，邪去正复，汗出而解。

其他方面亦与上方同，此不多赘。

（十五）桂枝二越婢一汤

〔原方与服法〕 桂枝去皮 芍药 麻黄 甘草炙，各十八铢 大枣四枚，擘 生姜一两二铢，切 石膏二十四铢，碎，绵裹

右（上）七味，以水五升，煮麻黄一二沸，去上沫，内诸药，煮取二升，去滓，温服一升。本云：当裁为越婢汤、桂枝汤，合之饮一升。今合为一方，桂枝汤二分，越婢汤一分。

〔效用及方解〕 桂枝汤调和荣卫、解肌发汗，以治太阳中风表虚汗出之证；越婢汤疏通腠理、发越水热，治疗一身悉肿、脉浮不渴（或渴）、续自汗出、（表）无大热之证，用于此处，主要是发越里热，合桂枝汤，以治发热恶寒、热多寒少，亦即荣弱卫闭而内有郁热之证。可见原论中此条必有阙文，据此方作用，当有口渴、心烦的表现，而与桂枝二麻黄一汤所治之证有所区别。

越婢汤中，是以麻黄开腠发汗，以石膏解肌清热，合姜、枣、甘草，则资益气液而扶正祛邪，以此配合桂枝汤，即可在调和荣卫的基础上，解表散邪、发越里热、表里两治。

虽见发热恶寒、热多寒少，若脉微弱者，则又是阳越于表、气液内亏，实为真寒假热之状，所以说"此无阳也"，即不可用此方发汗泄热，否则更令其虚，或至于亡阳。

（十六）五苓散

〔原方与服法〕 猪苓十八铢，去皮 泽泻一两六铢 白术十八铢 茯苓十八铢 桂枝半两，去皮

右（上）五味，捣为散，以白饮和，服方寸匕。日三服。多饮暖水，汗出愈。如法将息。

〔效用及方解〕 本方治太阳表邪不解，循经下入于腑，出现脉浮或浮数、小便不利、微热消渴或烦渴的腑病蓄水证，实际是经腑同病而以

腑病为主之证。此证由于膀胱气化不行，即水不化气、气不生津，故下见小便不利，上见心烦口渴，有热化之象。五苓散促进膀胱的气化功能，化气行水，外可使微汗出而邪解，内可使小便利而水去，则其病可愈。

方中当以泽泻为主，性味甘寒，主入膀胱而利水渗湿兼泄邪热。以桂枝为辅，通荣达卫，主入太阳而发表散邪、化气温阳。佐以茯苓、猪苓之淡渗行水主降，以助泽泻。白术之扶脾燥湿主升，以助桂枝。制为散剂，意在发散；多饮暖水，取其蒸腾。如此配合，水化气行、汗出邪解、小便通利而病愈。

此方有表里两解的效能，又可用于水寒外闭，邪热内郁，肉上粟起，心烦而欲饮又不口渴之证。亦治霍乱吐利，热多欲饮水者。总为分解水湿之邪，使外透下达。至于所谓热多，是水停热郁，由心烦、口渴的证候可知。

（十七）茯苓甘草汤

［原方与服法］ 茯苓二两　桂枝二两，去皮　甘草一两，炙　生姜三两，切

右（上）四味，以水四升，煮取二升，去滓，分温三服。

［效用及方解］ 本方亦为治疗太阳腑病蓄水证之方，只用于小便少、汗出或不出而寒化口不渴者，非同于五苓散之用于热化口渴者。因此，亦用于厥阴病厥而心下悸的寒水碍胃证，有温胃散寒、降逆行水之功。

方中茯苓本为贻养心脾、利水渗湿的主药。生姜为开胃降逆、行气散寒的辅药。佐以桂枝温通经脉兼镇冲利尿，引心阳以外透、下达。使以甘草和中缓悸、协调诸药。则水寒不化、停蓄碍胃、格拒心阳、不得通畅下达之证，自可得解。

（十八）桃核承气汤

［原方与服法］ 桃仁五十个，去皮尖　大黄四两　桂枝二两，去皮　甘草二两，炙　芒硝二两

右（上）五味，以水七升，煮取二升半，去滓，内芒硝，更上火微沸，下火，先食温服五合，日三服，当微利。

[效用及方解]　本方为治太阳腑病蓄血证初起热结膀胱之剂。其证为其人如狂、少腹急结而小便利，乃热重瘀轻之证。桃核承气汤即以泄热为主而兼化瘀活血，使下焦循环通畅，其病当愈。方后说"当微利"，可见此非为逐瘀破血而设。

方中以桃仁为主，味苦甘而性平，主活血化瘀。以大黄为辅，味苦性寒，以攻逐邪热兼行瘀滞。桂枝佐桃仁，通调经脉、改善血行。芒硝佐大黄，润燥泄热，使下行得畅。甘草调和诸药，扶正守中，以防药力过猛，恰得缓缓泻下，所以说服后微利，热去血和，病自当愈。但太阳病表未解者不宜用，以免引邪入内。

（十九）抵当汤

[原方与服法]　水蛭熬　虻虫去翅足，熬，各三十个　桃仁二十个，去皮尖　大黄三两，酒洗

右（上）四味，以水五升，煮取三升，去滓，温服一升，不下更服。

[效用及方解]　本方为治太阳病邪热随经入腑，与血相抟，瘀热在里之剂。虽表证存在，但脉微而沉，或身黄、脉沉结，少腹鞕满，其人如狂，小便自利。用此方逐瘀破血、峻下瘀热，故服后当下血。热随血出，其病即愈。

方中水蛭味咸苦性平，虻虫味苦性微寒，均有毒，专为散血逐瘀破结之品。本方以此二药相辅相成，共同作用为主。桃仁行血活血，改善循环，佐助水蛭、虻虫之力。大黄则为使而泄热逐瘀，引领他药下达。四味相合，对太阳腑病蓄血证的瘀热并重者，特别是瘀结较重者，有攻逐破下之功。但不可轻投，否则一有差错，必伤荣败血、气随血脱，而不易收拾，应当注意。倘若用之得当，则真是效如桴鼓，立竿见影。

另外，本方亦用于阳明病的瘀血证。

（二十）抵当丸

[原方与服法]　水蛭二十个，熬　虻虫二十个，去翅足，熬　桃仁二十五个，去皮尖　大黄三两

右（上）四味，捣分四丸，以水一升，煮一丸，取七合服之，晬时当下血，若不下者更服。

[效用及方解]　本方药物与抵当汤同，只是药量和制法、服法上不同。水蛭、虻虫各减去三分之一，是减轻其峻猛；桃仁却增加了四分之一，是稍加其活血的作用；大黄仍用原量，这是由于太阳腑病蓄血证，原本因热结膀胱而成之故。在制法、服法上，抵当汤是水煎分三次服，取其迅速荡涤之意；抵当丸却是捣分四丸，每次一丸，以水煮服，取其轻缓下行之意，故必待一昼夜恶血始下。抵当丸所治之证是瘀热并轻，特别是瘀滞不重之证。因此，其表现当是少腹满而不鞕，无神志症状，即使有也甚轻微，但小便利却为的据。

对本方与抵当汤的使用，当与桃核承气汤作一鉴别。桃核承气汤用于蓄血证初起，邪热较重而少腹急结，其人如狂者；此则用于蓄血证后期，少腹满而小便利，神志症状不明显的瘀热并轻者。典型的逐瘀破血、泄热祛邪之剂，当推抵当汤。

（二十一）甘草干姜汤

[原方与服法]　甘草四两，炙　干姜二两

右（上）二味，以水三升，煮取一升五合，去滓，分温再服。

[效用及方解]　本方扶助中焦脾胃的阳气，以温运四末，祛除厥逆，并镇逆止呕，兼除烦躁，故可治表里两虚，又因攻表误汗，以致出现厥逆、烦躁、吐逆的中阳受伤之证。

方中药味虽少，效力却专。甘草甘平，炙用补中，可缓急除烦、扶正祛邪。干姜辛热，生用扶阳，可温中散寒、止吐去厥。二味合用，辛

甘助阳，可使烦躁吐逆去而厥愈足温，则危急可解。

（二十二）芍药甘草汤

［原方与服法］ 芍药　甘草炙，各四两，

右（上）二味，以水三升，煮取一升五合，去滓，分温再服。

［效用及方解］ 上方本为扶阳，此方则是救阴。直从中、焦，先复脾胃之阴，然后以其津液灌溉表里内外、上下四旁。所以在阳气回复的基础上，可去心脾阴亏的咽中干及液、脱肌枯的四肢拘挛等，当然包括阴虚的烦躁在内，然后达到、阴平阳秘。

甘草效用如上所述，其所谓补中，是阴阳平补、气液、并养。芍药酸苦微寒，正是益阴利血之品，与甘草合用，酸、甘化阴、滋液养荣，可救治心脾阴亏的一系列证候。

（二十三）调胃承气汤

［原方与服法］ 大黄四两，清酒洗　甘草二两，炙　芒硝半升

右（上）三味，以水三升，煮取一升，去滓，内芒硝，更上火微煮令沸，（当视病情）温顿服之或少少温服之。

［效用及方解］ 承气为上承阳明（为阖）之气，下泻燥热（腑实）之邪；调胃二字，具有缓中和胃的扶正之义。调胃承气汤针对肠胃燥热但结实较轻的胃气不和，上扰心神而见谵语；或治阳明病不吐不下心烦者，蒸蒸发热者，吐后腹胀满者，等等，总治燥热之邪上壅于胃之证。

方中药物以大黄为主，苦寒泄热、开滞破结。以芒硝为辅，咸寒润燥、软坚化积。二味合用，可对燥热闭郁肠胃的邪实之证，攻逐而下。再加甘草的扶正和中，可达保护胃气而缓泻邪实的作用。

（二十四）四逆汤

［原方与服法］ 甘草二两，炙　干姜一两半　附子一枚，生用，去

皮，破八片

　　右（上）三味，以水三升，煮取一升二合，去滓，分温再服。强人可大附子一枚，干姜三两。

　　[效用及方解]　四逆汤的效用总起来讲，是回阳救逆、扶正固脱、以胜阴邪，用于一切阴寒大盛、阳气大虚、气液或逆或脱之证。本方散见于太阳、阳明、少阴、厥阴及霍乱各篇，治疗过度发汗而液脱阳亡、表热（假）里寒（真）而下利清谷，少阴里虚而脉微细沉，膈上寒饮而干呕厥逆，四肢拘急而吐利汗出或脉微欲绝等，施于危重急迫之际。

　　本方以附子为主，味辛而性大热，能峻补元阳而驱散阴寒，助长心肾而恢复生机，因而可固护气液，以救虚脱，抗御病邪，转危为安。再配以干姜为辅，辛热而温助脾阳，直从中焦而斡旋三焦之气，协同附子运转于表里上下，以充分发挥其扶阳散寒之力。再加附子之生用，其性猛而力雄，可起到回阳救逆的作用。更佐以甘草的扶正守中，加强胜邪固脱的效能，则此方的配伍就更为完善了。所以本方药物的排列顺序是以甘草为首，不为无因。

（二十五）干姜附子汤

　　[原方与服法]　干姜一两　附子一枚，生用，去皮，切八片
　　右（上）二味，以水三升，煮取一升，去滓，顿服。

　　[效用及方解]　本方是由四逆汤去甘草减干姜量而成。治疗邪微正伤阳气欲脱，而见昼日烦躁不得眠，夜而安静之证，可急复其阳，免致恶化亡失之患。

　　方中附子、干姜的应用，如上四逆汤中所述。在这里，其附子量大，干姜量小，主要是直启下焦生阳之气，合并中焦脾阳之功，上济心胸之阳，使君相火旺，而由里达表用事，表里气足，昼日阳不受扰，烦躁自解。其所以不用甘草，一者因邪气已微，无须特用守中御邪之品；再者本证看似平淡，实寓有隐性发展之机，若病情恶化，可致阳亡于顷刻之

间，所以当急复其阳，而去缓减药力之性。

或有人认为，此是用于阴邪大盛与正阳相争之剂。其实不然。果若如此，那么四逆汤、通脉四逆汤、白通汤及茯苓四逆汤等方又作何用？当三思之。

（二十六）茯苓四逆汤

[原方与服法]　茯苓四两　人参一两　附子一枚，生用，去皮，破八片　甘草二两，炙　干姜一两半

　　右（上）五味，以水五升，煮取三升，去滓，温服七合，日二服。

[效用及方解]　本方是四逆汤原量又加茯苓、人参二味。用于汗下不解而又增烦躁之证。此烦躁当不分昼夜，甚至夜间更重，而非仅仅昼日不得眠。可见此必因汗下伤正，而病仍不解，其邪必内逆，干犯少阴心肾，故见烦躁。可以认为，此是治疗邪盛正逆、阳气孤危而烦躁之剂。

做出如上的解释，仍须看方中的药物。四逆汤已于前述，总为回阳救逆、扶正固脱之方。其加茯苓，正是要养心气而伐肾邪，助火热而抑水寒，以去其烦躁；加人参，则又恐行水伐肾以伤津液，必稍事增补中焦的气液而扶助正气，如此配合，则邪去正复，烦躁得除。

或有人认为，此方重在人参的补益作用，而列为峻补正气、扶阳益气之剂。其实不然，但看茯苓用四两，而人参仅用一两，可见是克伐病邪的扶阳抑阴之方。当然，扶助正气仍为本方的主要作用，从而可达祛邪目的。因为茯苓就有利水祛邪且贻养正气的性能，惟津液亏耗者慎用或禁用，今伍以人参，可弥补此不足。

（二十七）芍药甘草附子汤

[原方与服法]　芍药　甘草炙，各三两　附子一枚，炮，去皮，破八片

　　右（上）三味，以水五升，煮取一升五合，去滓，分温三服。（疑非仲景方）

［效用及方解］　本方是前芍药甘草汤又加炮附子制成，只是芍药甘草汤量仅用四分之三，稍有不同。此方治发汗后反恶寒者。太阳病本恶寒，发汗后表邪解当不恶寒，而今反恶寒加重，可见另有原因。汗为津液所化，为荣气所生，由阳气所运，由卫气所主。而用药发汗之时，必阳热外透，卫气开放，才能津液越出，荣气得泄。如不当汗而汗，或发汗过度，必损及津液荣气，因而阳失所养，卫失所守，毛窍开放，恶寒更甚。此为两伤太阳标本之气，其恶寒固为标阳受伤，但究其源，还是本寒受损，因而不能水中生阳，达于体表，卫表不回则体温散越。应水中生阳，在和阴益荣、滋补津液的基础上，固护卫气、扶助阳热，其太阳标本两虚的恶寒之证，自可得愈。

　　本方以附子固护卫气、扶助阳热为主，但必以芍药、甘草二味为本。否则，舍去物质基础，即不能保持稳定的功能作用，是为至理。

　　后"疑非仲景方"五字，不知所本，待考。

（二十八）葛根黄芩黄连汤

［原方与服法］　葛根半斤　甘草二两，炙　黄芩三两　黄连三两

　　右（上）四味，以水八升，先煮葛根，减二升，内诸药，煮取二升，去滓，分温再服。

［效用及方解］　本方为治热性下利的主方，用于太阳中风、病从热化、误下而致邪热深入阳明之证。邪盛气陷，而下利不止，正邪剧争，上下攻冲，故脉促、喘而汗出。总为表未解而里复病、热迫内外之证。当直从阳明之里升阳止泄、清热坚阴，而外达太阳之表，以解散邪热，则诸症可愈。

　　葛根升阳止泄、外达太阳，以解表散邪，为阳明外解之药。佐甘草之扶正守中、调和肠胃，则内陷之邪可出。辅以黄芩之苦寒，不仅可清里热，且可随葛根解肌表之热；黄连亦苦寒，更能清热坚阴、厚肠止利。四味相合，上述误下邪陷引起的变证可得以治愈。

　　本方用于夏秋热性疫痢之证，亦有奇效，后世多所遵从，化裁使用，

即使无表证亦可用。葛根用于此处主要是为了升阳止泄，而非专为解散表邪。

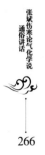

（二十九）桂枝人参汤

〔原方与服法〕 桂枝四两，别切 甘草四两，炙 白术三两 人参三两 干姜三两

右（上）五味，以水九升，先煮四味，取五升，内桂，更煮取三升，去滓，温服一升，日再夜一服。

〔效用及方解〕 本方有温中化寒、益气止利、通阳出表、两解表里的作用。治太阳伤寒，外证未除而数下之，里气大伤，寒邪深入，外虽发热，但利下不止，心下痞鞕，表里不解之证。此为伤阳寒化，而且里重于表，所以必以理中汤温中化寒、益气止利，加桂枝之通阳出表，即可收表里两解之效。

本方所主之证，虽里重于表，但里病因表邪内陷，所以方名桂枝人参汤，而以桂枝为主，由里通阳散寒，驱邪出表。辅以人参益气扶正，用以胜邪。佐以白术补脾止利，干姜温中散寒，而甘草用到四两，则为充实中焦、不令容邪，配合他药以驱邪外出。如此配合，则寒邪得退，清阳得升，不仅下利可止，心下痞鞕可除，表证亦可得解。

本方实际是理中汤加桂枝之方，惟甘草用量加一两，由此可知，是为助桂枝以达辛甘发散的阳性作用。

（三十）麻黄杏仁甘草石膏汤

〔原方与服法〕 麻黄四两，去节 杏仁五十个，去皮尖 甘草三两，炙 石膏半斤，碎，绵裹

右（上）四味，以水七升，煮麻黄，减二升，去上沫，内诸药，煮取二升，去滓，温服一升。

〔效用及方解〕 本方具有宣肺清热、利气平喘的作用，治疗表邪化

热，或误汗误下后，邪热乘肺，以致蒸身汗出，气喘不平，而身无大热之证，为外感病中常用之方。

麻黄宣肺发表，散邪外出。辅以杏仁的肃肺利气，自可达止咳平喘之效。然证本邪热且热壅气逆，所以佐以石膏，才能正本清源，以收宣泄邪热之功。使以甘草协和诸药，可缓其急迫，且可使邪退正复。本方药味虽少，却照顾全面，又力专效宏，确为治疗邪热乘肺致喘的主方。但对表实无汗者无效。

（三十一）桂枝甘草汤

[原方与服法]　桂枝四两，去皮　甘草二两，炙

右（上）二味，以水三升，煮取一升，去滓，顿服。

[效用及方解]　本方仅二味药，桂枝温通经脉、由荣达卫、发表散邪，更能旺盛心阳、温镇冲逆、引火归元以化阴邪。因古之桂枝与肉桂不分，故兼有二效。甘草能缓急和中、贻养心脾、扶正补虚。二味相合，即可解除汗损心阳之心下悸动，欲得按压，因而叉手自冒心之证。此方之效用，为助心阳、旺心血、缓动悸、镇冲逆。

汗为心液，心液脱则心阳失养，心力弱而发生悸动之证，可以本方治疗。若为有形阴邪水气下滞而发生的冲逆悸动之证，则当加入茯苓、白术、五味子、大枣等药，随症治疗，方能得效。桂枝甘草汤又是心动悸、欲得按及冲逆诸证的母方。

（三十二）茯苓桂枝甘草大枣汤

[原方与服法]　茯苓半斤　桂枝四两，去皮　甘草二两，炙　大枣十五枚，擘

右（上）四味，以甘澜水一斗，先煮茯苓，减二升，内诸药，煮取三升，去滓，温服一升，日三服。

作甘澜水法，取水二斗，置大盆内，以杓扬之，水上有珠子五六千颗相逐，取用之。

[效用及方解] 本方治疗因汗心阳受损较甚,肾阳亦越者。肾中水寒之气聚而冲动,发为脐下悸,且有欲作奔豚、上冲心胸之势。以此方助心阳、益脾胃、养心气、伐肾邪。

方中茯苓性味甘淡,渗湿利水,养心伐肾。辅以桂枝助心阳、镇动悸,以化下焦的水寒之气。佐以大枣补脾益胃、扶土制水以安定脏气。使以甘草扶正和中、缓其动悸。如此配合,则汗损心阳、下动肾阴之证自可得愈。当然,不因发汗而见心下悸、脐下悸之证,并宜上方及本方为治。

用甘澜水煎药,是取水中阴寒性散、阳气内生,易于化气流行,以入肾与膀胱,而通泄其水寒之气,使得排散之意。

(三十三)厚朴生姜半夏甘草人参汤

[原方与服法] 厚朴半斤,炙,去皮 生姜半斤,切 半夏半升,洗 甘草二两 人参一两

右(上)五味,以水一斗,煮取三升,去滓,温服一升,日三服。

[效用及方解] 本方有理气消胀、降逆化痰之功,治疗因发汗而腹胀满者。因发汗而太阴之气从开外越,脾气升之有余,肺气降之不足,因而阳明之气亦必从阖不及而胃失和降,遂见肚腹胀满,痰食亦不下行,成为本虚标实之证,用此方以补虚泄实。

方中厚朴苦辛而温,行气消胀,以除其满。生姜辛温下气降逆,半夏辛温开胃化痰,共以为辅,以去其标实。佐以甘草、人参之扶正补中,以治其本虚。则实不任攻、虚不受补之胀满不消,必得脾健气行而愈。

此方实为治疗杂病中脾虚腹胀的有效之方。可根据虚实程度适当调整用量,以达补泄适中即可。

(三十四)茯苓桂枝白术甘草汤

[原方与服法] 茯苓四两 桂枝三两,去皮 白术 甘草炙,各二两

右(上)四味,以水六升,煮取三升,去滓,分温三服。

〔**效用及方解**〕 本方有温中健脾、化饮抑肝的作用。可治疗吐下伤中、水食停蓄、脾虚肝旺、夹寒上犯而致心下逆满、气上冲胸，起则头眩、脉沉紧，发汗则动经，身为振振摇者。

方中茯苓养心益脾而利水化饮，为本方主药。辅以桂枝的扶阳镇冲而通经化寒。佐以白术之健脾抑肝。使以甘草之和中缓急。则脾虚停饮、肝寒上犯之证，自可得温化而愈。

本方治疗伤中停饮之证，是当然之理。但桂枝具有木火之性，能温通经脉，可入肝而化寒镇冲，故对本方效用，作如上解释。方中又加白术，实为扶土抑木之意。

（三十五）真武汤

〔**原方与服法**〕 茯苓　芍药　生姜切，各三两　白术二两　附子一枚，炮，去皮，破八片

右（上）五味，以水八升，煮取三升，去滓，温服七合，日三服。若咳者，加五味子半升，细辛一两，干姜一两；若小便利者，去茯苓；若下利者，去芍药，加干姜二两；若呕者，去附子，加生姜，足前为半斤。

〔**效用及方解**〕 本方能扶阳抑阴、助脾温肾、镇水化寒兼流通气液，治太阳病汗出不解，发热，心下悸，头眩身𤸷动，振振欲擗地，少阴病腹痛，小便不利，四肢沉重疼痛，以及自下利的阳虚水泛证。

方中茯苓为主药，淡渗利水，祛有形之邪。以附子为辅，温阳化寒，胜无形之气。此二味为阳虚水泛证的必用之药。佐以白术健脾燥湿、扶土制水，生姜开胃降逆、利气散寒，更增苓附的镇水化寒之功。以芍药为使，既可和荣敛阴以防伤津，又能流通气液以利经脉。如此配合，即可水去阳复、脏腑安和、全身调畅。

加五味子以敛肺止咳；加细辛、干姜以温散水寒。小便利者，是水不停蓄，故去茯苓之淡渗，重在附子的温阳。若下利，是水走肠间而下脱，故去芍药之阴柔滑利，更加干姜以温脾胜湿。若呕者，是水寒犯胃，当加生姜开胃降逆以散水气，去附子的温固胃气，以防碍胃。

总之，真武汤为温阳化水以镇纳水寒之方，用于少阴阳虚、寒凝水蓄，或水寒泛滥之证，无不有效，为扶阳抑阴、行水化气之剂。

（三十六）栀子豉汤

［原方与服法］ 栀子十四个，擘　香豉四合，绵裹

右（上）二味，以水四升，先煮栀子，得二升半，内豉，煮取一升半，去滓，分温二服。温进一服，得吐者，止后服。

［效用及方解］ 本方有泄热滋液、抑阳救阴的作用，治疗发汗吐下后，大伤胸脘阴液，而致胃中空虚，余热留扰于膈上，扰攘心神，轻者不得睡眠，重者反覆颠倒，心中懊恼，服后热清液复，烦扰自除。本方非安神之剂，却有宁心之功。亦治烦热胸中窒，或身热不去，心中结痛等气血为邪热所郁之证。

栀子性味苦寒，可入于心胸，下行胃腹，而清泄其邪热。豆豉性味辛凉，能入肾，上升肺胃，可滋生其阴液。二药相合，一由上而下，一由下而上，宣泄并行，内清外散，邪无可留。

方后服法中说，"得吐者止后服"。查阅药性，征之临床，二药均无涌吐作用。栀子、豆豉皆油润之品。栀子清热，往往有碍胃气；豆豉养阴，更增胃中汁液。胃本阳土，气弱液多，必从阖燥化不足，而致上逆呕吐。所以得吐者，一是热清液复，无须再治；二是胃气已弱，不宜再用。有此二因，当止后服。论中云"凡用栀子汤，病人旧微溏者，不可与服之"，其旧微溏即胃气弱而燥化不足，汁液多而容易作吐，故作如上论述。

（三十七）栀子甘草豉汤

［原方与服法］ 栀子十四个，擘　甘草二两，炙　香豉四合，绵裹

右（上）三味，以水四升，先煮栀子、甘草，取二升半，内豉，煮取一升半，去滓，分二服，温进一服，得吐者，止后服。

〔**效用及方解**〕 本方是栀子豉汤加甘草而成。若在栀子豉汤的主治证中，又见少气而报息短促或不足者，即更加甘草为治。

虚烦、心中懊憹本为胸脘阴伤，余热留扰所致；若再加少气，是胃虚较甚，中气亦伤，不得上贯心脉而行呼吸之故。所以必于栀子豉汤中加甘草，甘草炙用而填补气液，以实中焦，上化宗气而助长心肺之力。因此，其虚烦懊憹可去而少气亦除，是为本方的主要作用。因得甘草，更易致吐，故得吐者止后服。

（三十八）栀子生姜豉汤

〔**原方与服法**〕 栀子十四个，擘　生姜五两　香豉四合，绵裹

右（上）三味，以水四升，先煮栀子、生姜，取二升半，内豉，煮取一升半，去滓，分二服，温进一服，得吐者，止后服。

〔**效用及方解**〕 本方为栀子豉汤加生姜之方。在栀子豉汤证中兼呕吐者，则加生姜为治，是气逆为主。虚则补之，故加甘草，实则泄之，气逆属邪实之性，故加生姜，以开胃降逆，而下气和中。合栀子豉汤，则虚烦懊憹而兼呕吐之证自可得解。

在此方中，得吐者止后服之戒似不必要。生姜本制止呕吐之药，原兼呕吐者，尚宜此方治疗，何以服后反致呕吐呢？于理欠妥。所以过去许多注者，认为得吐者止后服句，当是瓜蒂散文错简至此，因瓜蒂散方亦有豆豉之故。此论尚属可能。

（三十九）栀子厚朴汤

〔**原方与服法**〕 栀子十四枚，擘　厚朴四两，炙，去皮　枳实四枚，水浸，炙令黄

右（上）三味，以水三升半，煮取一升半，去滓，分二服，温进一服，得吐者，止后服。

〔**效用及方解**〕 本方为伤寒下后，心烦腹满，卧起不安者而设。误

下伤阴，邪复内陷，热扰于胸，邪实于胃，胸胃同病。本方可清热除烦，泄实去满。

方中栀子专为清热除烦而施。厚朴苦辛而温，行气消胀，枳实苦辛微寒，泄实除满，共以为辅，而治邪实胃脘之疾。则胸热胃实之证，自可得去。方中不用豆豉，是因邪热已全内陷胸脘，只有下解之法，而无外散之机，且本证以邪实为主而伤阴不甚。得吐者止后服语，没什么意义。

（四十）栀子干姜汤

[原方与服法] 栀子十四个，擘　干姜二两

右（上）二味，以水三升半，煮取一升半，去滓，分二服，温进一服，得吐者，止后服。

[效用及方解] 本方治大下伤脾，邪热陷胸，胸热脾寒，上实中虚。外见身热不去，是病连上焦；内见微烦，是中气虚寒，热扰不甚。用此方清上热而温中寒，虚实两治。

栀子清热除烦，作用同前。干姜温中益脾可治中寒。其亦不用豆豉，是因中寒，伤气为甚，伤阴不重，故无须滋养阴液。至于得吐者止后服语，于此方下，亦无什么意义。

另外，栀子厚朴汤和栀子干姜汤，已皆脱栀子豉汤的原方义，只用栀子一味，清热除烦已足，重在治疗中焦虚实两化之疾。

（四十一）桂枝去芍药加蜀漆牡蛎龙骨救逆汤

[原方与服法] 桂枝三两，去皮　甘草二两，炙　生姜三两，切　大枣十二枚，擘　牡蛎五两，熬　蜀漆三两，洗去腥　龙骨三两

右（上）七味，以水一斗二升，先煮蜀漆，减二升，内诸药，煮取三升，去滓，温服一升。本云：桂枝汤，今去芍药，加蜀漆、牡蛎、龙骨。

[效用及方解] 本方有复心阳、安心神、祛散火邪、祛痰镇惊的作用，其名救逆，以示急救误治逆转恶化的证候之意。应用于伤寒脉浮，

病从热化，而医又以火攻之法迫劫之，因而心液脱失、心阳外亡，遂致神不守舍，出现时作惊狂、卧起不安者。此证之成，本为误治致逆，故方名救逆。

方中桂枝去芍药汤，本为治疗心气已伤，然犹欲奋力抗邪，而见脉促胸满的方剂。此亡阳惊狂，脉必疾促，虽未言胸满，但惊狂呼号，其胸必满，故以此复心阳而抗邪气，为本方之主。蜀漆是常山之苗，具有常山截疟祛痰之效，但性又升散邪热，故可随桂枝去芍药汤，一以化其痰火内闭而开心窍，一以外散火邪闭郁而去病因。再加牡蛎之化痰安神，龙骨之镇惊安神，标本兼顾，即可治其惊狂之证，使火退痰开、窍通神安。

（四十二）桂枝加桂汤

[原方与服法] 桂枝五两，去皮　芍药三两　生姜三两，切　甘草二两，炙　大枣十二枚，擘

右（上）五味，以水七升，煮取三升，去滓，温服一升。本方：桂枝汤，今加桂满五两。所以加桂者，以能泄奔豚气也。

[效用及方解] 本方为治太阳病烧针发汗，针处被寒，核起而赤，诱发奔豚，气从少腹起上冲心胸之证。有调和荣卫、解散表邪，兼温镇水寒、降逆泄冲之功。

方用桂枝汤调和荣卫、解散表邪。因已烧针发汗，故原虽表实，亦不禁此。加桂二两，是为了降泄奔豚之气。奔豚气性本阴寒，桂有温化镇降水寒之气的作用。根据临床实践，今加桂当加肉桂，其效更显。

（四十三）桂枝甘草龙骨牡蛎汤

[原方与服法] 桂枝一两，去皮　甘草二两，炙　牡蛎二两，熬　龙骨二两

右（上）四味，以水五升，煮取二升半，去滓，温服八合，日三服。

[效用及方解] 桂枝甘草汤本来是治疗汗伤心阳，其人叉手自冒心，

心下悸欲得按者之方。只是在本方中，桂枝的用量仅为桂枝甘草汤的四分之一，是有所不同。彼为发汗过多，汗损心阳，心气虚甚；此是火逆下之，烧针液脱，心阳受伤。彼证重在阳虚心悸，而此证重在阴伤烦躁，气液两脱，故此证之桂枝用量当减少，量大恐反助火邪，只需起到通心阳、畅心血的作用即可。甘草仍用二两，正所以扶正安中、增液缓急。加牡蛎之咸寒益阴，龙骨之甘平潜阳，二味相合，可助桂枝甘草汤扶阳固气，又可达守中敛液、安神宁心之效，纯属扶正救脱之剂。

（四十四）大陷胸丸

[原方与服法]　大黄半斤　葶苈子半斤，熬　芒硝半升　杏仁半升，去皮尖，熬黑

　　右（上）四味，捣筛二味，内杏仁、芒硝，合研如脂，和散，取如弹丸一枚，别捣甘遂末一钱匕，白蜜二合，水二升，煮取一升，温顿服之，一宿乃下，如不下更服，取下为效，禁如药法。

[效用及方解]　本方是泄热逐水、破结散邪的攻下剂，治太阳病大结胸证的初起，邪在高位，而见项强，胸中及心下结痛拒按，脉寸浮关沉。此属伤寒下早，水热互结于横膈上下之证。凡结胸证就当攻下，初起用此方，由胸中高位泄热逐水。

　　方中大黄逐瘀泄热，葶苈子下气行水，此二味为本方泄热逐水的主药。用芒硝佐大黄，以增强消坚泄热之力；杏仁佐葶苈子，亦助长利气逐水之功。使以甘遂之苦寒大毒，攻坚散结，逐水泄热。辅以白蜜的甘平补中、滋润利窍。由此，大结胸证之邪在高位者自可得下。病在高位，不宜峻猛急下，否则遗邪于上，所以既用白蜜之缓，又和丸水煎而服，一宿乃下，不下更服。此乃峻药缓制之法。另服后有禁如药法之说，其一是指一般禁忌，如服桂枝汤后禁生冷、黏滑、肉面、五辛、酒酪、臭恶等物；其二是指特定禁忌，如甘遂反甘草、白蜜恶生葱，即当禁忌甘草、生葱等物。

（四十五）大陷胸汤

〔**原方与服法**〕 大黄六两，去皮　芒硝一升　甘遂一钱匕

右（上）三味，以水六升，先煮大黄，取二升，去滓，内芒硝，煮一两沸，内甘遂末，温服一升，得快利，止后服。

〔**效用及方解**〕 本方为大陷胸丸去葶苈子、杏仁、白蜜，每服又加重硝黄之量而改为汤剂，以求快速下泻通利其胸脘水热，甚至合并开通其下焦肠中燥结，是峻猛攻下的逐水泄热兼以润燥之方，宜于结胸重证，如膈内拒痛，短气躁烦，心中懊憹而心下鞕痛，或从心下至少腹鞕满而痛不可近，脉迟滞或沉紧等。当然，不宜于邪结高位之大陷胸丸证及小结胸病。

方中三味药物的作用与上述大陷胸丸同，只加重其量并改作汤剂，是所不同。汤者荡也，并去葶苈子、杏仁之入上焦，白蜜之缓急，所以在服后即求得快利，而非一宿乃下。

（四十六）小陷胸汤

〔**原方与服法**〕 黄连一两　半夏半升，洗　栝楼实大者一枚

右（上）三味，以水六升，先煮栝楼，取三升，去滓，内诸药，煮取二升，去滓，分温三服。

〔**效用及方解**〕 本方为开胸散结、泻火化痰之剂，治疗小结胸病，正在心下，按之则痛，脉象浮滑。痰热互阻，但究因邪轻病浅，范围亦小，不按不痛，即不宜用大陷胸汤及丸，而只宜用小陷胸汤轻泄其痰热。

方中以栝楼实为主，性味甘寒，能开胸散结以解痰热互阻。佐以黄连之苦寒，助其泻火；佐以半夏之辛温，助其化痰。意在开散其结胸即可，不需要大泻下，否则伤正。

（四十七）文蛤散

［原方与服法］ 文蛤五两

右（上）一味为散，以沸汤和一方寸匕服。汤用五合。

［效用及方解］ 文蛤属于海蛤之一种，味咸性寒，能化饮解烦、除热劫痰、消坚散结。制为散服，更能解散水气闭郁，有行水利气之功。用以治疗太阳病发热，反以冷水喷灌其身，使热为寒闭、阳为阴郁之证。汗不得出，则热反内逆，肉上粟起，其烦更甚。意欲饮水，是邪热内闭、津液不生，反不渴者，则寒凉束表，水不得泄。用此一味，以解散外寒内热，治水气闭郁，使化尿化汗，透达外出。然文蛤性本阴寒，则化气行水之功不足，内热可去，而外寒难解，因而又不若五苓散之透达水气、化汗外出有力，所以论中说服此方不瘥，可与五苓散。

（四十八）白散

［原方与服法］ 桔梗三分　巴豆一分，去皮心，熬黑研如脂　贝母三分

右（上）三味为散，内巴豆，更于臼中杵之，以白饮和服，强人半钱匕，羸者减之。病在膈上必吐，在膈下必利，不利，进热粥一杯，利过不止，进冷粥一杯。身热皮粟不解，欲引衣自覆，若以水潠之洗之，益令热却不得出，当汗而不汗则烦。假令汗出已，腹中痛，与芍药三两如上法。

［效用及方解］ 本方温开峻泻寒实结胸。寒实结胸亦如热实结胸之状，只内无口渴，外无发热，纯系阳为阴郁、伏而不达，寒水之气结于胸膈、闭阻胸阳之证。应用白散，就是要温通胸阳、峻开其结、急泻水寒，以散其邪。

本方以巴豆为主，性味辛热，有大毒，能峻开寒积、逐水泻实。桔梗为辅，引领巴豆上至胸膈，兼有开提升散之力，故服后病在膈上必吐。

佐以贝母利气化痰，开胸散结。服后寒实可去而水邪可散，胸阳外达而汗出病解。邪解腹痛，是因巴豆之热毒尚未尽除，故当用芍药一味，以养阴安脾、缓中止痛，自得和解。其用芍药如上法，是制为散剂以开水调服。

另外，关于用热粥、冷粥调节药力之理，与巴豆药性直接有关。因巴豆性热，故热粥即能以热助热，而促使药力大发，快速下行。反之，冷粥能以冷制热，故必削减巴豆之性，而缓其下泻。所以不利即饮以热粥；若利过不止，即饮以冷粥，是调节药力的方法。且用粥亦有保护胃气的作用，较之热水冷水为良。

（四十九）大黄黄连泻心汤

[原方与服法]　大黄二两　黄连一两

右（上）二味，以麻沸汤二升渍之，须臾绞去滓，分温再服。

[效用及方解]　本方为泄热消痞之剂，用于太阳病热痞证。其证为心下痞，按之濡，其脉关上浮。病发于阴，少阴气弱，太阳标阳不足，而复误下，遂使阳气内陷心下，郁而成痞，升降不行，神机不出，故为此证。

方中大黄苦寒泄热，黄连苦寒清热，一下行而一上清，分解其气分之热，其痞遂消。用麻沸汤渍浸而不煎煮，是取药物之气而弃其味，以消此无形之气痞，而非泻痰食水饮的有形结聚，乃治单纯气痞的大法。麻沸汤即百沸水，其蒸发通透性强，为浸渍药物的最好用水，故虽非煎煮而水渍，其药气亦可得全部逸出而功效显。

另外，按宋·林亿等人以附子泻心汤为证，疑本方中有黄芩，此说值得参考。据笔者所见，凡热痞而肌表有热兼有口渴者，可加黄芩，否则不必加用。

（五十）附子泻心汤

[原方与服法]　大黄二两　黄连一两　黄芩一两　附子一枚，炮，

去皮，破，别煮取汁

右（上）四味，切三味，以麻沸汤二升渍之，须臾绞去滓，内附子汁，分温再服。

[效用及方解]　本方为治热痞而又兼恶寒汗出之剂，有泄热清痞而扶阳固表的作用。

方中大黄、黄连、黄芩的药性和制服之法均如上方所述。惟加附子炮制，有温缓扶阳以固表止汗的作用；而用水煮另兑入泻心汤中，是取其味入下焦温补肾阳，既可外济太阳而复其表气，又可与泻心汤各行其是，互不干扰。本方加黄芩，意在制约附子之性，恐其阳复太过，反增表里之热。

（五十一）半夏泻心汤

[原方与服法]　半夏半升，洗　黄芩　干姜　人参　甘草炙，各三两　黄连一两　大枣十二枚，擘

右（上）七味，以水一斗，煮取六升，去滓，再煎取三升，温服一升，日三服。

[效用及方解]　此方治太阳病及少阳病误下，邪陷心下之寒热交痞。其证亦心下满而不痛，或兼见心下鞕，往往有呕恶嗳气不出之状，脉关上不浮，反多见弦象，属于邪郁正虚、邪热气寒、上下交痞、胃气滞涩不行之证，故称为寒（虚）热（实）交痞。与太阳气陷、少阳气郁有关，其重点在胃上膈下。

方中以半夏为主，性味辛温，能宣通胃气、和中降逆、消痞散结、沟通上下气机。辅以黄芩、黄连之苦寒清解以去其上热，干姜、甘草之辛甘助阳以化其下寒，此可随半夏之宣和而得痞消气散。佐以人参、大枣之补益气液，可使痞解而气旺，邪去而正复。

又，此半夏泻心汤可广泛应用于一切寒热阻隔、胃气不和之证，有和胃理气、降逆散结的作用。对方中温清消补药物，可根据病情灵活加

减运用。

（五十二）生姜泻心汤

[原方与服法] 生姜四两，切　甘草三两，炙　人参三两　干姜一
两　黄芩三两　半夏半升，洗　黄连一两　大枣十二枚，擘

右（上）八味，以水一斗，煮取六升，去滓，再煎取三升，温服一
升，日三服。（附子泻心汤，本云：加附子。半夏泻心汤，甘草泻心汤，
同体别名耳。生姜泻心汤，本云：理中人参黄芩汤，去桂枝、术，加黄
连，并泻肝法）。

[效用及方解] 本方为治疗寒热交痞而兼夹水食结滞的方剂。其证
候表现是胃中不和，心下痞鞕，干噫食臭，胁下有水气，腹中雷鸣下利，
为气痞阻塞膈间而食滞肠胃。总因寒热不调，影响胃肠消化，或肝旺脾
虚，使运化不良，清浊不分，水食停蓄，兼见气逆为病。所以本方有开
胃降逆、理气散痞的作用，可消水食。

方中药物是在半夏泻心汤的基础上，减干姜之量而重加生姜，在温
中散寒的作用下，突出开胃降逆，合半夏以疏通胃气，促进运化，借以
消散水食，所以虽无消食行水之味，却有消食行水之功。也就是以半夏
泻心汤的消痞散结，合生姜的开胃降逆，使痞消食化，水气亦行，两全
其功。

方后制服法中，有附子泻心汤以下各方的一段，笔者另加括弧以作
为附注之论，用以解释原来的方名和方义。最后于生姜泻心汤下有"并
泻肝法"一语，指出本方有安脾和胃、反制肝强的作用，所以对于肝旺
脾虚、胃气不和而消化不良、嗳气吞酸者，用之亦效。

（五十三）甘草泻心汤

[原方与服法] 甘草四两，炙　黄芩三两　干姜三两　半夏半升，
洗　大枣十二枚，擘　黄连一两

右（上）六味，以水一斗，煮取六升，去滓，再煎取三升，温服一

升，日三服。

[效用及方解]　本方治疗误下伤中，脾气不升，胃虚特甚，又客气上逆，故见下利日数十行，谷不化，腹中雷鸣，心下痞鞭而满，干呕心烦不得安，或又经误下，其痞益甚之证。有益气填中、和脾缓胃、扶正祛邪、分消寒热、散痞止利、除烦平呕之效。

方中药物，如半夏泻心汤，只缺人参；甘草量大，为本方之主药，用以填中缓急、实脾和胃。他药则同于半夏泻心汤的作用，所以在生姜泻心汤后说："半夏泻心汤，甘草泻心汤，同体别名耳。"可见此方除突出甘草作用外，其他方面皆同于半夏泻心汤，以消除寒热交痞为主治，填中扶正为前提。

另外，从半夏泻心汤以下三方，皆以水一斗，煮取六升，去滓，再煎取三升，此制法正好和大黄黄连泻心汤相反，是取其味而弃其气。如此才能使药力重着下达，才能温清并重，两兼其用。否则，药力扬散而降泄不足，清有余而温不及，邪虽去而正难复。

还有，本方据宋·林亿等校正所云当有人参，于理亦通。但观原文，方后明显写有"右六味"的字样，可见原即不把人参计算在内，所以当作为悬案。若果无人参，是否因为有呕、烦之作，胃气不降，故只可填中缓急而不欲再为升腾上盛，意取和平缓中即得。不知是否，留作探讨。

（五十四）十枣汤

[原方与服法]　芫花熬　甘遂　大戟

右（上）三味，等分，各别捣为散，以水一升半，先煮大枣肥者十枚，取八合，去滓，内药末，强人服一钱匕，羸人服半钱，温服之，平旦服。若下少病不除者，明日更服，加半钱，得快下利后，糜粥自养。

[效用及方解]　本方是攻下水饮停蓄的逐水剂，用治悬饮。悬饮即水饮停蓄于胁内，上下攻窜。伤寒而素有悬饮，必中上二焦气机不利、升降失常，因而也会造成心下痞鞭而满，牵引胁下亦痛，而且干呕短气，

下利头痛，絷絷汗出，发作有时，皆水饮攻窜，与阳气相搏所致，故以十枣汤逐水。

方中芫花、甘遂、大戟三味皆逐水峻药，性味皆苦寒有毒，惟其效能各有偏重。古人体会，芫花长于逐胸胁之水，故可作为本方之主药；甘遂则善行经隧之水，且泻下力最强；而大戟又长于逐脏腑之水，使不留余邪。三药共同配合，可相得益彰。辅以大枣甘温补中、扶土制水，一以固护正气，缓和上三药之力，以免伤正；一以补脾养胃，使水难再蓄，以绝后患。这样，就构成了邪去正复、水行气健的逐水要方。据临床经验，本方可治疗一切慢性痰饮蓄积怪病，作为较长时间连续服用的方剂，亦有益而无害。

（五十五）赤石脂禹余粮汤

[原方与服法] 赤石脂一斤，碎　太乙禹余粮一斤，碎

右（上）二味，以水六升，煮取二升，去滓，分温三服。

[效用及方解] 本方治疗服下药后而致的下利不止，却非下伤脾胃、中焦虚寒失固之下利，而是下伤肾气、下焦滑脱不禁之下利。有固补肾气、涩肠止利的作用。

赤石脂性味甘酸涩温，禹余粮性味甘涩微寒，二药皆入下焦，平补固涩肾气，而收敛液涩肠、固脱止利之效。治下元伤损而滑脱不禁之下利及下血、脱肛等有良效。

（五十六）旋覆代赭汤

[原方与服法] 旋覆花三两　人参二两　生姜五两　代赭一两　甘草二两，炙　半夏半升，洗　大枣十二枚，擘

右（上）七味，以水一斗，煮取六升，去滓，再煮取三升，温服一升，日三服。

[效用及方解] 本方用于痰气相搏而致的心下痞鞕、噫气不除之证，

有化痰消痞、理气降逆的作用。

方中药物以旋覆花为主，性味苦辛咸微温，能下气消痰，以行水饮，治顽痰积结、胶着不化者为优。以代赭石为辅，性味苦寒，能重镇降逆、滑利下行，可治气逆火升、胃失和降，与旋覆花相伍，可对心下痞鞕、噫气不除起到良好的治疗作用。更佐以半夏、生姜，开启胃气、宣通上下；人参、甘草、大枣补益气液以和中焦，则此邪气痞塞、正气不足，复为痰涎相抟之证，因可得解。

本方在临床上随证加入柿蒂、丁香、陈皮、竹茹等，亦可治疗顽固性呃逆不止。

（五十七）瓜蒂散

〔原方与服法〕 瓜蒂一分，熬黄　赤小豆一分

右（上）二味，各别捣筛，为散已，合治之，取一钱匕，以香豉一合，用热汤七合，煮作稀糜，去滓，取汁和散，温顿服之。不吐者，少少加，得快吐乃止。诸亡血虚家，不可与瓜蒂散。

〔效用及方解〕 本方为涌吐剂，治疗痰结在胸中及上脘所致的寸脉微浮，胸中痞鞕，气上冲咽喉，不得息，或手足厥冷，脉乍紧，心下满而烦，饥不能食。服后吐出黏涎，气畅则愈。

方中瓜蒂性味苦寒有毒，为涌吐峻剂。辅以赤小豆，依笔者浅见，此或非红饭豆，而为半红半黑的相思子，有涌吐的毒性作用。即使是常用之无毒的赤小豆，因其性味酸平，与瓜蒂之苦寒相合，亦可起酸苦涌泄的作用，且入心胸上焦，故可相得而其效益彰。以豆豉为佐使，其性轻清宣泄，上升外越，有助涌吐之力，且可保津。三味相合，可收快吐胸中痰实之效。

此药剂量，每次约用今之三分，即一克左右，香豉可用五钱至一两，总以不伤正气而又能得快吐为宜。因本方毒性甚大，所以诸亡血虚家，均不当与服。

（五十八）黄连汤

[原方与服法] 黄连三两 甘草三两，炙 干姜三两 桂枝三两，去皮 人参二两 半夏半升，洗 大枣十二枚，擘

右（上）七味，以水一斗，煮取六升，去滓，温服，昼三夜二。（疑非仲景方）

[效用及方解] 本方为治疗因胸中有热，胃中有邪气，上下寒热相争所致之腹中痛、欲呕吐的方剂，有清上温下、理气散邪、调和胸胃之功。

方中以苦寒之黄连为主，重在清上。干姜辛热为辅，重在温下。佐以半夏开胃和中、宣通上下、调和气机，兼治欲呕吐。佐以桂枝通阳散邪、宣和荣卫、温运表里，兼治腹中痛。助以人参、甘草、大枣之补益正气，以达驱邪之功，则可正复邪退。

方后有"疑非仲景方"一语，不知为何人所加，因非正文，故以括弧括之，以待考证。是否为仲景所出方无关紧要，故亦不必作重点探讨。当以临床用之是否有效做定论。

（五十九）桂枝附子汤

[原方与服法] 桂枝四两，去皮 附子三枚，炮，去皮，破 生姜三两，切 大枣十二枚，擘 甘草二两，炙

右（上）五味，以水六升，煮取二升，去滓，分温三服。

[效用及方解] 此方治风寒湿痹而以寒气为主者。症见身体疼烦，不能自转侧，不呕不渴，脉浮虚而涩者，即用此方施治，以收温阳化寒、祛风除湿之效。

此方本是桂枝汤去芍药加附子之方，可见重点尚在通阳达表、直解肌腠之邪。因而当以桂枝为主，祛风胜湿。辅以附子之扶阳胜寒。佐以姜枣之滋益气液、宣通荣卫，甘草之调和诸药、缓急扶正。如此配合，

则伤寒风湿相抟之证自可得解。用于表气痹阻，无汗而小便不利者，重在太阳为宜。此不可不知，从下方中自可明白。

（六十）桂枝附子去桂加白术汤

〔原方与服法〕 附子三枚，炮，去皮，破 白术四两 生姜三两，切 甘草二两，炙 大枣十二枚，擘

右（上）五味，以水六升，煮取二升，去滓，分温三服。初一服，其人身如痹，半日许复服之，三服都尽，其人如冒状，勿怪，此以附子、术，并走皮内，逐水气未得除，故使之耳，法当加桂四两。此本一方二法，以大便鞕，小便自利，去桂也；以大便不鞕，小便不利，当加桂。附子三枚恐多也，虚弱家及产妇，宜减服之。

〔效用及方解〕 本方主治同于桂枝附子汤证，只见大便鞕、小便自利者用之。可见桂枝附子汤证，必大便不鞕，小便不通利，在表当无汗。而此则在表当有汗。虽同是伤寒风湿相抟于肌腠之间，桂枝附子汤证是表气即太阳痹阻为重，而此方所治之证则是里气即阳明之气不利为重，故去桂加术，以健运里气而祛邪。

此方既在桂枝附子汤中去桂加术，则以白术为主，故又名白术附子汤。白术性味甘苦而温，能补中益气、健脾养胃以助运化。伤寒风湿相抟而大便鞕，并非阳明燥热合化的邪实之证，实是脾胃气虚、运化不行，又气液外越之故。因而当用白术扶脾健运，同时又益气胜湿而由里达表，祛肌腠风湿。因阳明、太阴亦并主肌肉，故用白术反能得里气和畅而由里达表以扶正祛邪。再辅以附子的温阳化寒，佐以姜枣的通调气液，甘草的扶正缓急，则其证亦解。

方后说，初服其人身如痹，即麻木不遂之状。三服后其人如冒状，即昏眩闷瞀之状，因附子、术并走皮内，逐水气未除之故。还因附子、术温运有余而开散不足，故虽循太阴之开而外走肌腠，但尚未得太阳气化而外达于表，所以正邪相争，气液暂郁于身，并循阳明之经上壅于头，乃至如此。因而又当加桂四两，使外出于表，其痹冒自除而病亦解。所

以说此本一方二法，主要在白术桂枝之互换运用。

最后因附子性大热而有毒性，所以对阴液亏虚及产后失血之人宜减服之，以免风湿虽去而阴血又伤，可保万全。

（六十一）甘草附子汤

[原方与服法] 甘草二两，炙　附子二枚，炮，去皮，破　白术二两　桂枝四两，去皮

右（上）四味，以水六升，煮取三升，去滓，温服一升，日三服。初服得微汗则解。能食汗止复烦者，将服五合。恐一升多者，宜服六七合为始。

[效用及方解] 本方亦治伤寒风湿相抟，但病较前二汤之证为重。盖因前二汤之证，重点在肌肉腠理，而此方主治之证却深及筋骨，所以表现出骨节疼烦，掣痛不得屈伸，近之则痛剧，汗出短气，小便不利，恶风不欲去衣，或身微肿等。皆少阴神机出入障碍，因而也连及太阴之肌、厥阴之筋为病，非只太阳气立内连阳明、少阳升降受限所致。本方有扶正祛邪、缓急止痛、由里达表、由阴出阳、外透肌表以除风湿的作用。

方中药物以甘草之扶正缓急为主，辅以附子温阳化寒，佐以白术健脾胜湿，使以桂枝达表祛风，则伤寒风湿相抟，内涉三阴，特别是少阴神机之证，自可得解。

方后指出能食汗止复烦者，是余邪未清，所以将服五合，减量施治。对虚弱人及产妇，开始即服六七合，更为稳妥。病至此证，正气已大伤，当慎重为是。

（六十二）炙甘草汤

[原方与服法] 甘草四两，炙　生姜三两，切　人参二两　生地黄一斤　桂枝三两，去皮　阿胶二两　麦门冬半升，去心　麻仁半升　大枣三十枚，擘

右（上）九味，以清酒七升，水八升，先煮八味，取三升，去滓，内胶烊消尽，温服一升，日三服。一名复脉汤。

［效用及方解］　本方为治疗伤寒脉结代、心动悸之方。由于脏气虚衰，不能上奉心主的神机，因而心气不足，心动无力，乃至脉律不整，心跳不安。本方通阳益气，养阴和血，调整心动，止悸复脉。

方中炙甘草补中扶正、安心缓悸，为主药，故作为方名。辅以人参之益气，生地之养血，桂枝之通阳，阿胶之育阴，共济心脏的物质与功能。佐以麦冬、麻仁的生津养液、滋枯润燥；生姜、大枣的和调荣卫、流通气液。又以清酒为使，加水煎服，有旺盛心力、通调脉络的作用，共同除其结代，解其动悸，则其脏气虚衰、心力不足而心动障碍之证，即可得解。也正因本方有恢复心动、调整脉搏的作用，所以又称为"复脉汤"，为后世治疗心血管疾患的主要参考方。

二、阳明病篇所出方

（一）白虎汤

［原方与服法］　知母六两　石膏一斤，碎　甘草二两，炙　粳米六合

右（上）四味，以水一斗，煮米熟，汤成，去滓，温服一升，日三服。

［效用及方解］　本方治疗阳明病，脉浮滑，表里俱热；三阳合病，重在阳明，而见腹满身重，难以转侧，口不仁面垢，谵语遗尿，且自汗出者；亦治厥阴病里有热，脉滑而厥等。为伤寒清法的主方，可大清表里气分邪热，以无肠胃燥实结聚，且太阳表邪已解者用之为宜。除厥阴热厥证外，一般以里热蒸腾，而见汗自出者为应用本方的依据。当然，必须有热证征象，否则禁用。

方中以石膏为主，性味辛甘大寒，能清解肺胃肌表大热，古人认为本药在清彻火热之中，尚有宣泄的作用，所以对肌表的热实之证有效。

以知母为辅，亦苦寒清热，却重点在里，且有滋益阴液以平阳亢，而治燥热的作用。佐以甘草的和中扶正，使以粳米的益胃生津，则自可邪退正复、热去阴平，其病当愈。

（二）白虎加人参汤

［**原方与服法**］ 知母六两　石膏一斤，碎，绵裹　甘草二两，炙　粳米六合　人参二两

右（上）五味，以水一斗，煮米熟，汤成去滓，温服一升，日三服。此方立夏后立秋前，乃可服。立秋后不可服。正月、二月、三月尚凛冷，亦不可与服之，与之则呕利而腹痛。诸亡血虚家，亦不可与。得之则腹痛利者，但可温之，当愈。

［**效用及方解**］ 白虎汤的效用为清解表里气分的邪热，然益气生津的作用不足，加入人参，止渴生津效用增强，就是本方的特点。因此，本方最常用于邪热大盛、气津大伤、邪胜正却的重证中，如大汗出后，大烦渴不解，脉洪大而重按无力者；或吐下伤正后，热结在里，表里俱热，时时恶风，大渴，舌上干燥而烦，欲饮水数升者；或外无大热，但口燥渴，心烦，背微恶寒者等。总为里热大盛，气津大伤之证。加人参即益气生津、扶正祛邪之意。临床常用于危急大证。

方后述"此方立夏后立秋前……"乃一般服用常规，不必作绝对观，如辨证确切，仍可服用，或凉药热服亦可，以作调节。不可胶柱鼓瑟，是诸经文的要领。

（三）猪苓汤

［**原方与服法**］ 猪苓去皮　茯苓　泽泻　阿胶　滑石，碎，各一两

右（上）五味，以水四升，先煮四味，取二升，去滓，内阿胶烊消，温服七合，日三服。

［**效用及方解**］ 本方为治疗阳明病脉浮发热，渴欲饮水，小便不利

者，或少阴病下利六七日，咳而呕渴，心烦不得眠者，总为伤阴热化，水蓄不行之证，用之可利水清热而兼养阴。

方中药物以猪苓为主，性味甘平而入肾与膀胱，疏通下窍、渗泄水湿。辅以茯苓养心气而伐肾邪；泽泻既利水又泄热。再佐以滑石清热渗湿；阿胶育阴滋液，则阳明、少阴之阴虚热化、水气停蓄而小便不利或下利之证，自可得解。但应注意，若汗出多而渴者，必为胃中燥而非水蓄，则不当用猪苓汤再利小便。否则重亡津液，转增病变。

（四）小承气汤

[原方与服法] 大黄四两，酒洗　厚朴二两，炙，去皮　枳实三枚，大者，炙

右（上）三味，以水四升，煮取一升二合，去滓，分温二服。初服汤当更衣，不尔者尽饮之。若更衣者，勿服之。

[效用及方解] 本方治疗阳明病燥热腑实较轻之证，如腹满不通，谵语潮热而脉滑疾，多汗谵语大便鞕，烦躁心下鞕；治厥阴病下利而有谵语；且用以试验有无燥屎及鞕便等。腑实不重而大便初鞕者可与，使轻缓泻下，大便一通即止，不可令大泻下。所以主要用于通便泄热以轻解燥实。

方中大黄量最大，性味苦寒，酒洗使先升后降、由上而下、由胃到肠，以泻下实热。厚朴苦辛而温，能下气消胀、散满导滞。枳实味苦微寒，能破气消积、祛痰除实。枳朴共辅大黄，为治疗阳明腑实痞满燥热不甚者之主方。若燥热实俱甚，痞满燥实坚俱备之证，此方无能为力，当用大承气汤。

（五）大承气汤

[原方与服法] 大黄四两，酒洗　厚朴半斤，炙，去皮　枳实五枚，炙　芒硝三合

右（上）四味，以水一斗，先煮二物，取五升，去滓，内大黄，更

煮取二升，去滓，内芒硝，更上微火一两沸，分温再服。得下，余勿服。

[效用及方解] 本方主治阳明病燥热实邪俱盛，以致腑气全郁，甚至耗阴劫液，病情危急者，或少阴病阴伤已极，热化至甚，而需急下存阴之证。有峻下热实、消除燥结、开通闭塞、保存阴液的综合功能。本方较调胃承气汤和小承气汤均为峻猛，实际是此二汤去甘草的扶正缓中，又加重枳朴硝的泻实除满之剂，以去燥热结实的有形之邪，而非单去燥热壅盛的无形之气或结实不甚的痞满之证。后二证已有调胃承气汤和小承气汤足以治疗。

阳明病身重短气，腹满而喘，有潮热，手足濈然汗出，或服小承气汤后转矢气之大便鞕；谵语有潮热，不能食；或汗出谵语，不大便和大便难；烦躁懊憹，绕脐痛，有燥屎；腹满不减、减不足言的腑气全实；以及热极伤阴或少阴病阴竭阳极等，均当用大承气汤攻下。

方中大黄、枳、朴的作用，已见于上方小承气汤的所述，芒硝则咸寒软坚，以消燥结，惟用量反小于调胃承气汤。这是因为调胃承气汤有甘草之和补，无枳朴之破泄，故必加重芒硝，以软坚化燥，方能收效。

无论小承气汤或大承气汤，方后均有若更衣者或得下，余勿服之一语，均示人勿克伐过度，免伤正气之意，可见仲景对下法的慎重。

（六）蜜煎导、土瓜根、大猪胆汁导法方

[原方与服法] 食蜜七合

右（上）一味，于铜器内，微火煎，当须凝如怡状，搅之勿令焦著，欲可丸，并手捻作挺，令头锐，大如指，长二寸许，当热时急作，冷则鞕。以内谷道中，以手急抱，欲大便时乃去之。（疑非仲景意，已试甚良）

又大猪胆一枚，泻汁，和少许法醋，以灌谷道内，如一食顷，当大便出宿食恶物，甚效。（土瓜根方原缺——编者注）

[效用及方解] 上述二方均为常用润导法。自汗出，或发汗又小便自利者，或曾用利尿剂者，大便虽鞕而不通，不能用承气法攻下。这是

津液内结，便燥滞涩，非热实结聚，若误攻必重伤津液。待其自欲大便即粪到直肠时，乃可用上方导而通之，便通自愈。

蜜煎导方润滑性极强，蜜煎后性平，所以用于燥甚而热不重者及老年人，或产妇大便秘结者。大猪胆汁则用于燥热俱较重者良，因猪胆汁不仅滑利，而且寒凉；法醋渗透性强，病偏上者，用之亦效。此二方均为效方。

土瓜根又名王瓜根，性味苦寒而多汁，用法亦捣汁灌肛门中，如大猪胆汁导法。但未经实践，不能妄加评定。

（七）麻子仁丸

［原方与服法］ 麻子仁二升　芍药半斤　枳实半斤，炙　大黄一斤，去皮　厚朴一尺，炙，去皮　杏仁一升，去皮尖，熬，别作脂

右（上）六味，蜜和丸，如梧桐子大，饮服十丸，日三服，渐加，以知为度。

［效用及方解］ 本方为治疗脾约便秘的润下剂。脾约的特点为十日不更衣，无所苦。因胃阳较强而脾阴亏虚，肠胃津液为脾转输过度而大便燥涩。用此方润而缓通，不可攻下，以免再伤津液。

方中麻仁甘平，能润燥滑肠，以治津枯便秘，为本方的主药。辅以杏仁的降气润肠，芍药的养阴和脾，可使粪便滑润、肠道得滑。佐以小承气汤的轻微通下，则大便即行而脾约得解。制为丸服，意在缓行，且通中有补，以滋养脾阴。此为后世润下的主方，祛邪而不伤正，可用于一切慢性便秘而身体虚弱或年老之人。

（八）小柴胡汤

［原方与服法］ 柴胡半斤　黄芩三两　人参三两　半夏半升，洗　甘草炙　生姜切，各三两　大枣十二枚，擘

右（上）七味，以水一斗二升，煮取六升，去滓，再煎取三升，温服一升，日三服。若胸中烦而不呕者，去半夏、人参，加栝楼实一枚；

若渴，去半夏，加人参，合前成四两半，栝楼根四两；若腹中痛者，去黄芩，加芍药三两；若胁下痞鞕，去大枣，加牡蛎四两；若心下悸，小便不利者，去黄芩，加茯苓四两；若不渴，外有微热者，去人参加桂枝三两，温覆微汗愈；若咳者，去人参、大枣、生姜，加五味子半升，干姜二两。

[效用及方解]　本方为治疗少阳病的主方，其常见主证有：除口苦、咽干、目眩的基本症状外，还可见往来寒热，胸胁苦满或胁下鞕满，嘿嘿不欲饮食，心烦喜呕，总为少阳枢机不利，气化不出，正邪纷争，经腑为郁所致。与小柴胡汤以枢转少阳气机，直从半表半里，以和解之法使邪从胸解、正从胁出，即可得身濈然汗出而愈。由于少阳病有汗、吐、下三禁，所以即使他经兼见少阳之证者，亦当先以此方和解为治，而且但见一证便是，不必悉具。

方中药物，由方名即知当以柴胡为主，苦平入肝胆、三焦而升阳退热、利气解郁，直从半表半里以枢转气机，而达正复邪退之效，用后可得微汗。辅以黄芩之苦寒，以解除肌表胸腹之郁热；半夏之辛温，以调和胃脘上下的气滞。佐以生姜降逆止呕，人参益气扶正，甘草、大枣和中，则此方具有攻补兼施、疏利三焦、调和胆胃、宣通内外、和畅气机的作用。

此方去半夏、人参，加栝楼实，能开散邪实而热盛于上之胸中烦而不呕；去半夏加人参、栝楼根，可治疗热灼津伤于中之渴；去黄芩加芍药，是缓解肝木克脾之腹痛；去大枣加牡蛎，是消除肝胆气郁之胁下痞鞕；去黄芩加茯苓，则养心利水而治心下悸、小便不利；去人参加桂枝，则通阳而散寒邪外来之不渴且身有微热；去人参、大枣、生姜，加五味子、干姜，可温养肺气而治邪逆致咳。另有柴胡汤变制各方，当分别论述。小柴胡汤为少阳经病的主方，应用范围最广。

（九）吴茱萸汤

[原方与服法]　吴茱萸一升，洗　人参三两　生姜六两，切　大枣

十二枚，擘

右（上）四味，以水七升，煮取二升，去滓，温服七合，日三服。

[**效用及方解**] 本方有温中降逆、散寒泄浊、通阳理气、扶正祛邪的作用，可治阳明内寒变证的食谷欲呕；少阴寒湿逆乱的吐利，手足逆冷，烦躁欲死，而以吐逆为主；厥阴肝寒上逆于胃，而见干呕吐涎沫、头痛等。能直入脾胃而兼温散少厥二阴的寒湿浊气，但以降泄为主，而不以温固为先。本方虽有扶正之力，但重在祛邪。

方中药物以吴茱萸为主，辛、苦、大热，具有温中散寒、下气燥湿、疏肝理脾、助阳化阴的作用。以生姜为辅，辛温而和胃泄浊、降逆止呕。佐以人参益气扶正，大枣补中养荣，共奏功效。

（十）茵陈蒿汤

[**原方与服法**] 茵陈蒿六两　栀子十四枚，擘　大黄二两，去皮

右（上）三味，以水一斗二升，先煮茵陈，减六升，内二味，煮取三升，去滓，分三服。小便当利，尿如皂荚汁状，色正赤，一宿腹减，黄从小便去也。

[**效用及方解**] 本方为治疗阳明黄疸的主方。湿热瘀阻肠胃，障碍胆道，湿郁热蒸，胆汁外溢，遂通身发黄，明亮如橘子色，简称"阳黄"。因病变的重点在里，所以当用此茵陈蒿汤利湿泄热，下其黄疸，使黄从小便而去。

方中药物以茵陈蒿为主，性味苦、微寒，入脾胃肝胆经，有清热利湿退黄的作用。以栀子为辅，性味苦寒，能降火除烦，由上而下，加强茵陈蒿疏利湿热的效能。以大黄佐使二药，逐湿泄热，随茵陈蒿而从小便攻下其黄。三味相合，即对阳黄证而见无汗、小便不利、口渴而腹微满、重点在里之病，有相应的疗效。当然，证虽阳黄，但里实不甚者不宜用。阴黄即寒湿发黄者，更为所忌。

（十一）栀子柏皮汤

[原方与服法] 肥栀子十五个，擘　甘草一两，炙　黄柏二两

右（上）三味，以水四升，煮取一升半，去滓，分温再服。

[效用及方解]　本方亦治阳明黄疸，但非瘀热在里成实者，重点在半表半里而为热重瘀轻之证，所以清热燥湿以除肌腠之黄即可，不必泄热逐湿。

方中栀子虽苦寒油润之品，亦能清热而利湿，由上而下，使黄从小便去，故用以为主。黄柏则有清热燥湿解毒之功，以泄下焦的湿热，用以为辅。因此方所治之证，里无实邪，且胃气较虚，所以又当佐以甘草扶正和中，以善其后。

（十二）麻黄连轺赤小豆汤

[原方与服法]　麻黄二两，去节　连轺二两（连翘根是）杏仁四十个，去皮尖　赤小豆一升　大枣十二枚，擘　生梓白皮一升，切　生姜二两，切　甘草二两，炙

右（上）八味，以潦水一斗，先煮麻黄再沸，去上沫，内诸药，煮取三升，去滓，分温三服，半日服尽。

[效用及方解]　本方为治疗阳明病瘀热在里复夹表证的黄疸之方，且以表邪闭郁为重而瘀热在里为轻，外解表邪，内清湿热，使黄从汗、尿而去。

方中药物当以麻黄为主，辛温解表、发汗散邪。连轺清热、赤小豆渗湿为辅，去在里之邪。用杏仁宣肺利气，以佐麻黄解表；生梓白皮清肺行水，以佐连轺和赤小豆清里。使以生姜、大枣通调气液，以行营卫，甘草和中扶正，则此表里同病而以表邪闭郁为主的黄疸，自可得正复邪退。其所以用潦水煮药，是因潦水为地面雨水所积，一者经日晒蒸腾，其性属阳，易于走表发散；再者水积地面，土气较盛，易于入里渗湿。

用之能增强药力，提高疗效。

但阳明黄疸本为湿热，故辛温之药不宜多服久服。此证表解后即不宜再用麻黄、姜、枣等物。

三、少阳病篇所出方

（一）小建中汤

[原方与服法] 桂枝三两，去皮　甘草二两，炙　大枣十二枚，擘　芍药六两　生姜三两，切　胶饴一升

右（上）六味，以水七升，煮取三升，去滓，内饴，更上微火消解，温服一升，日三服。呕家不可用建中汤，以甜故也。

[效用及方解] 本方治疗脾胃气虚、肝寒上犯而引起的腹中急痛，或心脾失养、复为邪扰而产生的心中悸而烦。有泄肝安脾、温中化寒、缓急止痛、增益气液之效。名为"建中"，示滋养中焦、扶助脾胃之意。

在《伤寒论》中，上二证之成，多由三阳气弱，三阴气逆，少阳枢转无力，外邪入中或厥阴阴寒上犯所致。用此方泄肝安脾、温中化寒，可收缓急止痛、增益气液之效。论中所谓"急痛"，有似于西医所说的"痉挛痛"。

本方就是桂枝汤倍芍药又加胶饴所组成。桂枝汤本为发表解肌之剂，倍用芍药，则敛胜于散，反能入里起到泄肝安脾、缓急止痛、疏利脾胃的作用。饴糖则又能补脾和胃、温养脏腑、滋益气液，以治其虚。但"呕家"大多胃有湿热，且胃气上逆，而小建中汤味甜性补，能助湿增热，壅气填中，所以不可用，用之必更加呕逆。

（二）大柴胡汤

[原方与服法] 柴胡半斤　黄芩三两　芍药三两　半夏半升，洗　生姜五两，切　枳实四枚，炙　大枣十二枚，擘

右（上）七味，以水一斗二升，煮取六升，去滓再煎，温服一升，日三服。（一方，加大黄二两。若不加，恐不为大柴胡汤）

[**效用及方解**] 本方治疗伤寒少阳腑实，胆失疏泄，三焦不通，热结在里，肠胃气逆，因而出现的呕不止，心下急，郁郁微烦；或大便不通，状如结胸而又往来寒热；或发热汗出，心中痞鞕，又呕吐而下利等。本方可疏泄胆气、通利三焦，在枢转少阳气机之中，重在去其水热互结之邪，腑实一解，胃气乃和，气和得转，表里乃调。

方中柴胡、黄芩、半夏三味，具有小柴胡汤的作用，以和解表里，枢转少阳的气机，而驱散无形的热郁气滞。但不用人参而用枳实，正所以泻下水热结聚，随上三味而入少阳去其腑实。佐以白芍疏泄肝胆、通利三焦，增强枳实的泻下效能。又去甘草，重用生姜，取其宽中降逆、温通气液的作用。加大枣之补脾扶正，以御少阳的乘克之邪。七味配合，可收疏通降泄少阳腑实的功效。

但原方后有"一方，加大黄二两。若不加，恐不为大柴胡汤"之语，估计为林亿等校正所加，故笔者以括弧括之。然此语是否正确，尚待商榷。且看方后煎服法中，首句就是"右七味"，正合无大黄之数。若原有大黄而脱简漏掉，则当为"右八味"，此或仲景原方即无大黄。至于本方可不可加入大黄，当然可以，但其主治证当是热结在里而大便不通，非呕不止、心下急，或心中痞鞕、呕吐而下利者。本方重用生姜，则知其主治重点当在膈下胃上脘部，配合枳实即可收功，非必用大黄，只佐以芍药亦可达疏利之效。另外，呕不止、心下急，或心中痞鞕、呕吐而下利之证，亦非阳明腑实的燥热为病，实是如结胸的水热互结，当然也非必用大黄。因此可以推测，大柴胡汤在制方之初即无大黄。然而若果热盛于里，则加大黄必更为有效，但不能因此而误认为大柴胡汤所主之证就是少阳兼病阳明腑实证。实际是少阳本经腑实证。看其证候表现，并无半点阳明腑病的征象即知。何必一见泻下剂，或一提加大黄，就要理解为阳明腑实，而置少阳之腑于脑后？笔者实不敢雷同。

（三）柴胡桂枝汤

〔原方与服法〕 桂枝去皮 黄芩一两半 人参一两半 甘草一两，炙 半夏二合半，洗 芍药一两半 大枣六枚，擘 生姜一两半，切 柴胡四两

右（上）九味，以水七升，煮取三升，去滓，温服一升。本云：人参汤，作如桂枝法，加半夏、柴胡、黄芩，复如柴胡法。今用人参作半剂。

〔效用及方解〕 本方治疗少阳兼表证，有两解少阳太阳之邪的功效。用小柴胡汤和桂枝汤，各取其半量而合之，以枢转少阳之气，外出太阳之表，轻清解散而治之。所以方后云："今用人参作半剂。"此属扶正祛邪又因势利导之法，不需重剂强汗，以免伤正。方中桂枝亦当为一两半，原脱。

所谓少阳兼表证，固然可见发热微恶寒，支节烦疼，微呕，心下支结等状，但关键在于少阳的微呕和太阳的微恶寒，以及二经之气相合的心下支结，其他皆不为重点，临床易于掌握。此方效用亦首解心下支结以和表里。

（四）柴胡加芒硝汤

〔原方与服法〕 柴胡二两十六铢 黄芩一两 人参一两 甘草一两，炙 生姜一两，切 半夏二十铢，本云五枚，洗 大枣四枚，擘 芒硝二两

右（上）八味，以水四升，煮取二升，去滓，内芒硝，更煮微沸，分温再服。不解更作。

〔效用及方解〕 本方治疗少阳兼里之证，有两解少阳阳明之邪的功效。因本证重点在里，所以只用小柴胡汤的三分之一，另加芒硝二两施治。一以枢转少阳的气机，一以清泄阳明的腑实，两解其邪，其病可愈。

此少阳兼里的证候表现中，胸胁满而呕为邪在少阳之经，日晡所发

潮热为邪实阳明之腑，或见已而微利是误下所致，里实不除，即可应用本方。

根据林亿等的注释，另有一方，可更加大黄和桑螵蛸。那么，如果阳明腑实而大便不通者，则当加大黄，使快速泻下。至于桑螵蛸一物，笔者认为可不必加。

另外，此方之小柴胡汤只用三分之一的剂量，是因已先服小柴胡汤解外之故，外已解，此方的重点在治里，即不必重剂。

（五）柴胡加龙骨牡蛎汤

〔原方与服法〕 柴胡四两 龙骨 黄芩 生姜切 铅丹 人参 桂枝去皮 茯苓各一两半 半夏二合半，洗 大黄二两 牡蛎一两半，熬 大枣六枚，擘

右（上）十二味，以水八升，煮取四升，内大黄，切如棋子，更煮一两沸，去滓，温服一升。本云：柴胡汤。今加龙骨等。

〔效用及方解〕 本方为治疗少阳枢折，以致神气两逆的方剂。其证候表现为胸满烦悸，小便不利，谵语，一身尽重，不可转侧。用此方可枢转气机、扶正通阳，又泄热安神，其病得解。

方中以小柴胡汤去甘草，重在枢转少阳的气机，使出入通畅、灵活不滞。进而加桂枝合人参，可达扶正通阳、流畅经络的作用，以旺盛少阴心主之气。又加茯苓和龙骨、牡蛎，以安定少阴心主之神。使以大黄泄热，铅丹镇惊，则少阳枢折、神气两逆、经络不通、热郁神乱之证可迎刃而解。因此，后世多用于治疗癫病性的虚中夹实之证，有奇效。

（六）柴胡桂枝干姜汤

〔原方与服法〕 柴胡半斤 桂枝三两，去皮 干姜二两 栝楼根四两 黄芩三两 牡蛎二两，熬 甘草二两，炙

右（上）七味，以水一斗二升，煮取六升，去滓，再煎取三升，温服一升，日三服。初服微烦，复服汗出便愈。

［**效用及方解**］ 本方治疗少阳枢机不利、气水两滞之证。气滞水停，则胸胁满微结，小便不利；津液不生而火热上盛，则渴而不呕，但头汗出，心烦；枢机闭郁，邪正相争，则当身无汗而往来寒热。此皆少阳三焦不利，胆火上炎，以致气水两滞，当以本方枢转气机、化饮生津，外达太阳、下通膀胱。

方中药物，柴胡、桂枝合用，即可枢转少阳之气以外达太阳、下通膀胱。辅以干姜、牡蛎温化水饮，气行则水行。佐以栝楼根生津止渴，黄芩清解相火，甘草和合诸药，则此气水两滞之证自可得愈。"初服微烦"，是桂枝、牡蛎、干姜温化水饮，行气于内；"复服汗出便愈"，是柴胡、黄芩、花粉使得热去津回，邪解于外，因而即愈。

四、合病与并病篇所出方

黄芩汤（附：黄芩加半夏生姜汤）

［**原方与服法**］ 黄芩三两　芍药二两　甘草二两，炙　大枣十二枚，擘［加半夏半升，洗　生姜一两半，切（一方三两），名黄芩加半夏生姜汤］

右（上）四味（或六味），以水一斗，煮取三升，去滓，温服一升，日再夜一服。

［**效用及方解**］ 本方治疗太阳与少阳合病，寒邪化火、火热夹水气内攻肠胃而致的里急下利。因少阳为病本有汗、吐、下三禁，且病为火性，必利下黄黏臭液，所以只宜用黄芩汤清热和中而止利。

方名黄芩汤，即以黄芩为主，性味苦寒，能入肠胃、胆经而清热燥湿、止其下利。以白芍为辅，性味酸苦微寒，能泄肝安脾，亦可清热缓中而敛阴止利。佐以大枣补脾益气以胜水湿，使以甘草和中扶正而救里虚。四味相合，太少合病火热下利之证可得以治愈。

太少合病若呕者，则是水热上泛、胃气上逆，所以必加半夏开胃，生姜降逆，使胃气和降，以助黄芩汤清热敛阴、扶正祛邪，而其病亦解。

黄芩汤的服法，要求日再夜一服，是因苦寒敛阴之剂易伤胃气，故使缓服而待其吸收良好，以保胃气。

五、太阴病篇所出方

桂枝加芍药汤（附：桂枝加大黄汤）

〔原方与服法〕 桂枝三两，去皮　芍药六两　甘草二两，炙　大枣十二枚，擘　生姜三两，切（加大黄二两名桂枝加大黄汤）

右（上）五味（或六味），以水七升，煮取三升，去滓，温分三服（温服一升，日三服）。本云：桂枝汤，今加芍药（及大黄）。

〔效用及方解〕 本方为治疗太阳病误下，因而腹满时痛或大实痛的方剂。其所以如此，是因下伤津液和脾气，使太阳邪热内陷太阴反成热实之故。惟邪实较轻者，即见腹满时痛；邪实较重者，即见大实痛。总因脾失运化、胃失和降所致。但病非阳明，燥热不甚，以脾虚为主，属本虚标实。而太阴为开，所以对轻证只当以桂枝加芍药汤，一以升散，一以缓疏为治；对重证就当以桂枝加大黄汤，在升散之中，加强疏泄之力。

方中药物，以桂枝汤本方为主，起到升提开散的作用，从太阴之开，使邪热外出太阳。倍芍药之量，轻缓疏泄在里的实邪；若加大黄，则加强其泄实的效能。总之，服后便通胀消，其病即愈。

病在太阴，究属本虚标实，所以若见脉弱，其人续自便利者，虽有腹满时痛或大实痛之证，而当用大黄、芍药的，也宜减量少用。这是因脉弱，续自便利，属于胃气弱、气液下脱，容易被疏泄之药所伤而造成下利不止的逆证。此亦符合太阴病禁下的基本原则。

六、少阴病篇所出方

（一）麻黄细辛附子汤（附：麻黄附子甘草汤）

〔原方与服法〕　麻黄二两，去节　细辛二两　附子一枚，炮，去皮，破八片（去细辛加炙甘草二两，即名麻黄附子甘草汤）

右（上）三味，以水一斗，先煮麻黄，减二升，去上沫，内诸药，煮取三升，去滓，温服一升，日三服。（麻黄附子甘草汤的煎法，是以水七升，先煮麻黄一两沸，余同）

〔效用及方解〕　麻黄细辛附子汤和麻黄附子甘草汤，均为治疗少阴伤寒反见太阳气化的方剂。由于始得之正未大伤，邪气自盛，故可以前方直从少阴之里，驱邪外出太阳之表，汗出邪退，阳复自愈。若得之二三日，虽无里证，但正气较前为弱，当与后方，重在扶阳守中，而仍驱邪外出。但必见发热，始可使用，是其共同的要点。

麻黄细辛附子汤中麻黄辛微苦而温，能直走太阳、开卫发汗、祛邪外出。辅以细辛，可直从少阴之里，助麻黄以驱邪外出太阳之表。由于少阴伤寒，必阳气受伤，所以又当佐以附子，才可达温阳助气，使邪去正复之效，且可免汗出亡阳之患，故服后汗出而愈。麻黄附子甘草汤中的麻附二药，效用与上方相同。不用细辛，是不欲峻猛祛邪，恐伤其正。佐以甘草扶正守中，以御病邪，使微汗出而愈。

在二方的煎服法中，均为先煮麻黄。但麻黄细辛附子汤要以水一斗，先煮减二升，是因细辛发汗力强，故当使麻黄发汗力稍缓为宜。而麻黄附子甘草汤则是以水七升，先煮一两沸，因无细辛而反有甘草之缓，故其发汗作用必专赖麻黄，才可得微汗出。于此可见，仲景对每方的药物配伍及煎服方法均十分注意，为后世立法。

（二）附子汤

〔原方与服法〕　附子二枚，炮，去皮，破八片　茯苓三两　人参二

两　白术四两　芍药三两

右（上）五味，以水八升，煮取三升，去滓，温服一升，日三服。

[效用及方解]　附子汤治疗少阴本经阴盛阳微，外无发热，而只见口中和，其背恶寒，或身体痛，手足寒，骨节痛，脉沉者。此证之成，总因少阴本热虚衰，寒邪虽未入脏，但其阳已难温运其经，用本方可扶阳助气、健脾化湿、利血和营，以运转其神机外出。

本方以附子扶阳为主，人参助气为辅，二味相合，可大补脾肾元气真火。佐以茯苓、白术，则能健脾化湿，养心气而伐阴邪，以后天资益先天。以白芍为使，能利血和营，借参附之力而旺盛血行，可促进少阴的神机运转、气液流通，而达寒去阳回、气血通调、百节舒畅、邪解正复之效。总之，此方为治疗寒中少阴，经气虚衰，即阳微阴盛的主要方剂，而为少阴寒化的经证主方。

（三）白通汤（附：白通加猪胆汁汤）

[原方与服法]　葱白四茎　干姜一两　附子一枚，生，去皮，破八片（加人尿五合，猪胆汁一合，名白通加猪胆汁汤）

右（上）三味，以水三升，煮取一升，去滓，分温再服。（白通加猪胆汁汤，是煮取一升，去滓，内胆汁、人尿，和令相得，分温再服。若无胆，亦可用）

[效用及方解]　白通汤为治疗少阴病寒邪深入下焦而致下利的方剂。此证本为命火衰微，胃关不固，中焦失温所致。用白通汤能启下焦的生阳，温固中焦的脾气，并驱散寒邪外出于表，而达到治疗的目的。

方中药物以生附子为主，峻猛回复下焦阳气。以干姜为辅，可温固中焦的脾气。脾肾阳复，下利本可自止，但犹有寒邪相制，故佐以葱白，可随附子深入下焦，随干姜上走中焦，由其辛温发散之性，出于上焦而外达于表，起到通阳散寒的作用。因此，生附子、干姜、葱白三味相合，自可收阳复寒退而下利自止的效能。方名白通，重点指出葱白佐使姜附的通阳散寒之义。

白通加猪胆汁汤用于阴邪大盛、阳为阴格，服白通汤而利不止，反见厥逆无脉、干呕烦的阴盛格阳，热药不下之证，加猪胆汁和人尿，即寒因寒用，可深入下焦，起到通阳止利的效用。盖因病本为寒，胆汁、人尿又皆性寒，与病同气相求，不被格拒，一旦药入，则白通汤之性发作，胆汁、人尿已得排泄，故收效。服此汤后，脉暴出者死，脉微续者生。

（四）通脉四逆汤（附：通脉四逆加猪胆汁汤）

〔原方与服法〕 甘草二两，炙 附子大者一枚，生用，去皮，破八片 干姜三两，强人可四两（加猪胆汁半合，名通脉四逆加猪胆汁汤）

右（上）三味，以水三升，煮取一升二合，去滓，分温再服。其脉即出者愈。面色赤者，加葱九茎；腹中痛者，去葱，加芍药二两；呕者，加生姜二两；咽痛者，去芍药，加桔梗一两；利止脉不出者，去桔梗，加人参二两。病皆与方相应者，乃服之（通脉四逆加猪胆汁汤的煎服法，为煮取一升二合，去滓，内猪胆汁，分温再服。无猪胆，以羊胆代之）。

〔效用及方解〕 本方治疗少阴病下利清谷，里寒外热，手足厥逆，脉微欲绝，身反不恶寒，其人面色赤等；治厥阴病亦下利清谷、里寒外热，汗出而厥的真寒假热、阴极似阳之证。有回阳胜寒、通脉救逆的峻猛作用，而为四逆汤加量应用的重剂。其主治重点在于脉微欲绝或脉不出。通脉四逆加猪胆汁汤的效用，基本同于通脉四逆汤本方，唯用于吐已下断，汗出而厥，四肢拘急不解，又脉微欲绝，属虚阳无根，阴液亦脱之证，不仅回阳，亦可救阴，并消除阴邪大盛、格药不下之势。

方中药物完全同于四逆汤，所不同者，在于附子用大者一枚，干姜量达三四两。用于阴盛阳虚、真寒假热，或阴极似阳、脉微欲绝，而下利清谷、里寒外热之危急大证，为救急重剂。其加猪胆汁，以寒引热，消除阴邪格拒，更能在回复阳气之中滋养阴液，而不致脱竭。

在本方的加减法中，其人面色赤而加葱者，是通阳活络以去阴邪外闭。其腹中痛而去葱加芍药者，是和阴利血缓急解痛。其呕而加生姜者，是降逆和胃、理气止呕。其咽痛而去芍药加桔梗者，是通咽开痹以去阴凝。其利止脉不出而去桔梗加人参者，是气液并补以救脱竭。病皆与方相应者，乃可服之，不然，此等重剂切勿滥用。在一般情况下，四逆汤即可，不效再用此方。

（五）桃花汤

〔原方与服法〕 赤石脂一斤，一半全用，一半筛末　干姜一两　粳米一升

右（上）三味，以水七升，煮米令熟，去滓，温服七合，内赤石脂末方寸匕，日三服。若一服愈，余勿服。

〔效用及方解〕 本方为治疗脾肾虚寒、水气不转，以致下利不止、气虚液脱，出现便脓血之证的方剂。为气不摄血，肠液下脱，红白相间，有似脓血，而非邪热为病腐伤肠中气血之脓血，故必臭味不重且后重不显、粪便清稀者为是，用此方温补脾肾、涩肠止利。

方中药物以赤石脂为主，甘、酸、温、涩，有温补肾气、收涩肛肠、固敛滑脱的作用。辅以干姜，辛热而温中散寒、健运脾胃以治寒泄。佐以粳米，以益胃和中、养阴扶正。如此则气液两助、寒散阳复，滑脱去而肠胃固，其下利便脓血之证自可得愈。赤石脂一半为末服用，是取其能吸着于肠壁而增强固涩的效能。

（六）甘草汤

〔原方与服法〕 甘草二两

右（上）一味，以水三升，煮取一升半，去滓，温服七合，日二服。

〔效用及方解〕 本方只用生甘草一味，性味甘平微凉，有清虚热而解诸毒、润燥止痛的作用。用于少阴病邪闭热化、经气为郁而致的咽痛。但清解之性有余而开散之性不足是本方缺点，所以如不效，可用桔梗汤。

（七）桔梗汤

[原方与服法] 桔梗一两　甘草二两

右（上）二味，以水三升，煮取一升，去滓，温分再服。

[效用及方解] 本方是甘草汤又加桔梗，反以桔梗为主的方剂。治证与甘草汤相似，用于少阴病邪闭热化、经气为郁较重而需开散者，故取桔梗的升提开散之性，宣泄经中邪热。但少阴咽痛，究属阴虚热化，非同实火，因而开散之力不宜过强，以免伤正，故必倍用甘草，清解虚热兼能扶正，以为辅药，方为得体。方后水煮一升，温分再服而非甘草汤之水煮取一升半，温服七合，亦有不欲过度升提开散之意。

（八）苦酒汤

[原方与服法] 半夏十四枚，洗，破如枣核　鸡子一枚，去黄，内上苦酒，着鸡子壳中

右（上）二味，内半夏，着苦酒中，以鸡子壳置刀环中，安火上，令三沸，去滓，少少含咽之。不差，更作三剂。

[效用及方解] 本方治疗少阴咽痛进一步发展，成为咽中伤生疮，不能语言，声不出者。乃腐伤气血，化为脓性、热毒较重之证。用此方开郁散结、清热解毒、敛阴和伤。

方中药物以辛开温散之半夏为主，以清凉解毒的鸡子清为辅。重点是以苦酒之酸敛滑利而为佐使，可敛阴和伤、愈合疮疡，使邪去而正复，疮疡乃愈。其以半夏、苦酒入鸡子壳中安火上煮沸，亦不外取其方便，并借蛋壳的性味增强药效。少少含咽，是欲令药物直接浸润到咽部，以加速治愈。

（九）半夏散及汤

[原方与服法] 半夏洗　桂枝去皮　甘草炙

右（上）三味，等分，各别捣筛已，合治之，白饮和服方寸匕，日三服。若不能散服者，以水一升，煎七沸，内散两方寸匕，更煮三沸，下火令小冷，少少咽之。（半夏有毒，不当散服）

[效用及方解] 本方治疗少阴病寒闭阳郁其经，因而出现的咽中痛，有散寒通阳、解郁泄邪的效用。

方中药物以辛开温散的半夏为主，辅以通阳泄邪的桂枝，佐以甘草扶正和中，缓急止痛，则少阴病寒性咽痛之证即可得解。

其方后说：若不能散服者，以汤法服之。并可能为校对者注明：半夏有毒，不当散服。笔者以括弧括之。其实，今用半夏，皆取法制之品，当不畏毒。但咽中痛者，散服自有困难，服汤为宜。汤剂缓服更有利于治疗局部。

（十）黄连阿胶汤

[原方与服法] 黄连四两　黄芩二两　芍药二两　鸡子黄二枚　阿胶三两（一云三挺）

右（上）五味，以水六升，先煮三物，取二升，去滓，内胶烊尽，小冷，内鸡子黄，搅令相得，温服七合，日三服。

[效用及方解] 此为治疗少阴病邪热入脏、热伤心阴，使得心中烦、不得卧的方剂，有清热育阴、养心除烦的功效。

方中药物，主用黄连，性味苦寒，可直入心经，泻心火而除烦扰。辅以阿胶，性味甘平，亦可入心而育心阴养心血。佐以黄芩清热，芍药益营，使以鸡子黄养心安神，则邪热去而阴血和，其烦扰自除，即可安卧。后世用此方治疗一切阴虚热盛、烦躁不安之证，有奇效。但必须是心火旺盛者，否则不宜妄用。

（十一）猪肤汤

[原方与服法] 猪肤一斤

右（上）一味，以水一斗，煮取五升，去滓，加白蜜一升，白粉五合，熬香，和令相得，温分六服。

［效用及方解］ 本方治疗少阴病热化，下利咽痛，胸满心烦之证。此为阴虚热盛、热迫下焦所致。下利邪热更甚，热壅上焦，故咽痛；气机为郁，故胸满；心神受扰，故心烦。用此方可养阴滋燥、宣泄邪热。

方中药物，重用猪肤一味，味甘微寒。猪为水畜，其性属阴，猪肤宣透阴液、上济咽喉、外泄邪热且除胸满。辅以白蜜，甘寒而清热润燥，止咽痛而去心烦。佐以白粉即米粉，其性亦清润，育阴和中而疗下利。三味相合，即可治愈少阴阴虚、热扰三焦而出现的下利咽痛、胸满心烦之证。

（十二）四逆散

［原方与服法］ 甘草炙　枳实破、水渍、炙干　柴胡　芍药

右（上）四味，各十分，捣筛，白饮和，服方寸匕，日三服。咳者，加五味子、干姜各五分，并主下利；悸者，加桂枝五分；小便不利者，加茯苓五分；腹中痛者，加附子一枚，炮令坼；泄利下重者，先以水五升，煮薤白三升，煮取三升，去滓，以散三方寸匕，内汤中，煮取一升半，分温再服。

［效用及方解］ 本方为治疗少阴病风寒外闭、阳郁不发，而且化热，形成内闭之证的方剂。此方及其加味法可枢转少阳气机和少阴神机，使气液流通，寒散热出，阴阳调和，故四逆及其并发症可得以治愈。

方中药物以柴胡为主，性味苦平，可解郁散邪，枢转少阳气机，使相火外出，同时可促进少阴的神机运转，使君火亦达，气液宣通，正复邪退。辅以枳实行气宽胸，芍药利血和荣，可使全身的气血流通，厥逆即除。佐以甘草和中扶正，此本虚标实的阳郁四逆证，自可得愈。

兼咳嗽或下利者加五味子、干姜，是温敛肺肠之气而胜寒邪。心下悸而加桂枝，是温镇冲气上逆。小便不利而加茯苓，意在利尿行水。腹

中痛而加炮附子，意在扶阳散寒。泄利下重而用薤白煮水煎药，是以辛温滑利之品通调肠道而去寒热结聚之邪。以上皆针对寒邪，可见此阳郁四逆证是寒闭于外，少阴本热不出，因而气血阻郁所成，为本虚标实的一种类型。

七、厥阴病篇所出方

（一）乌梅丸

〔**原方与服法**〕 乌梅三百枚　细辛六两　干姜十两　黄连十六两　当归四两　附子六两，炮，去皮　蜀椒四两，出汗　桂枝六两，去皮　人参六两　黄柏六两

右（上）十味，异捣筛，合治之，以苦酒渍乌梅一宿，去核，蒸之五斗米下，饭熟捣成泥，和药令相得，内臼中，与蜜杵二千下，丸如梧桐子大，先食饮服十丸，日三服，稍加至二十丸。禁生冷、滑物、臭食等。

〔**效用及方解**〕 蚘虫遇酸则伏，得苦则静，逢辛则止，得甘则动。本方以酸苦辛甘杂味配合，治厥阴病蚘厥证。厥阴病蚘厥的形成，实为寒热错杂、虚实混淆之证的发展，所以本方又温凉并用，补消并行，而求得统一平衡。主治病者静而复时烦，得食而呕又烦，其人常自吐蚘，又主下利日久。本方安蚘去厥而涩肠止利。

方中药物以酸涩性平之乌梅为主，以苦酒即法醋渍治，蒸于米下，增强其药效并赋以甘养益胃之功而伏蚘止利。本证上火下寒，上火为标，下寒为本，所以辅细辛、干姜、桂枝、附子、蜀椒之辛热，温阳散寒兼止蚘动。佐以黄连、黄柏，苦寒而泻火镇蚘。与辛热之味相合，调其寒热错杂。加人参益气，当归补血，补消并用，祛邪扶正。如此配合，则蚘虫可制而久利可止，阴阳两平，邪去正安。

方中蜀椒之出汗，是以微火焙炒，去其水气，并去其黄壳为用。加蜜捣丸，一以蜂蜜作为赋形剂，另以蜂蜜作为滋养剂及诱虫药。另外，

如本方急用，可改作汤剂，少加粳米，效果良好。蚘厥常自吐蚘，或久利是胃气已伤，所以禁生冷、滑物、臭食等，以保胃气，是为必要。

本方为厥阴病提纲寒热错杂之证的主治方，以此加减，对上火下寒的复杂病变都可应用。

（二）当归四逆汤（附：当归四逆加吴茱萸生姜汤）

〔原方与服法〕　当归三两　桂枝三两，去皮　芍药三两　细辛三两　甘草二两，炙　通草二两　大枣二十五枚，擘。一法十二枚（加生姜半斤，切，吴茱萸二升，名当归四逆加吴茱萸生姜汤）

右（上）七味，以水八升，煮取三升，去滓，温服一升，日三服。（当归四逆加吴茱萸生姜汤的煎服法是：以水六升，清酒六升和，煮取五升，去滓，温分五服。一方水酒各四升）

〔效用及方解〕　本方为治疗血虚寒痹致厥的主要方剂。其证为手足厥寒，特别是脉细欲绝，本方有养血活血、通阳行痹而去其厥的作用。如果其人内有久寒，兼见腹痛呕逆等，可加吴茱萸、生姜等温中散寒、和胃降逆之品。

方中药物以当归为主，养血活血。辅以桂枝汤，去生姜的和营利血，佐以通草、细辛的散寒通脉，则血虚寒痹致厥可愈。当然，加吴茱萸、生姜，以及清酒和水煮服，更能温化内寒而通脉。后世用于外科寒性脱疽，效果良好。

（三）麻黄升麻汤

〔原方与服法〕　麻黄二两半，去节　升麻一两一分　当归一两一分　知母十八铢　黄芩十八铢　葳蕤十八铢，一作菖蒲　芍药六铢　天门冬六铢，去心　桂枝六铢，去皮　茯苓六铢　甘草六铢，炙　石膏六铢，碎，绵裹　白术六铢　干姜六铢

右（上）十四味，以水一斗，先煮麻黄一两沸，去上沫，内诸药，煮取三升，去滓，分温三服，相去如炊三斗米顷，令尽，汗出愈。

〔效用及方解〕 本方治疗伤寒六七日，正气行经已尽，外出太阳之际，由于大施泻下之剂，以致阳陷入阴，邪实于上而热盛，正虚于下而气脱，症见寸脉沉而迟，手足厥逆，下部脉不至，喉咽不利，唾脓血，泄利不止等。有升阳散邪、养阴清热，兼扶正固脱、通脉去厥的综合作用。

方中药物以麻黄、升麻合用为主，有升阳散邪、举陷固脱的作用。以当归、桂枝为辅，活血和荣、通脉去厥。佐以芍药、葳蕤、天冬养阴生津，知母、黄芩、石膏清热解毒，白术、茯苓、干姜、甘草健脾温中、益气止泄。诸药合用，此上实下虚、上火下寒、表里混淆、邪陷正脱的复杂大证，即可得愈。此方立法之妙、治证之广，实非一般粗工可拟，可见仲景临证的神技。

（四）干姜黄芩黄连人参汤

〔原方与服法〕 干姜　黄芩　黄连　人参各三两

右（上）四味，以水六升，煮取二升，去滓，分温再服。

〔效用及方解〕 本方治疗上火下寒，吐利并作，而且食入口即吐，上火为重之证。有清上温下、制吐止利、调和脾胃、扶正祛邪的作用。

方中干姜辛热，温脾扶正以止利；黄连苦寒，清胃祛邪以制吐。人参佐干姜而补虚，黄芩佐黄连而泄实。如此则邪去正复、脾胃和调、气液流通、上下交融，吐利即止。

方中并无直接制吐止利之药，而用于吐利并作之证，此即所谓治本之法，中医用药之妙，于此得窥一斑。

（五）白头翁汤

〔原方与服法〕 白头翁二两　黄柏三两　黄连三两　秦皮三两

右（上）四味，以水七升，煮取二升，去滓，温服一升。不愈，更服一升。

〔效用及方解〕 此方乃治热性下利之方。热性下利，有里急后重感，且渴欲饮水，泻下物多黄黏臭秽，包括后世所谓的便利脓血的痢疾，此方对纯血痢亦有效。具有清热解毒、坚阴厚肠而止下利便脓血的作用。

方中药物以白头翁为主，性味苦寒，能清热凉血而驱邪外出，解毒止利。以黄柏、黄连为辅，两清心肾胃肠上下之热而坚阴止利。佐以秦皮，苦寒敛涩，厚肠固脱。如此配合，邪热炽甚，逼迫津液下脱的下利或便脓血之证，自可得愈。后世多用于血痢之证，效果较好。

八、霍乱病篇所出方

（一）理中丸及汤

[原方与服法]　人参　干姜　甘草炙　白术各三两

右（上）四味，捣筛，蜜和为丸，如鸡子黄许大，以沸汤数合，和一丸，研碎温服之，日三四，夜二服。腹中未热，益至三四丸，然不及汤。汤法，以四物依两数切，用水八升，煮取三升，去滓，温服一升，日三服。若脐上筑者，肾气动也，去术，加桂四两。吐多者，去术加生姜三两。下多者还用术。悸者，加茯苓二两。渴欲得水者，加术，足前成四两半。腹中痛者，加人参，足前成四两半。寒者，加干姜，足前成四两半。腹满者，去术，加附子一枚。服汤后，如食顷，饮热粥一升许，微自温，勿发揭衣被。

[效用及方解]　本方用于霍乱呕吐而利，外证似太阳伤寒，但寒多不欲饮水者，属太阴里虚、寒湿不化；亦用于大病瘥后，胸上有寒、喜唾，久不了了。有温中散寒、补脾益气以止吐利之效。

方中药物以人参、白术补脾益气，以干姜、甘草温中散寒。正复邪退，吐利自止而霍乱可愈。

外证有似太阳伤寒者，亦因太阳太阴同为开，太阴气旺则寒邪得退，从其开而由表解散，太阳之邪亦随之而去，故表里之证均得尽解。总由于太阴肺气外合于皮毛，脾气外合于肌肉，与太阳所主部位相同之故。

然丸剂不如汤剂，汤剂易于吸收，药力发挥较快，能迅速由里及表，周布全身，而收邪退正复之效。

（二）四逆加人参汤

〔原方与服法〕 甘草二两，炙　附子一枚，生，去皮，破八片　干姜一两半　人参一两

右（上）四味，以水三升，煮取一升二合，去滓，分温再服。

〔效用及方解〕 本方为回阳救逆兼补益气阴、生津养血之剂，用于霍乱恶寒脉微下利，以至津血脱失而利止不愈之证，可回阳而救阴，使功能恢复，物质再生。

方中四逆汤用于回阳救逆，加人参补益气阴，以生津血，对阳虽未亡而津血先竭之证，具有再生回复的作用。此与通脉四逆汤之通过回阳以固摄阴液正好相反，此是通过救阴，兼回复阳气而治疗危亡大证。

九、阴阳易差后劳复病篇所出方

（一）烧裈散

〔原方与服法〕 妇人中裈近阴处，取烧作灰。

右（上）一味，水服方寸匕，日三服，小便利，阴头微肿，此为愈矣。妇人病，取男子裈烧服。

〔效用及方解〕 此方治疗伤寒阴阳易，症见身体重，少气，少腹里急，或引阴中拘挛，热上冲胸，头重不欲举，眼中生花，膝胫拘急。此方有引浊下行，使其邪从小便而去的作用。

所谓阴阳易，是男女之间因房事而致病邪互传。邪从下窍入，故仍欲令其从下窍出。笔者无此经验，但曾以此烧裈散作为药引，用以治疗伤寒病人因房事而致劳复者，确曾取得效果。但究难肯定是烧裈散之效

为主，还是他药之效为主。

（二）枳实栀子豉汤

[原方与服法]　枳实三枚，炙　栀子十四个，擘　豉一升，绵裹

右（上）三味，以清浆水七升，空煮取四升，内枳实、栀子，煮取二升，下豉，更煮五六沸，去滓，温分再服，覆令微似汗。若有宿食者，内大黄如博棋子大五六枚，服之愈。

[效用及方解]　本方为治疗大病瘥后劳复者而设，有宽中清热散邪之功，可调理周身气液，使气液流畅。

依方中药物推测，"劳复"一词只是通称，实包括病后脾胃虚弱、消化不良、饮食不慎导致的"食复"一证。本方之配伍对食复之发热更为有效。枳实宽中行气、消食化滞而为主药，辅以栀子清热和阴，豆豉滋液散邪，则不论劳复、食复之发热为病者，都可治愈。盖因余邪已轻，复证易愈，故用清解宣退之药，自可收效。

清浆水，即以米煮熟，冷水浸泡，至起白沫而发酸味之汤，清凉滑润，善于疏利，用以煎药，更助本方清润滑利及宣透。若有宿食加大黄，意在助其泻下。

（三）牡蛎泽泻散

[原方与服法]　牡蛎熬　泽泻　蜀漆暖水洗，去腥　葶苈子熬　商陆根熬　海藻洗，去咸　栝楼根各等分

右（上）七味，异捣，下筛为散，更于臼中治之，白饮和，服方寸匕，日三服。小便利，止后服。

[效用及方解]　本方治疗大病瘥后，从腰以下有水气之证。腰以下有水气，乃少阴心肾不足，水失气化而溢出下行，溢于下肢肌肤所致。本方行气利水，以消浮肿，且不伤阴。

方中药物，以牡蛎之咸寒消水、泽泻之甘寒利水为主，皆由上而下，

入肾消肿。辅以蜀漆消痰散邪，葶苈子行气泄水，则其水气不易停。佐以商陆根和海藻，以行肌腠间顽固的蓄饮。反佐栝楼根生津止渴、滋润和阴。此方利水之力虽强，但不伤阴液，对病后体虚蓄水有热之人，自为适宜。从腰以下有水气之证，即可得愈。

（四）竹叶石膏汤

〔**原方与服法**〕 竹叶二把　石膏一斤　半夏半升，洗　麦门冬一升，去心　人参二两　甘草二两，炙　粳米半升

右（上）七味，以水一斗，煮取六升，去滓，内粳米，煮米熟，汤成去米，温服一升，日三服。

〔**效用及方解**〕 本方具有益气生津、扶羸清热、和胃降逆的作用。伤寒解后，气液两伤，虚羸少气，气逆欲吐之证，用之有效。

方中以竹叶、石膏两清肺胃之热以治标。此为虚热，所以又用人参、麦冬补益气阴以治本。加半夏开胃降逆，甘草和中扶正，又用粳米益胃生津，则可收和调气液、爕合阴阳、去邪扶羸、两皆照顾之效。笔者仿此方意用于临床，屡试皆验，诚可誉为"神方"。

跋

《伤寒理法析》（编者按：经本次修订后，更名为《张斌伤寒论气化学说通俗讲话》）终于脱稿了。本书共分理法、证治、方药三编加以阐述。

有人曾指责我的论点是一家言，这其实是抬举我，我哪里够得上一家，只不过研读了《内经》及张志聪、唐宗海等前人的论点，加以个人的综合理解，形成了一些独特认识罢了。是也，非也，何敢自裁，尚祈读者指正，是为至幸。

张 斌

1984 年 3 月于呼和浩特